DES

MALADIES

CHRONIQUES,

DE LEUR NATURE SPÉCIALE ET DE LEUR TRAITEMENT HOMOEOPATHIQUE,

PAR SAMUEL HAHNEMANN,

Ouvrage traduit de l'Allemand,

ET ENRICHI D'UNE PRÉFACE, DE NOTES ET D'OBSERVATIONS PRATIQUES,

PAR LE DOCTEUR BIGEL,

Médecin de l'École de Strasbourg, Membre de la Société d'Agriculture, Sciences et Arts de la même ville, de l'Institut médico-chirurgical de Naples, de l'Académie de St-Pétersbourg, Professeur d'Accouchemens, Assesseur de Collége de l'empire de Russie, et médecin de feu Son Altesse Impériale Monseigneur le Grand Duc CONSTANTIN CESAREWITSCH, etc.

PUBLIÉ

PAR LE COMTE S. DES GUIDI,

DOCTEUR EN MÉDECINE ET ÈS-SCIENCES,

INSPECTEUR DE L'UNIVERSITÉ A L'ACADÉMIE DE LYON, etc.

suivi

D'UNE INSTRUCTION

Aussi nécessaire au Malade pour consulter le Médecin, qu'utile au Médecin pour diriger le traitement,

ET D'UN SOMMAIRE DU RÉGIME HOMOEOPATHIQUE,

PAR LE MÊME.

LYON.

LOUIS BABEUF.

PARIS. — CROCHARD. JUST-ROUVIER. DEVILLE.

GENÈVE. — CHERBULIEZ. BARBEZAT.

1832.

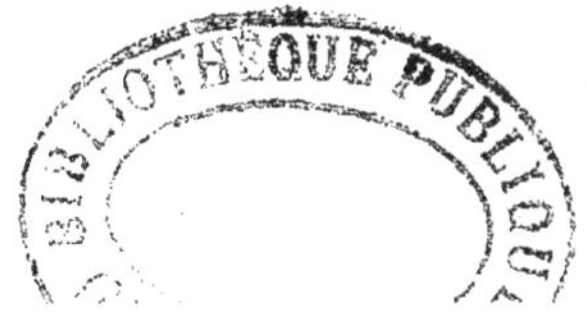

DES

MALADIES

CHRONIQUES.

On trouve à la page 551, la Symptomatologie de la FÈVE DE ST-IGNACE *(ignatia amara)* qui manquait à l'*Examen théorique et pratique de l'Homœopathie*, par le docteur BIGEL; 3 vol. in-8°, *Varsovie*.[1] Ouvrage auquel la présente publication fait suite.

[1] A Lyon : LOUIS BABEUF. BARON. — A Genève : CHERBULIEZ. BARBEZAT. — A Paris : CROCHARD. JUST-ROUVIER. Prix : 21 fr.

LYON, IMPRIMERIE DE BRUNET ET C.e

AVERTISSEMENT DE L'ÉDITEUR.

La grande révolution médicale, attendue de siècle en siècle depuis Hippocrate jusqu'à nos jours, venait enfin de s'accomplir. Hahnemann avait fondé l'homœopathie, et déjà malgré l'inévitable opposition des intérêts, de l'insouciance ou de l'orgueil, l'homœopathie gagnait sans cesse de nouveaux appuis parmi les praticiens du premier ordre en Allemagne, en Russie, en Pologne, en Italie, en Amérique; d'un pas lent, mais assuré, elle s'avançait au milieu des nations en accablant tous ses détracteurs par la supériorité de ses résultats et la solidité de ses conquêtes.

Les homœopathistes néanmoins, au sein de leur triomphe, n'avaient pas tardé à rencontrer dans leur pratique médicale des difficultés inattendues, des anomalies rebelles, dont ils ne pouvaient se rendre compte. Etonnés de trouver ainsi plus d'une exception à des principes qui semblaient n'en devoir admettre aucune, ils s'accordaient à reconnaître que leur doctrine, déjà si supérieure à toutes les autres, avait encore besoin de se surpasser elle-même, et qu'un grand pas lui restait à faire.

Ce second pas de géant, c'est encore à l'illustre, à l'immortel Hahnemann que la Providence en avait réservé la gloire. Après 11 nouvelles années de méditations, de recueillement et d'expériences, Hahnemann publia tout-à-coup son *Traité des Maladies chroniques*. Ce livre admirable, en portant très-haut la doctrine et le traitement de ces affections, versa des torrens de lumière sur la thérapeutique des maladies aiguës elles-mêmes, applanit toutes les difficultés, bannit toutes les anomalies, et fut pour la science comme une seconde création.

Notre compatriote le docteur BIGEL, un des plus habiles médecins de la nouvelle école, s'était, dès 1827, empressé de consacrer à la France un grand et important ouvrage sur l'homœopathie [1], ouvrage au-dessus de nos éloges dès le jour où le vénérable Huffeland a dit de son auteur, *qu'il avait bien mérité de ses concitoyens en le leur dédiant.* Le même zèle lui fait un devoir aujourd'hui de nous associer également aux dernières découvertes de HAHNEMANN, en nous offrant une traduction de son *Traité des Maladies chroniques.*

Une traduction du même ouvrage vient d'être publiée, il y a peu de jours, à Paris, par M. le docteur Jourdan, savant estimable, qui comptait déjà parmi ses titres nombreux à la reconnaissance publique, une traduction de l'*Organon* de HAHNEMANN, autre écrit fondamental pour la science.

Loin de contester à M. Jourdan le mérite de sa publication, nous sommes assurés qu'elle rendra de très-grands services, et nous faisons des vœux pour son rapide écoulement, car nous lui reconnaissons toute la supériorité qu'était susceptible de lui donner un homme de talent, complètement étranger à l'homœopathie. Mais il n'y a rien là qui puisse nous dispenser de mettre au jour la traduction du docteur BIGEL.

[1] Examen de la Méthode curative nommée *Homœopathie*, suivie de la Matière médicale pure du docteur Hahnemann. Varsovie, 1827; 3 vol. gr. in-8°. A LYON : LOUIS BABEUF. BARON. — A Genève : CHERBULIEZ. BARBEZAT. — A Paris : CROCHARD. JUST-ROUVIER. Prix : 21 fr.

Outre une préface, des notes et des additions intéressantes dont cette traduction est enrichie, et que HAHNEMANN lui-même ne désavouerait pas, il est aisé de voir que le docteur BIGEL, homœopathe consommé, et vrai représentant de HAHNEMANN dans une moitié du nord, doit avoir, mieux que personne, saisi la pensée de son modèle, jusque dans les nuances les plus délicates. A ce rare avantage d'une fidélité parfaite, ajoutons l'intérêt d'une rédaction pleine de liberté, de mouvement et de vie, telle qu'on devait l'attendre de l'auteur habile, du praticien exercé qui est maître, à tous égards, de son style comme de son sujet, et telle qu'on la chercherait en vain dans l'œuvre laborieuse et méritante, mais inévitablement servile et morte d'un écrivain qui déclare lui-même n'avoir jamais vérifié un seul des faits innombrables dont sa plume s'est occupée, et dont la science nouvelle se compose.

Il n'est pas inutile de rappeler également ici, que ce nouvel hommage du docteur BIGEL à la France, étant comme la suite et le complément indispensable de son *Examen de l'homœopathie*, il sera nécessairement bien accueilli de tous les lecteurs de ce dernier ouvrage, qui, négligé quelque temps parmi nous, est avidement recherché de toute part aujourd'hui.

Les symptômes de la *fève de St-Ignace*, omis dans le premier ouvrage, ont été placés à la fin du *Traité des Maladies chroniques*, et les médecins tiendront compte au docteur BIGEL de cette attention.

Enfin, quand l'homœopathie, encore peu connue en France, y inspire un intérêt qui croît de jour en jour dans une progression étonnante; quand la jeunesse médicale surtout, demande avec ardeur des renseignemens détaillés qui éclairent ses premiers pas, nous avons cru pouvoir nous-mêmes seconder ce généreux élan, et donner une utilité de plus à l'écrit que nous publions, en y joignant un SOMMAIRE DU RÉGIME HOMŒOPATHIQUE, et une courte INSTRUCTION où les médecins trouveront de quoi s'aider dans le choix des médicamens, et les malades, un moyen de consulter plus fructueusement par écrit.

Ainsi l'élégance et la pureté de notre édition, son prix fixé à 9 fr. et calculé uniquement dans l'intérêt général et non dans le nôtre, sont le moindre des titres qui la recommandent à nos concitoyens ; nous la leur offrons avec le plus juste espoir d'un bon accueil.

COMTE S. DES GUIDI, D.-M.

PRÉFACE DU TRADUCTEUR.

J'avais promis, dans mon *Examen de l'homœopathie*, de ne pas reparaître sur la scène médicale, et j'eusse tenu parole, si Hahnemann n'eût à ses ouvrages ajouté un dernier travail destiné à combler une lacune qui rend sa méthode curative imparfaite.

« J'ai, dit-il dans ce traité, enseigné que la loi des sem- » blables est le véritable instrument de guérison des mala- » dies, tant aiguës que chroniques. Une expérience de cin- » quante ans m'a prouvé la vérité de cette découverte, qui » m'est propre; mais elle m'a fait aussi reconnaître que beau- » coup d'affections chroniques, bien que traitées conformé- » ment aux principes de l'homœopathie, ou ne se guérissaient » point, ou se reproduisaient tôt ou tard après leur gué- » rison.

» J'ai dû rechercher la cause de cette exception à une » loi qui ne doit souffrir aucune exception, et je l'ai trouvée » dans la présomption que ces maladies chroniques étaient » elles-mêmes exceptionnelles, c'est-à-dire qu'elles devaient » relever d'une cause toute spéciale, présomption que le » temps et l'expérience ont convertie en une certitude.

» Toutes et quantes fois qu'une maladie résiste au trai- » tement homœopathique le plus régulier de la part du » médecin et du malade, c'est qu'elle est entretenue par un » miasme dont le malade ou son médecin ignorent l'exis- » tence. (Je ne parle ici que des miasmes chroniques, les » miasmes aigus étant toujours signalés de manière à être » connus.)

» Le nombre des miasmes chroniques se réduit à trois, » qui sont : la *syphilis*, la *sycosis* et la *psore*. Ces trois miasmes » se partagent toutes les maladies chroniques, mais dans

» des proportions différentes. En faisant huit parts de ces » maladies, j'en attribue les sept huitièmes à la psore. Les » deux autres sont les causes productrices du dernier hui- » tième.

» J'ai dit que le temps et l'expérience m'avaient conduit » à cette opinion. En effet, j'ai vu dans l'histoire des ma- » ladies chroniques, faite tant par les anciens que par les » modernes, les affections chroniques les plus variées, ré- « sulter de la psore répercutée, et je n'ai eu, dans le trai- » tement de la plupart d'entre elles, de succès, que par » l'emploi des remèdes anti-psoriques. En faut-il davantage » pour avoir le droit de tirer cette conséquence, que j'ai » convertie en principe ?

» Long-temps je fus condamné à la stérile contemplation » de cette grande vérité médicale, par l'insuffisance de la » matière médicale éprouvée. Je dus soumettre aux épreuves » d'autres substances médicinales. Elles répondirent par » la manifestation des symptômes analogues aux symp- » tômes que j'avais trouvés rebelles, et les moyens de gué- » rison amenèrent les succès dont j'avais entrevu la pos- » sibilité. »

Telle est la substance du dernier ouvrage de Hahnemann sur les maladies chroniques.

Ce langage a le droit d'étonner plus encore que tout ce que Hahnemann a écrit jusqu'ici sur son nouvel art de guérir les maladies. Il m'a paru étrange, je l'avoue, et je puis à peine me familiariser avec l'idée que la presque totalité des affections chroniques soit de nature psorique. Néanmoins, malgré cette répugnance, je me sens comme entraîné à partager l'opinion de cet homme singulier, mais étonnant.

Le moyen de lui résister, en effet, lorsqu'il assure que les maladies les plus graves et les plus rebelles, quand elles procèdent évidemment de la psore, cèdent toujours à l'application de sa matière médicale anti-psorique, et lorsque des faits incontestables viennent de toutes parts à l'appui de cette assertion ?

Comment refuser de reconnaître que les symptômes de la psore ont une parfaite similitude avec les symptômes connus de toutes nos affections chroniques, quels que soient les noms dont la pathologie les ait revêtus? On ne peut contester non plus la ressemblance que présentent les symptômes médicinaux de la matière médicale anti-psorique avec ceux qui accompagnent les affections chroniques naturelles. Il semble donc rigoureux d'en conclure qu'une seule et même cause préside à leur formation, à leur entretien, à leur aggravation.

A cette logique serrée et pressante, on oppose qu'il n'est pas démontré que des causes d'une autre nature que la psore ne puissent désaccorder l'organisme de la même manière que le fait le vice psorique.

« Mais, dit Hahnemann, la puissance de ces causes pa-
» thogénétiques, étrangères au miasme psorique, pour la
» formation des maladies chroniques, ne doit point vous
» en imposer.

» Sans doute, ces causes produiront des effets semblables
» à ceux de la psore; mais ces effets ne résisteront point
» aux traitemens spécifiques que vous leur opposerez, tan-
» dis que, lorsque le miasme en sera la cause productrice,
» vous verrez échouer ce traitement, et la maladie ne céder
» qu'à la cure anti-psorique.

» C'est ce qui m'a fait établir l'axiôme que j'ai posé plus
» haut: QUE TOUTE MALADIE, REBELLE AU TRAITEMENT LE PLUS
» RÉGULIER, NE LUI RÉSISTE QUE PARCE QUE CETTE MALADIE ÉTANT
» PRODUITE ET ENTRETENUE PAR UN MIASME, ELLE NE PEUT ÊTRE
» GUÉRIE QUE PAR LE SPÉCIFIQUE DE CE MIASME. Ce raisonnement
» devient péremptoire, lorsque celui qui le fait, ajoute: J'AI
» RÉUSSI DANS LE TRAITEMENT DE CES MALADIES, EN LES ATTAQUANT
» COMME DES AFFECTIONS DESCENDANTES DE LA PSORE.

Sans exprimer, comme Hahnemann, une opinion aussi large sur l'universalité de la psore, je ne suis pas loin de croire que ce vice est plus répandu qu'on ne le pense généralement. Cette croyance s'appuie chez moi de mes souvenirs et des recherches auxquelles je me suis livré, depuis la publication de l'ouvrage de Hahnemann sur les maladies chroniques.

Dès cette epoque, j'ai peu rencontré de personnes atteintes de maladies chroniques, qui n'aient précédemment plus ou moins payé un tribut à la psore, traitée d'après les idées reçues et les méthodes curatives en honneur depuis des siècles nombreux; on verra ce que l'on doit penser de ces cures, quand on aura lu la doctrine de Hahnemann sur le mode d'infection de la psore et, en général, de tous les miasmes chroniques.

Si donc, comme le prouve cet homme immortel, le miasme de la psore ne peut être détruit que par les méthodes curatives, aujourd'hui encore universellement en usage, il y a quelque raison d'en induire que le miasme psorique, s'il n'est la source unique des affections chroniques, est tout au moins compliqué avec elles, de manière à les rendre incurables autrement que par un traitement anti-psorique.

Je ne puis ne pas adopter sa doctrine sur le mode d'infection de l'organisme par les trois miasmes, exposé avec autant d'évidence que de vérité dans cet intéressant ouvrage. N'y eût-il de remarquable et d'utile que ce tableau de la nature en contact avec ces trois contagions, il faudrait rendre à son auteur d'immortelles actions de grâces!

Puissent ces vérités importantes descendre des chaires académiques jusques dans les classes inférieures de la société! Il est bien temps que le peuple apprenne à connaître les allures de ces trois fléaux, et tout ce qu'il a à en redouter! Plus d'un médecin peut-être y apprendra aussi que ces miasmes ne vicient la surface de l'homme, qu'après avoir infecté les centres de l'organisme; alors on cessera d'avoir à gémir sur ces fausses cures superficielles, qui sont de véritables empoisonnemens. Et si ces docteurs profanes, encore trop nombreux, ne veulent embrasser les principes de Hahnemann, qui sont ceux de la nature, ils rencontreront du moins, dès que ces principes seront devenus des connaissances vulgaires et traditionnelles, dans leurs malades, les lumières qui leur manquent, et dans ces lumières, des obstacles à l'exercice de leur thérapeuthique involontairement homicide.

Maintenant, si je passe de la pathologie de l'auteur à son mode de traitement, je sens, en face de la diminution de ses doses médicinales, augmenter la surprise que j'éprouvai à la première lecture de l'*Organon*, sur la nécessité des doses infiniment atténuées prescrites par l'homœopathie. Ici, c'est encore l'expérience qu'il faut consulter et lui faire le sacrifice et de nos croyances et de nos habitudes, si les unes et les autres sont erronées et vicieuses.

Bien que je n'aie pas trop le droit de faire parler la mienne, je dirai cependant ce que j'ai observé depuis que j'ai appliqué la matière médicale anti-psorique aux affections du genre chronique.

La plupart des personnes grevées de maladies chroniques ont, à force de souffrir, contracté une telle exaltation des systèmes sensible et irritable, qu'elles sont devenues susceptibles d'impressions qu'elles n'auraient point perçues dans leur état de santé antécédent. Est-il donc étonnant que les atômes les plus déliés de la matière médicale aient de l'action sur elles?

Je prie le lecteur peu disposé à croire, de vouloir bien se rappeler ce que j'ai dit de l'ydiosincrasie et de ses phénomènes, dans mon examen de l'homœopathie. Qui n'a pas vu des femmes tomber en défaillance, d'autres éprouver de la suffocation, des convulsions même, pour être entrées dans un appartement où se trouvaient des personnes parfumées de musc ou d'essence de roses? Quelle fraction de ces substances odorantes pense-t-on que leur système nerveux ait pu percevoir? qui se chargera de la saisir, de la peser? croit-on qu'elle ne soit pas inférieure à celle que Hahnemann conseille d'administrer aux personnes atteintes de maladies chroniques? Le secret de son activité est dans l'impressionabilité infinie des nerfs qui doivent la percevoir; de là l'atténuation infinie des substances médicinales. Je ne fortifierai ce raisonnement que d'un seul exemple, que je prendrai parmi les faits familiers à la médecine allopathique.

A quelle dose excessive n'emploie-t-on pas l'ellébore blanc, pour obtenir des évacuations chez les personnes atteintes de démence? On l'administre spécialement à celles dont le chagrin a troublé l'esprit. C'est le foie, c'est la veine porte qui sont accusés d'être les fauteurs de tout le mal. Ces organes sont supposés frappés d'une telle atonie, qu'ils ne peuvent être ébranlés que par les remèdes les plus vifs. Il n'est même pas certain qu'ils obéissent au *stimulus* puissant que l'on dirige contre eux.

Comment se fait-il que la fraction quadrillionième d'un grain de cette substance ait plus d'efficacité que les doses massives de ce remède? Cet atôme d'ellébore n'est envoyé à aucun des organes, dont on suppose l'affection plus souvent qu'on ne la prouve. Il est adressé à la partie souffrante de l'organisme. Cette partie souffrante, quelle qu'elle soit, en sera touchée, parce que le remède est spécifique, et que, produisant en cette qualité des symptômes semblables à ceux de la maladie, il ne les produit que par son affinité avec l'organe malade.

On sait que cet organe, précisément parce qu'il est malade, est irritable et sensible au suprême degré. Cet atôme le touche et produit sur lui une impression que l'on est tout étonné de ne pas opérer avec des masses du même remède. Le ventre s'ouvre, la tête s'éclaircit, la raison reprend son empire, sous l'influence de cet atôme, tandis que l'orage produit par les doses exagérées de ce médicament, s'est borné, dans les régions de la santé, à quelques coups de tonnerre, dont l'ébranlement retentit trop vivement dans l'organe de l'intelligence, qui s'en trouve un peu plus désaccordé.

Au reste, au milieu de ces fluctuations que doivent produire, d'un côté, l'affirmation, de l'autre, la négation, il est pourtant une règle invariable, qui a servi de guide aux médecins dans tous les temps, c'est de mesurer la dose d'un remède sur le degré d'impressionabilité du malade. Elle est immense, comme je l'ai observé, dans l'organe siége du mal. Elle est réduite au *minimum* dans ceux qui sont étrangers à la maladie. La raison en est que la vie est comme accumulée dans la partie qui souffre, à laquelle le reste de l'organisme a prêté un contingent de forces dont il se prive pour secourir le point malade. L'homœopathie est donc conséquente à ses principes, en atténuant à l'infini ses doses médicinales, comme les partisans de la médecine antagonistique sont conséquens aux leurs, en grossissant jusqu'à la monstruosité leurs remèdes allopathiques.

J'ai observé encore que l'on n'accélère point la cure des maladies chroniques, en dosant trop vivement le remède, ou en le répétant trop fréquemment. Ces cures sont toutes dans le temps, et si quelques médecins déjà se sont plaint qu'ils n'obtenaient point de résultat en se conformant strictement aux règles prescrites par Hahnemann, c'est que sans doute ils ont rencontré des obstacles, ou dans les infractions du malade à son régime, ou dans la difficulté du choix relatif aux médicamens à administrer.

Croit-on facile, en effet, de renoncer aux jouissances dont l'homœopathie commande la privation? le croit-on davantage de mettre une main assurée sur un remède spécifique? Je laisse ces deux questions à résoudre au lecteur.

La Matière médicale anti-psorique termine l'ouvrage de Hahnemann sur les maladies chroniques ; elle est volumineuse. Je me conduirai à l'égard de cette traduction, comme je l'ai fait envers la grande Matière médicale de l'homœopathie, c'est-à-dire, que je la bornerai à l'exposition des symptômes caractéristiques des médicamens qui la composent.

J'ai dit que cet ouvrage était de ma part, obligé; ou je ne devais rien dire de Hahnemann à mes compatriotes, ou je devais leur parler de tout ce qu'il a fait. Il a trouvé dans l'homœopathie une lacune qu'il a remplie. J'en eusse laissé une autre dans mes communications, si je n'eusse pas fait connaître son dernier ouvrage.

Ce nouveau tribut offert à la patrie par un de ses enfans,

sera-t-il mieux accueilli que ne le fut, en 1827, mon *Examen de l'Homœopathie?* J'ose en nourrir la douce espérance; car, dès l'apparition de ce dernier ouvrage, les circonstances ont bien changé. L'homœopathie, alors entièrement inconnue de mes compatriotes, est maintenant chez eux l'objet d'un grand intérêt pour plusieurs, d'une vive curiosité pour tous. Ils ont déjà plus ou moins entendu parler de la clinique homœopathique, fondée dans plusieurs capitales de l'Europe, sous la protection des différens souverains, et confiée par eux à des médecins homéopathes.

Quel que soit le voile que l'esprit de parti ait pu jeter sur ces graves et importantes épreuves, la France les connaît, et s'en occupe sérieusement; elle est à la veille d'admettre enfin l'homœopathie comme une grande et admirable puissance, et de prendre avec éclat le rang qui lui appartient dans cette nouvelle route ouverte par le génie à l'humanité.

Les travaux et les succès de mon honorable ami le docteur Des Guidi, de Lyon, sa pratique aussi heureuse qu'étendue, ses utiles publications, son active correspondance avec les médecins, ses nombreux imitateurs, joints à sa conviction profonde et à la loyauté de son caractère, ont puissamment contribué à cet essor de l'opinion. Les cures si remarquables que l'homœopathie lui doit depuis quelques années, à Lyon, à Paris, dans toute la France, dans toute la Suisse, ont éveillé partout l'attention du public et d'un grand nombre de médecins; elles ont contribué à susciter à Genève la fondation de cette *bibliothèque homœopathique* dont les abonnés se multiplient sans cesse, et que les expériences du docteur Dufrêne ont, dès le premier jour, rendue si intéressante.

D'un autre côté, la traduction de la 4e édition de l'*Organon*, par un membre distingué de l'Académie royale de médecine; la traduction meilleure encore du même ouvrage, par le baron de Brunou; la pratique du docteur Queen, et son excellent Mémoire, publié à Paris, sur le traitement du choléra, tous ces généreux efforts ont déjà profondément remué la France, et l'ont préparée à s'occuper de l'examen impartial, et, par conséquent, à la prochaine adoption de l'homœopathie. Déjà de toute part les essais se multiplient dans les départemens, où leurs résultats ne sauraient se faire long-temps attendre chez un peuple si riche des plus heureux dons de l'intelligence. Les vraies sommités médicales trouveront encore ici des palmes à cueillir, et l'ardente jeunesse aimera bientôt à s'y frayer une route nouvelle d'expériences, de bienfaits et de gloire.

Il y aura bien quelques résultats d'épreuves qui paraîtront défavorables, et dont ne manqueront pas de se saisir les hommes qui se sont mis en hostilité ouverte contre la réforme médicale. Mais je proteste d'avance contre des jugemens qui ne seraient point rendus par la probité, réunie à une connaissance profonde de la matière en litige.

Il n'est que les amans passionnés du vrai, les hommes capables de lui tout immoler, qui soient propres à instituer des expériences dont le résultat est le renversement de longues erreurs, sur lesquelles on a fondé beaucoup de renommées et beaucoup de fortunes. Telles sont les conditions que doivent remplir les juges chargés de prononcer sur la vérité de l'homœopathie.

Ces titres fournissent la mesure du degré de confiance que mérite un grand nombre d'écrits publiés contre la réforme médicale.

Aux auteurs de quelques-uns on peut reprocher d'avoir jugé sans examen pratique, une découverte faite au lit des malades, et qui ne peut être jugée que sur le théâtre de la douleur. D'autres sont justement accusés d'être sortis, dans leurs expériences, de la route tracée par le fondateur de l'homœopathie. Ses préceptes sont rigoureux; il n'y a point à composer avec leur sévérité. Comment espérer que les médecins familiers avec les doses massives de l'allopathie, observent strictement ces préceptes? Et cependant la plus légère déviation de ces règles, en fausse les résultats, et défigure entièrement l'homœopathie. Ces erreurs sont d'autant plus faciles, que l'on ne croit pas, en les commettant, manquer à la probité. Si l'on y joint celles qui résultent d'un mauvais choix du remède, on a de suite l'intelligence de cette double assertion : que *les remèdes homœopathiques sont ou nuls, ou dangereux dans leurs effets.*

On a écrit longuement déjà pour soutenir ces deux jugemens, prononcés par l'ignorance ou la mauvaise foi. Mais les auteurs de semblables arrêts (qui sont loin d'être irrévocables) avaient-ils mission pour juger l'homœopathie ? Depuis quand la science peut-elle s'infuser ? Quoi ! on trouve raisonnable de ne croire à l'expérience d'un médecin élevé dans les principes de l'école ancienne, qu'après le laps de la moitié de sa vie, et l'on pourrait devenir homœopathe en quelques semaines ! Mais oublie-t-on que les tableaux des maladies médicinales ne sont pas moins nombreux que ceux de nos maladies qu'ils représentent, et dont nous mettons des années à nous charger la mémoire ? oublie-t-on que le rassemblement des symptômes de la maladie doit être aussi complet que possible, pour en former une image fidèle, dont on doit chercher la copie non moins exacte dans la collection des symptômes médicinaux ? Conçoit-on bien tout ce que ces opérations doivent coûter de peine et de patience ? Si je ne me trompe, il est quelques frais d'étude à faire avant que d'arriver à la *maîtrise*, dont le diplôme de *docteur* ne donne que le nom ; et nonobstant ces efforts, il est et il y aura toujours de bons, de médiocres et de mauvais médecins homœopathes. La faute n'en sera pas toujours à l'homœopathie, mais bien :

Aux Dieux, qui quelquefois refusent les talens.

PRÉFACE DE L'AUTEUR.

Si je n'avais eu la conscience de ma destination sur la terre, destination qui consiste à aimer le bien et à le répandre, autant qu'il est en moi, j'eusse montré bien peu de connaissance du monde, et beaucoup de maladresse, en communiquant de mon vivant, et pour le bonheur de tous, un art dont je suis seul en possession, et dont le secret eût pu m'apporter d'immenses avantages.

En publiant cette précieuse découverte, je n'ose espérer que mes contemporains, frappés de la justesse et de la conséquence de ma doctrine, l'admettent, et que, marchant fidèlement sur mes traces, ils fassent jouir l'humanité des biens infinis dont elle doit être la source intarissable. Ou plutôt n'ai-je pas lieu de craindre que ce que mes préceptes renferment d'étrange et d'inouï, en les rebutant, en les effrayant même, ne les porte à leur refuser les épreuves et l'imitation qui doit les féconder.

Non, je ne saurais me livrer à l'espoir que ces communications nouvelles soient plus heureuses que la publication des principes généraux de l'homœopathie. L'incrédulité n'a-t-elle pas trouvé un appui dans l'exiguïté des doses médicamenteuses qu'elle prescrit, exiguïté fondée sur le caractère dynamique de leur sphère d'action, et démontrée nécessaire par des milliers d'expériences? Accueillera-t-on mieux la proposition de renchérir encore sur cette exiguïté? Non, je ne puis le croire. On continuera long-temps encore à doser fortement les remèdes, comme je l'ai fait moi-même avant d'arriver à ces nouvelles connaissances, et à créer ainsi à beaucoup de maladies, des dangers qu'il serait si facile d'éviter, en accordant à mes paroles quelque confiance, à ma doctrine quelques épreuves.

Pouvait-il y avoir quelque témérité dans l'usage des médicamens, aux petites doses que j'ai conseillées? La nullité des effets était la seule conséquence à redouter, car ils ne pouvaient nuire. Mais on a mieux aimé élever ces doses, en les employant homœopathiquement, et l'on a rouvert à l'erreur le chemin que j'avais fermé. Le danger recréé pour le malade, la perte de ses forces, celle du temps, ont ramené dans les routes que j'ai ouvertes, et l'on a reconnu avec moi qu'elles seules conduisent au but d'une manière sûre, prompte, douce et durable.

Encore une fois, je le demande, fera-t-on de cette nouvelle et précieuse découverte, un meilleur usage? Mes contemporains laisseront-ils à la postérité le soin et l'honneur de délivrer l'humanité souffrante du poids des maladies chroniques qui pèsent sur elle, en refusant le présent que je leur offre, de ce complément à la doctrine homœopathique.

MALADIES

CHRONIQUES.

LEUR NATURE SPÉCIALE ET LEUR TRAITEMENT.

PREMIERE PARTIE.

DE LA NATURE DES MALADIES CHRONIQUES.

Jusqu'ici l'homoeopathie, pratiquée conformément à l'enseignement contenu dans mes ouvrages et ceux de mes disciples, a montré une prééminence marquée sur la méthode allopathique, tant dans le traitement des maladies aiguës qui attaquent subitement, que dans la cure des fléaux épidémiques et des fièvres sporadiques.

C'est avec la même supériorité que l'homoeopathie combat les maladies syphilitiques, que l'on voit disparaître d'autant plus sûrement, plus doucement, que cette méthode ne touche point aux symptômes locaux, se contentant d'attaquer leur cause interne et spécifique par un remède également intérieur et spécifique, d'où suit la disparition des symptômes et du vice qu'ils représentaient, sans laisser après elle aucune suite fâcheuse.

Cependant, nonobstant ces brillans avantages, il restait à l'homoeopathie à faire plus encore, il lui appartenait de faire cesser cette foule de maladies chroniques avec ou sans nom, qui font le désespoir de la médecine et le malheur de l'humanité.

Ce n'est pas sans préjudice pour les malades, que les médecins allopathes leur ont opposé jusqu'ici leurs traitemens. On sait qu'ils se composent des substances médicinales les plus vives, comme les plus nauséabondes, mêlées ensemble et administrées à de grandes doses, dont les propriétés véritables leur sont inconnues, portant tous les noms imposans de sudorifiques, altérans, diurétiques et calmans. Viennent ensuite les bains de toute espèce, aidés des clystères, des frictions sèches ou humides, secondés par les fomentations, fumigations, emplâtres de tout genre, exutoires et fontanelles; dans leur insuffisance, on appelle à leur secours la saignée, les sangsues, et d'éternels purgatifs dont on accroît l'action débilitante par une inanition méthodique. On ne peut disconvenir que cet empirisme, tout raisonné qu'il soit, n'empire l'état du malade qui lui est soumis, en dépit des remèdes fortifians dont on les croise. Il arrive bien quelquefois un phénomène qui a droit de surprendre, et souvent semble consoler le médecin, c'est l'apparition d'un mal nouveau, dont il espère de triompher, comme il a triomphé du premier. On ne veut pas voir que, du côté du mal, il n'y a que les formes qui ont changé. On recommence l'attaque sur de nouveaux frais; le mal s'aggrave, la plainte est plus bruyante et ne perd de son éclat que lorsque le malade, épuisé, a perdu la force de l'exprimer. La mort enfin met un terme à ses souffrances, et l'on n'entend plus que la voix de l'homme de l'art, répondant aux gémissemens des parens, des amis éplorés, par ces mots : *rien n'a été négligé pour sauver l'infortuné.*

Autre est le procédé de l'homœopathie, ce présent inestimable de la Divinité ! Avec le choix d'un remède éprouvé sur l'homme sain, et dont les symptômes ont de la similitude avec les symptômes du mal chronique à guérir, les disciples de l'homœopathie ont souvent, sans diminution des forces, ni perte des sucs, opéré des guérisons aussi promptes qu'efficaces, lorsque la maladie n'avait poussé encore des racines très-profondes, ni atteint son plus haut degré de gravité. L'allopathie pourrait-elle en dire autant, elle, dont l'allure est rendue incertaine par le choix fortuit d'un médicament dont elle ignore les vertus positives ?

Il est arrivé fréquemment que le malade guéri par un procédé si simple et si efficace, après avoir joui plus ou moins de temps de sa santé, est retombé dans les mêmes accidens, et quelquefois dans de nouveaux plus graves et plus opiniâtres encore. Ils étaient le produit, ou de fautes de régime grossières, ou d'un refroidissement causé par les vicissitudes de l'air, le passage d'une saison à une autre, comme aussi ils pouvaient avoir été déterminés par une violente fatigue du corps, de fortes contentions d'esprit, et, ce qui est plus nuisible encore, par un ébranlement total de la santé, effet de graves lésions corporelles, surtout de chagrins vifs, profonds et durables.

Mais soit que les accidens fussent les mêmes, soit qu'ils eussent changé de caractère, le médecin homœopathe, dans ce dernier cas, trouvant dans la matière médicale pure, un remède en analogie de symptômes avec les symptômes du mal, replaçait promptement le malade dans un état meilleur, tandis que dans le premier cas, où rien n'était changé dans la nature des symptômes, les moyens médicinaux, si efficaces au premier traitement, n'offraient plus qu'une efficacité imparfaite contre la récidive, laquelle imperfection allait toujours croissant dans les récidives subséquentes. Il n'était pas rare, nonobstant la parfaite spécificité des médicamens, et l'observation sévère du régime, que des symptômes morbifiques nouveaux vinssent se joindre aux anciens, sans qu'il fût possible de les enlever d'une manière complète avec les remèdes les plus analogues à leur nature, en raison de l'influence des causes externes ci-dessus mentionnées, dont la constante opposition contrariait la cure.

C'est en vain que le malade éprouvait quelque relâche à son mal, n'observant pas qu'il était redevable à toute autre puissance qu'à celle des remèdes, tel qu'un événement heureux, un changement fortuné de situation sociale, un voyage agréable, une sérénité constante de l'atmosphère, illusion flatteuse, partagée par le médecin comme par son malade; illusion qui ne tardait pas à s'évanouir, les récidives successives du mal montrant les spécifiques les mieux choisis, les plus sagement administrés, de plus en plus inefficaces et convertis à la fin en moyens palliatifs. Communément même, ces remèdes laissaient inattaqués quelques symptômes, en dépit de leur similitude avec les symptômes médicaux, et que le médecin avait la douleur de voir s'aggraver chaque jour davantage, lors même que le malade et l'homme de l'art restaient irréprochables, l'un dans son régime, l'autre dans son procédé curatif. L'état chronique, résistant à l'une et à l'autre influence, s'empirait d'année en année.

Telle fut, marquée par plus ou moins de rapidité, la terminaison du traitement de presque toutes les maladies chroniques qui ne relevaient pas du vice vénérien, malgré la conformité de ces traitemens avec les principes de la médecine homœopathique. Commencés sous les auspices de la joie, la défaveur en signalait la continuation, et le désespoir la terminaison.

Et cependant la doctrine qui dirigeait ces cures, est appuyée sur des fondemens inébranlables. Elle est la vérité elle-même, et le sera de toute éternité. Des actes nombreux, des faits patens ont instruit le monde de son excellence, j'oserais presque dire, de son infaillibilité.

N'est-ce pas l'homœopathie qui, la première et

toute seule, a enseigné à guérir les maladies déterminées les plus graves, telles que la fièvre scarlatine de Sydenham, la fièvre pourprée nouvelle, la coqueluche, le vice verruqueux, les dyssenteries automnales, avec des remèdes spécifiques? et n'a-t-on pas vu les fléaux putrides les plus contagieux, conjurés et domptés à l'aide des doses les plus faibles de médicamens choisis dans la corrélation de leurs symptômes avec les symptômes de ces maladies épouvantables?

Quelle peut donc être la source du peu ou point de succès de l'homœopathie dans le traitement des maladies chroniques de toute autre nature que celle syphilitique? Pourquoi tant et de si longs efforts ne peuvent-ils amener une guérison durable? Faut-il s'en prendre à la pauvreté de sa matière médicale? mais cette partie de la science ne s'est-elle pas prodigieusement enrichie par un travail de quarante ans, que mes disciples ont partagé avec moi, et malgré son enrichissement, l'homœopathie n'en restait pas moins impuissante contre la plus grande partie des maladies chroniques.

Ce problème ne pouvait trouver sa solution que dans une investigation plus attentive et plus profonde de la nature propre et vraie des sujets demeurés incurables. Car la loi homœopathique est vraie de toute éternité. Cette recherche fut depuis 1816, jour et nuit, le constant objet de mes occupations, dont la patience infatigable fut récompensée par la découverte du mot de cette désespérante énigme. J'en rends grâces au Ciel, au nom de l'humanité entière.

C'est dans le plus profond secret que j'ai travaillé à ce grand œuvre. Mes disciples l'ont ignoré. Le monde entier n'en devait rien savoir. Non que je voulusse conserver sur eux une prééminence magistrale, ni punir l'ingratitude et les persécutions dont les hommes ont payé les services que je leur ai rendus. J'en ai trouvé la récompense dans le bonheur d'avoir atteint le grand but auquel tendaient mes efforts. A ce silence je n'ai fait d'exceptions qu'en faveur de mes deux premiers disciples. Toutefois, sans aucune prédilection spéciale, considérant mes confidences comme un dépôt dont l'humanité eût été privée, si la mort, qui me guette à soixante-treize ans, m'eût, comme il arrive si souvent, enlevé sans m'avertir.

Un fait général fixa mon attention : j'ai vu constamment les maladies chroniques, non syphilitiques, après un traitement sévèrement homœopathique, et un succès de guérison aussi parfait qu'on pouvait le désirer, non-seulement se renouveler, mais s'accompagner, à chaque récidive, d'une forme nouvelle et de symptômes nouveaux, et ce phénomène reparaître plus ou moins promptement après chaque nouvelle guérison. J'en ai tiré cette première conclusion : que le médecin homœopathe, dans le traitement de ces maladies, ne peut se borner à saisir l'ensemble des formes extérieures du mal ; que ces formes qui suffisent partout ailleurs, comme le démontrent l'expérience et le succès des cures, ne composent point ici un tout parfait et indépendant, mais bien seulement une fraction du mal détachée d'un mal plus profond et fondamental, ayant une sphère d'action et de position plus étendue, dont on peut reconnaître la vérité d'existence par les symptômes nouveaux qu'on lui voit développer successivement : par conséquent, que c'est à rechercher et à connaître la totalité de cette sphère d'action, dans la diversité des symptômes qui en caractérisant le vice fondamental, le montrent, à chacun des cas particuliers, différent de lui-même, que peut s'attacher l'espoir de le détruire, espoir que peut seul réaliser la découverte d'un ou plusieurs médicamens, dont les symptômes puissent répondre à la multiplicité de ceux propres à ce vice fondamental, de manière à embrasser la totalité de sa sphère, par conséquent aussi toutes ses fractions particulières multiples, c'est-à-dire, toutes les fausses individualités qu'il engendre, fausseté si clairement démontrée par le défaut de solidité et de durée des guérisons qui en ont été opérées.

Ces prémisses une fois admises, je me demandai quelle pouvait être la nature de ce vice, source de tant de maladies. L'homœopathie s'est interdit la recherche de la nature des causes internes de nos maux; mais elle est d'autant plus curieuse d'en connaître la cause occasionnelle : je ne peux leur en supposer d'autres qu'un miasme que j'appellerai chronique. Il est, en effet, de l'essence du miasme chronique de ne pouvoir être dompté par les forces de la constitution la plus robuste ; il ne cède pas davantage au régime de vie le plus sévère. Enfin il ne s'éteint jamais de lui-même ; loin de là, on le voit s'accroître par les années, passer d'une forme grave à une autre forme plus grave encore, et empirer jusqu'à la mort, à la manière de toutes les maladies chroniques produites par un miasme ; soit prise pour exemple, la maladie du chancre. Ne l'a-t-on pas toujours vu, lorsqu'il n'est point attaqué par le mercure, son spécifique, s'éterniser à la place qu'il occupe, ou disparaître pour engendrer les symptômes qui caractérisent une syphilis confirmée, qui résiste à toutes les forces de l'organisme, à toute la rigueur du régime de vie le plus sage, s'entoure, d'année en année, de symptômes nouveaux plus dangereux, et n'accorde au malheureux qu'elle dévore, le bienfait de la mort, qu'après lui en avoir imposé l'horreur des détails ? C'est ainsi qu'on voit la phtysie pulmonaire se changer en phrénésie ; l'ulcère desséché produire l'hydropisie ou l'apoplexie ; la fièvre intermittente devenir un asthme ; les incommodités du bas-ventre transformées en maladies des articulations, ou paralysies, sans qu'il soit difficile d'apercevoir que ces maladies nouvelles n'étaient que des fractions isolées d'un vice général.

J'en étais arrivé à ce point, lorsque, en observant et scrutant toujours plus profondément les maladies chroniques, étrangères au vice syphilitique, je commençai à croire que l'obstacle à leur guérison venait de l'opinion fausse de cette individualité dont je viens de parler, tandis que presque toujours elles n'étaient qu'une des mille et une faces du miasme psorique, qui, de l'aveu des malades, leur avait préexisté, et dont ils dataient l'origine de leurs maux ; et, lorsque cet aveu ne pouvait être obtenu, soit que le malade n'eût point fait de remarques, ou qu'il les eût oubliées, il finissait néanmoins par ressortir, ou de mes propres recherches, ou des observations du malade lui-même, qui se rappelait avoir éprouvé de légères éruptions psoriques ou dartreuses, signe indicatif et dénonciateur d'une infection précédente de cette nature.

Si l'on rapproche ce que je viens de dire, des observations faites par les médecins de tous les temps, auxquelles je pourrais joindre les miennes propres, que la rétrocession du vice psorique a jeté des hommes de la plus belle santé, dans des accidens semblables à ceux qui accompagnent les maladies chroniques, on conviendra qu'il ne devait plus me rester de doute sur l'espèce d'ennemi caché que j'avais à combattre dans leur traitement.

Il ne s'agissait plus que de trouver des médicamens plus efficaces contre un mal père de tant d'autres maux, mal que je nommerai d'un terme générique la *psore*, vice galeux interne avec ou sans société éruptive. Mes épreuves ne furent point infructueuses. L'emploi que j'en fis dans le traitement de maladies chroniques semblables, que le malade ne pouvait attribuer à aucune contagion de cette nature, ayant été suivi du succès, il me fut démontré que ces affections reconnaissaient pour principe le vice psorique, contracté peut-être encore au berceau, ou plus tard, mais sans en avoir conservé aucun souvenir : ce que je parvenais assez souvent à vérifier, en consultant les père et mère ou autres membres de la famille.

Dans le cours de onze années consacrées à ces recherches pénibles, une inquisition rigoureuse de la vertu curative des moyens anti-psoriques découverts et éprouvés, m'apprit combien nombreuses sont les maladies, tant légères que graves, et très-graves, qui relèvent de la *psore*.

Ainsi j'accuse la *psore*, non-seulement de toutes ces éruptions cutanées dont *Villau* s'est donné la peine de distinguer tant d'espèces différentes, en assignant à chacune d'elles un nom particulier, mais encore de toutes ces végétations dont se couvre la peau, depuis la simple verrue jusqu'au tophus sébacée le plus volumineux, depuis le plus léger panaris jusqu'au gonflement des os, sans excepter les déviations de la colonne épinière et le ramollissement du système osseux, quel que soit l'âge où ces monstruosités paraissent : je lui impute de même les hémorragies nasales, celles de l'anus, ainsi que les engorgemens hémorroïdaux, l'hémoptysie, le vomissement et pissement de sang, comme aussi la suppression, l'irrégularité, la surabondance du flux menstruel, les sueurs nocturnes, l'aridité de la peau, le dévoiement chronique, la constipation permanente, les douleurs et convulsions périodiques; en un mot, cette innombrable cohorte de souffrances chroniques, que la pathologie a revêtues de dénominations diverses, je la regarde comme la progéniture légitime du protée de la *psore*.

Il en est de l'épidémie chronique de la *psore*, comme de l'épidémie d'un typhus aigu, qui ravage toute une contrée. Je prendrai pour exemple celui qui régna à *Leipsig* en 1813, auquel j'ai assisté.

Les symptômes formant l'image parfaite de la maladie étaient nombreux. Cependant chacun des malades n'en offrait qu'un petit nombre, réunis dans son individualité pathologique. Ils variaient chez chacun d'eux, sans doute en raison des diversités constitutionnelles. Et néanmoins, malgré cet isolement des symptômes, l'expérience prouva que chaque fraction du mal, traitée comme le tout complexe de la maladie, cédait à l'influence des deux remèdes qui renfermaient son image complète. La *Bryone* et le *Rhus toxicodendron* se montrèrent spécifiques contre toutes les formes du fléau.

Pourquoi n'en serait-il pas de même dans les affections chroniques du corps et de l'ame, qui sont étrangères aux vices de la *syphilis* et de la *sycosis*? La *psore*, comme le typhus, engendre une foule de symptômes dont la réunion forme un tout, un corps complet, qu'il ne sera jamais donné d'apercevoir tout entier sur un seul et même sujet; mais les fractions dans lesquelles il se divise, sont le résultat nécessaire de la diversité des constitutions. L'homme de l'art, pour composer le portrait ressemblant de la maladie, est obligé, comme il l'a été dans l'épidémie typhoïde, d'envisager un grand nombre de malades, chacun d'eux ne présentant que quelques traits isolés de ce portrait. Mais ces traits, tout isolés qu'ils sont, ne sont pas moins les traits du vice original général, qui, participant de sa nature, doivent, dans leur isolement du tout, être attaqués comme le tout lui-même, par un ou plusieurs médicamens dont les symptômes renferment la totalité des symptômes qu'il est susceptible de développer.

J'ai dit, il n'y a qu'un instant, que les maladies chroniques abandonnées à elles-mêmes, et qu'un mauvais traitement n'a point empirées, montraient une telle persévérance et une telle durée, que, lorsqu'elles étaient développées, et non radicalement guéries, on les voyait d'année en année s'aggraver, et résister opiniâtrément à toutes les forces de l'organisme, secondées par le régime de vie le plus sévère; la nature étant sans puissance pour opérer leur destruction, elles croissent, grandissent et se terminent par la mort. Il faut donc qu'elles aient pour principe un miasme chronique immuable, qui alimente sans cesse leur existence parasite dans l'organisme.

On ne connaît guère en Europe que trois miasmes chroniques, dont les maladies qui en procèdent se montrent accompagnées d'un symptôme local, et qui soient la source de la plus grande partie des maux chroniques qui affligent l'humanité. C'est la *syphilis* que je nomme maladie du chancre, la *sycosis*, ou miasme des excroissances ou fics; enfin, le miasme qui produit les éruptions galeuses, la *psore*, la plus importante des trois, qui, pour cette raison, va nous occuper avant toutes choses [1].

Le plus ancien, le plus généralement répandu, le plus dangereux et tout à la fois le moins connu des miasmes chroniques, c'est la *psore*. Elle tourmente et défigure les peuples depuis la plus haute antiquité; mais surtout depuis les derniers siècles, elle est devenue la mère d'une foule de maladies, tant aiguës que chroniques, à la multiplication desquelles la civilisation de l'espèce humaine a beaucoup contribué, comme la *syphilis* et la *sycosis*, lorsqu'elle n'est point radicalement guérie; elle traverse toute la carrière de la vie de l'homme, bravant les forces de la constitution la plus robuste, ne s'épuisant jamais d'elle-même, mais plus féconde que ces deux premiers miasmes, en douleurs et

[1] *Note de l'auteur.* Je regarde comme une complication de ces trois miasmes, l'affection appelée *frambœsia* (*yau* en Guinée et *pian* en Amérique), le *sibbens* des Norwégiens et du Schottland, la *pellagra* des Lombards, la *plique* des Polonais, le *pseudo-syphilis* des Anglais et l'*asthenia virginiensis*, débilité profonde de la Virginie.

en infirmités ; c'est à son antiquité que ce miasme doit ce funeste privilége ; c'est pour avoir traversé des millions d'organismes, qu'il a acquis cette sphère d'action immense, qui permet à peine de nombrer les formes qui appartiennent à ces maladies, dont quelques-unes ont reçu des noms, et d'autres sont restées non dénommées, les unes et les autres prenant leur véritable et unique source dans la *psore* rentrée et dégénérée.

Les plus anciens monumens historiques parlent déjà de la *psore*, comme d'une maladie complètement formée. Moïse [1] il y a 3,400 ans, dépeint plusieurs dégénérations de ce miasme. Cependant, de son temps, et toujours depuis lui, la *psore* semble avoir eu son principal siége sur les parties extérieures du corps, phénomène également particulier à la Grèce encore sauvage et grossière, et

[1] *Note de l'auteur.* Au 3e livre, chapitre 13, de ses ouvrages, Moïse, parlant des défectuosités du corps qui excluent du sacerdoce, désigne spécialement la gale maligne, que ses soixante-dix interprètes alexandrins appelèrent *psora-agria*, et la vulgate, *scabies jugis.* Le commentateur Talmudique Jonathan l'appelle *une gale sèche répandue sur le corps.* Les commentateurs anglais de la Bible sont d'accord avec lui sur ce point, et Calmet entre autres, parle d'une éruption semblable à une gale enracinée, accompagnée de violentes démangeaisons. L'antiquité est pleine de récits de la démangeaison voluptueuse qu'elle peint comme symptôme caractéristique de l'éruption psorique et du sentiment de brûlure qui succède au grattement. Platon l'appelle γλυκύπικρον, et Cicéron la peint en deux mots : DULCEDO AD SCABIEM.

qui se fit remarquer plus tard chez les Arabes ; enfin, dans l'Europe non cultivée du moyen-âge. Qu'importent les noms divers que les divers peuples donnèrent aux symptômes extérieurs et cutanés de la *psore*, lorsque l'essence de ce miasme producteur des démangeaisons, est demeurée invariable !

La *psore*, après avoir, dans le moyen-âge, où elle se montrait en Europe sous la forme d'un érysipèle malin, développé pendant plusieurs siècles les accidens les plus graves, reprit, en se combinant avec le miasme lépreux que les croisés rapportèrent, la figure de la lèpre.

Néanmoins, quoique cette circonstance contribüa à sa propagation (car, en l'an 1226, la France comptait deux mille hôpitaux de galeux,) la *psore* perdit peu à peu de sa difformité extérieure, ce que l'on doit attribuer à l'usage du lin et du fil que ces mêmes croisés rapportèrent des contrées de l'Orient en Europe. On adopta les chemises faites de ces matières nouvelles, on introduisit l'usage des bains chauds, et ces deux moyens, aidés par les progrès de la civilisation qui amena une propreté plus grande, une nourriture plus saine, dépouillant le miasme de son hideux aspect, le réduisirent à n'être plus au 15e siècle, que l'éruption pustuleuse que nous voyons tous les jours.

Mais pendant que l'humanité s'affranchissait de ce fléau, un autre fléau non moins redoutable franchissait les portes de sa prison, et rompant ses chaînes, fondit de l'Amérique sur l'Europe : l'ancien monde reçut la *syphilis*.

Ainsi ramenée à la forme extérieure de l'éruption galeuse que nous connaissons, la *psore*, communiquée, fut plus facile à faire disparaître de la peau, aussitôt après l'infection. L'empirisme, l'art lui-même, ont conseillé des traitemens extérieurs, propres à débarrasser promptement la peau de ce vice, tels que les bains, lotions, frictions, dont le soufre, le plomb, le cuivre, le zinc et le mercure formaient plus ou moins les bases. Souvent l'extinction en survenait avec tant de facilité, qu'elle jetait dans le doute, si l'enfant ou la personne adulte avaient véritablement été atteints du vice psorique. L'humanité, sous beaucoup de rapports, perdit plus qu'elle ne gagna à cet état de choses.

Il est bien vrai que, avant la découverte des remèdes que je viens de nommer, la *psore*, conservant encore son caractère lépreux, tourmentait davantage ceux qui en étaient infectés, de ses élancemens douloureux, ainsi que de sa démangeaison brûlante ; mais une compensation leur était réservée, dans le maintien de la santé générale du corps à la surface duquel le vice était opiniâtrément attaché ; car on ne peut se dispenser de considérer le symptôme extérieur de ce vice, non-seulement comme le signe de la saturation psorique de tout l'organisme, mais encore comme un grand exutoire qui veille à la garde de l'harmonie organique, et, en quelque sorte, comme le modérateur des désordres cachés du miasme : de plus, la vue des lépreux, si propre à inspirer la crainte ainsi que le dégoût, fit penser à se séparer soigneusement de leur société, mesure dont l'effet fut d'arrêter, ou tout au moins de ralentir la propagation du mal.

Quel fut au contraire, le résultat de ces cures extérieures, inventées dans les 14me et 15me siècles? A la vérité les formes extérieures de la *psore* se sont adoucies. L'infection ne produit plus que des boutons peu remarquables, et très-faciles à voiler; mais l'insupportable démangeaison qui porte à les gratter, en fait sortir une humidité qui s'attache à tout, et communique invisiblement la contagion, ce qui explique cette propagation infinie, que l'on ne voyait point dans les temps antérieurs, où le miasme était revêtu de ses difformités primitives. C'est donc avec raison que je considère la *psore* comme le miasme chronique le plus contagieux et le plus généralement répandu. Ajoutez à cela que la classe inférieure du peuple, moins soucieuse de propreté, moins soigneuse de sa santé, ne pense que fort tard à se défaire de ce vice, ce qui lui donne le temps de répandre d'autant plus la contagion.

Je crois avoir démontré suffisamment que les modifications que la *psore* a éprouvées, en passant des formes de la lèpre au caractère connu de la gale, se sont opérées au préjudice de l'humanité. Si l'on considère maintenant que ce vice, en perdant ses premières formes, n'a point changé de nature, et que la facilité avec laquelle on fait disparaître son symptôme extérieur, ne contribue qu'un peu plus encore à le répandre dans l'intérieur de l'organisme, on cessera de s'étonner que cette disparition du symptôme local ait donné lieu au développement de cette foule de symptômes secondaires, qui constituent les maladies chroniques. La médecine n'en pouvait soupçonner ni deviner la source, et par conséquent les laissait sans guérison. Et comment l'aurait-elle opérée, lorsque la *psore* encore accompagnée de son symptôme local, non-seulement échappait à leurs traitemens, mais s'aggravait et empirait sous l'influence des fautes nombreuses qui les accompagnaient?

Malheureusement le symptôme extérieur de la gale est susceptible de disparaître de lui-même, sans avoir besoin, pour quitter la peau, des traitemens vicieux de l'empirisme, et de l'art lui-même, comme on peut s'en convaincre ci-après, en lisant les observations des médecins anciens. Voyez les n°s 9, 18, 26, 35, 50, 58, 61, 64 et 65 dans la relation qui va suivre. La *syphilis* et la *sycosis* ont toutes deux sur le miasme psorique un grand avantage; c'est que, dans la première, le chancre ou le bubon, dans la seconde, l'excroissance verruqueuse ne quittent leur siége extérieur, que lorsque l'un et l'autre en ont été déplacés par la violence externe, ou par l'extinction du vice qui leur a donné naissance. Dans ce dernier cas, les symptômes consécutifs de ces maladies ne peuvent pas exister, car il n'y a point d'effets sans cause. On sera étonné peut-être aussi de m'entendre dire qu'ils n'apparaîtront pas davantage, tant que les symptômes locaux n'auront point disparu. J'ai avancé plus haut que les symptômes locaux sont tout à la fois, et la physionomie de toutes les maladies, et l'exutoire qui porte au dehors tous les produits du vice intérieur. Tant qu'ils ne sont point contrariés par des vices de traitement, ou effacés par d'autres causes, le chancre et la verrue restent permanens, et préviennent le développement des symptômes secondaires, jusqu'à ce que, attaqué par des remèdes spécifiques, le miasme souterrain qui les a produits et les entretient, soit expulsé de l'organisme, qu'il quitte, emportant avec lui l'enseigne de son existence.

La *psore*, descendue de la forme lépreuse à la simple éruption connue, est loin d'avoir, depuis les trois derniers siècles que s'est opérée cette modification, ce côté avantageux. Combien plus mobile que le chancre et la verrue, n'est pas l'éruption psorique! non-seulement elle obéit avec facilité aux méthodes curatives, tant internes qu'externes, qui la déplacent; mais encore une foule d'accidens de la vie en déterminent la déviation, tels qu'un événement funeste, physique ou moral, une vive épouvante, un chagrin constant, un refroidissement, comme l'indique l'observation 67, les bains chauds, tièdes ou froids, une fièvre éventuelle ou toute autre maladie, la variole, observation 39. Un dévoiement de quelque durée, peut-être un certain état d'inertie de la peau, ne sont pas moins propres à opérer ce déplacement qui, pour reconnaître une autre cause qu'un mauvais traitement, n'en opèrent pas moins tôt ou tard le développement des symptômes secondaires de la *psore*, c'est-à-dire la foule des maux chroniques qui affligent l'humanité.

C'est à tort que l'on croit que la *psore*, réduite à une simple éruption, diffère, par cette modification, essentiellement de la lèpre. L'identité de leur nature se démontre par l'identité des maladies aiguës ou chroniques auxquelles la rétrocession de cette dernière donnait lieu. (Voyez l'observation 35.) Mais alors, comme aujourd'hui, les médecins ne songeaient point à voir dans ces maladies les conséquences de traitemens qu'ils croyaient être suffisamment efficaces. Ces cas, néanmoins, étaient plus rares dans l'antiquité, la lèpre étant, lorsqu'elle avait vieilli, moins mobile, plus opiniâtrément attachée à la peau.

Sans doute, l'antiquité a connu les maux de nerfs, les douleurs erratiques, les crampes, les ulcères malins et cancéreux, l'atonie, la paralysie, la consomption ; les difformités de l'esprit et du corps ne lui étaient pas plus inconnues qu'à nous-mêmes, bien qu'alors la *psore* tînt plus opiniatrément son symptôme adhérent à l'organe cutané. Mais combien davantage l'humanité n'est-elle pas grevée de tous ces maux, depuis que les siècles derniers ont appris à refouler au dedans l'humeur psorique, par des traitemens qui suppriment le courant extérieur du vice interne, ainsi forcé de développer ses symptômes secondaires[1].

C'est ainsi que la *psore* est devenue la mère de presque toutes les maladies chroniques ; je lui en attribue les sept huitièmes, assignant pour cause au dernier huitième, la *syphilis* et la *sycosis*. De plus la combinaison de deux de ces trois miasmes, et quelquefois leur triple complication. Si la *syphilis*, que guérit si facilement une petite dose de mercure, si la *sycosis*, qui ne résiste pas davantage à deux petites doses de thuia occidental, alternées avec un peu d'acide nitrique, offrent quelquefois des obstacles à leur guérison, c'est que, sans que l'homme de l'art le soupçonne, ces deux miasmes sont compliqués avec la *psore*, de toutes les maladies la plus méconnue, par conséquent traitée de la manière la plus préjudiciable.

Telle fut jusqu'à ce jour la doctrine de l'école : professeurs, praticiens, écrivains, tous, sans aucune exception, ont enseigné que toute éruption

[1] *Note de l'auteur.* La *psore*, déjà si féconde en maladies qui prennent leur source dans l'exaltation de l'irritabilité musculaire et de la sensibilité nerveuse, a pris de nouvelles forces dans son mélange avec l'abus du café et du thé, dont les deux derniers siècles nous ont créé le besoin. J'ai décrit les dangers de cette première boisson dans un ouvrage imprimé à Leipsig en 1815, et traduit en français; Dresde, 1824. S'il s'est glissé quelqu'exagération dans cet avertissement donné au public, c'est qu'alors je n'étais pas encore arrivé à cette conviction que la *psore* est la source de nos maladies chroniques, la plus universelle.

psorique n'est qu'une maladie locale à laquelle le reste de l'organisme ne prend aucune part; qu'il est, en conséquence, innocent de l'effacer de la peau, opération à laquelle ils emploient et conseillent d'employer le soufre, le plomb, le zinc, et même le mercure, afin de s'en débarrasser au plus vîte; qu'à la vérité un trop long séjour de ce vice sur l'organe cutané peut lui fournir l'occasion de s'introduire dans l'organisme par l'absorption, et que, dans ce cas même, à l'aide des moyens dépurans et purgatifs, il est facile d'en purifier le sang, et de faire disparaître les accidens auxquels cette résorption peut avoir donné lieu; mais qu'ils peuvent être facilement évités, en détruisant encore à temps le vice local, seul moyen de prévenir les dégénérations de ce miasme.

Ces erreurs funestes à l'humanité, règnent encore aujourd'hui despotiquement, dans les chaires académiques, ainsi que dans les hospices de la clinique; la célébrité médicale leur rend le même hommage que la médiocrité elle-même. Personne ne doute que, prise à temps, attaquée dès son apparition, la *psore* n'ait pu encore vicier le sang, désaccorder l'organisme. Que n'en est-il ainsi? nous verrons plus bas, que le premier bouton psorique, accompagné de sa démangeaison désagréablement voluptueuse, et suivi du sentiment d'une douleur brûlante, si l'on y touche, est la déclaration même de la saturation de l'organisme par le miasme.

Ainsi donc, il est aussi peu raisonnable de refouler le symptôme local vers les profondeurs, qu'il le serait de prétendre soulager la variole, en fermant à la nature la voie qu'elle a ouverte au vice variolique. On sait trop quels accidens épouvantables succèdent à la rétrocession de ce dernier miasme. Pour n'avoir point la même acuité, les symptômes secondaires de la *psore* n'en ont peut-être que plus d'opiniâtreté. Il n'est pas rare même que la mort suive incontinent et punisse l'imprudence qui a dicté de semblables traitemens; j'en appelle à l'expérience de tous.

Cependant on croit être dans le chemin de la vérité, et si, tôt ou tard, mais inévitablement, ces guérisons trompeuses sont suivies d'accidens qu'on n'avait point encore connus, tels que les maladies d'enflure, de douleurs rebelles, des affections hypocondriaques ou hystériques, et arthritiques, l'amaigrissement, la pulmonie, l'asthme constant ou périodique, la cécité, la surdité, la paralysie, la carrie osseuse, le cancer, les convulsions, l'hémorragie et les troubles de l'esprit, loin d'en accuser un traitement réputé sage et prudent, on soupçonne toute autre chose. On rêve une cause à ces affections nouvelles, et le fantôme morbifique qu'on a mis à la place d'une vérité que l'on désespère de connaître, est combattu sans relâche par toutes les ressources connues d'une thérapeutique qui ne repose que sur l'hypothèse, jusqu'à ce que le malade, dont les maux ne peuvent que s'accroître, en trouve la délivrance dans la mort, échappant ainsi à la maladie et à l'homme de l'art qui l'empirait.

Fortuitement, il a pu arriver qu'un mal inconnu, rebelle à toutes les épreuves de curation, ait trouvé de l'amendement dans l'usage des bains sulfureux ; plus souvent encore, que la maladie, changeant de formes sous l'influence de ces bains, en revêt de nouvelles plus douces, ce qui décide à en répéter l'usage, sans qu'on ait vu se répéter le même succès, ce dont on cessera de s'étonner, dès que l'on saura que le soufre, si spécifique à l'origine de la *psore*, est insuffisant contre les symptômes secondaires de ce miasme répercuté et dégénéré.

Les anciens procédaient avec plus de conscience, observaient avec plus d'impartialité. De nombreuses expériences leur avaient appris que l'extinction du symptôme cutané était suivie de maux sans nombre. Ils en conclurent qu'ils avaient affaire avec une maladie intérieure, et cherchaient à la détruire avec tous les remèdes internes que pouvait leur offrir leur matière médicale. Si leurs efforts furent inutiles, la faute en est à l'ignorance d'une véritable méthode curative, qu'il était réservé à l'homœopathie de découvrir. Toutefois il faut les louer de cette vue diagnostique : la *psore* n'était point pour eux une affection purement locale, comme le prouvent les nombreuses observations qu'ils nous ont laissées. J'en citerai quelques-unes, auxquelles je pourrais joindre les miennes propres, si déjà les leurs ne suffisaient pour démontrer avec quelle violence la *psore* interne se développe, lorsqu'elle est privée de son symptôme local, et combien il importe de ne voir en elle qu'une affection intérieure de l'organisme, dont le signe extérieur disparaît aussitôt que le miasme, auquel il doit son existence, a cédé à un traitement régulier. On y verra combien nombreuses et variées sont les maladies tant aiguës que chroniques, résultats des traitemens dirigés par la manière de voir, opposée au point de vue dont je pars pour envisager cette affection. On y verra la fausseté de l'opinion qui rejette tous ces maux sur la rétrocession de ce miasme, tandis qu'on ne doit y voir qu'une suraddition du vice externe au vice intérieur déjà préexistant, et surchargé, par cette fausse guérison, de la fraction miasmatique qui lui servait de déchargeoir, au grand avantage de tout l'organisme.

Avant d'exposer l'opinion des anciens sur cet important objet, je citerai *Louis-Chrétien Juncker*, et sa Dissertation *De damno ex scabie repulsâ*, 1750. Il a remarqué que, à la suite de ces fausses guérisons, la jeunesse qui est sanguine, tombait dans la pulmonie ; que les constitutions sanguines contractaient les hémorroïdes, les coliques hémorroïdales, les affections graveleuses des voies urinaires ; que le tempérament colérico-sanguin devenait sujet au gonflement des glandes de l'aine, à la raideur des articulations, aux ulcères malins, tandis que les constitutions chargées d'embonpoint sont atteintes du catarrhe suffocant, de la phtysie pituiteuse, de la fièvre inflammatoire, des points de côté aigus, et de la pulmonie phlogistique. Il dit avoir trouvé, à l'ouverture des cadavres, des indurations et des foyers purulens dans le poumon. Le tempérament pituiteux contractait facilement l'hydropisie. Il a vu se supprimer la menstruation, et l'hémoptysie lui succéder, en la remplaçant : les personnes portées à la mélancolie tomber dans la démence; l'avortement et quelquefois la stérilité être le fruit immédiat de ces traitemens; le lait tarir dans les seins; l'époque critique du sexe, accélérée, et l'utérus contracter des affections cancéreuses.

A l'appui des observations de ce savant médecin, j'appellerai les faits suivans, extraits des ouvrages les plus renommés, tant de l'ancienne médecine que de la médecine moderne :

1° Au huitième mois de sa grossesse, une femme qui avait la gale aux mains, la fit disparaître, pour qu'elle ne fût point vue des personnes qui devaient venir la visiter pendant ses couches. Trois jours après, elle accoucha. Les lochies suspendues, elle fut atteinte d'une fièvre ardente, dont elle guérit. Mais elle resta stérile, et subit une perte blanche pendant le cours de sept années. Tombée dans une grande misère, elle fut obligée de faire une longue course nus-pieds, après quoi la gale reparut, ce qui fut suivi de la cessation des fleurs blanches, et de tous les accidens hystériques que la malade éprouvait. Une nouvelle grossesse mit le sceau à la vérité de cette guérison.

2° Un homme de 40 ans, après s'être délivré de la gale par des frictions, devint peu à peu asthmatique. Après beaucoup de traitemens inefficaces, il lui fut ordonné de prendre intérieurement trois grains de poudre de scille, en même temps un clystère composé d'un drachme du même remède. Par erreur, on mit l'un de ces remèdes à la place de l'autre, ce qui mit la vie du malade dans le plus grand danger. Cette révolution fit reparaître la gale aux pieds, aux mains et successivement sur tout le corps, ce qui fit disparaître l'asthme.

3° Un homme de 32 ans, délivré de la gale à la faveur d'une pommade de soufre, tombe dans les accidens de l'asthme, qui le tourmente pendant 11 mois, jusqu'à ce que l'usage du suc de bouleau l'en eût délivré, le vingt-troisième jour de l'usage de ce remède.

4° Un étudiant, invité à un bal, n'y voulut point aller avant de s'être débarrassé d'une gale, dont un médecin le délivra promptement avec des embrocations sulfureuses. Bientôt après il tomba dans une oppression de poitrine telle, qu'il ne pouvait respirer qu'avec peine. Cet asthme avait des paroxysmes de la durée d'une heure, dans lesquels il suffoquait. Ils se terminaient par l'expectoration d'une matière épaisse, qui le soulageait pour un temps très-court. Le docteur *Beireis* le traita inutilement pendant l'espace de deux ans.

Beireis, dissert. de causis, cùm in primis plebs scabie laboret. 1792.

5° Un jeune homme de 13 ans, attaqué depuis son enfance de la teigne, pria sa mère de l'en délivrer, ce qui fut suivi immédiatement d'oppression de poitrine, de douleurs violentes des membres, qui ne cessèrent que lorsqu'au bout d'un mois tout le corps se couvrit d'une éruption galeuse. *Pelargus (Stosch) obs. clin.* 1722, *pag.* 435 *usque* 438.

Pourrait-on douter encore de la communauté de source de la teigne et de la gale, lorsque l'on voit cette affection cutanée de la tête reprendre sa forme primitive.

6° Une jeune fille fut délivrée d'une teigne par l'usage des purgatifs et autres remèdes internes, ce qui fut suivi d'oppression de poitrine avec toux, et de sentiment d'une grande lassitude : on cessa les remèdes, la malade vit reparaître la teigne et recouvra sa santé. *Recueil de médecine, Breslau* 1792.

7° Un enfant de 5 ans avait depuis quelque temps une gale qu'on lui fit passer avec une pommade : cette guérison fut suivie d'oppression et de toux. *Riedlin le père, obs. cent,* 11. *obs.* 90. *Augsbourg,* 1671.

8° Une petite fille de 3 ans, ayant la gale depuis quelques semaines, en fut guérie par une friction sulfureuse ; le lendemain elle était atteinte d'un catarrhe suffocant, de mutité, de froid de tout le corps, tous accidens qui disparurent dès que la gale se remontra à la peau. *Hagendorn* hist. med. phys. cent. 1. hist. 8. 9.

9° Après la disparition d'une gale abondante par l'usage de frictions, une jeune fille de 12 ans tomba dans une fièvre ardente, accompagnée d'une toux suffocante, d'enflure, d'oppression de poitrine et de point de côté; le soufre pris intérieurement, en ramenant une nouvelle éruption, fit cesser tous ces accidens, l'enflure exceptée : vingt-quatre jours plus tard, l'éruption ayant disparu de nouveau, il survient une inflammation de poitrine, des points de côté et le vomissement. *Pelargus*, 1723.

10° Un homme de 36 ans, à la suite d'une gale guérie par l'usage d'une préparation de plomb et de mercure, souffrait depuis 16 mois d'une toux violente et convulsive, à laquelle se joignait une vive anxiété. *Hundertmark.*

11° Chez un jeune homme de 20 ans, à qui l'on avait répercuté la gale, l'oppression de la poitrine augmenta tellement, qu'il suffoqua. *Brendel, consilio medico. Frankfort*, 1615.

12° Un jeune homme de 19 ans portait au bras gauche une dartre humide qu'on fit disparaître avec des moyens extérieurs; bientôt après survint un asthme périodique, qui se termina par la suffocation; il mourut la face toute bleue. *Vicat. obs. preset.* 1780.

13° Voldschmid raconte qu'il vit périr subitement, de suffocation, une personne à laquelle on avait répercuté la gale.

14° Une petite fille de 5 ans, avait aux mains

une éruption galeuse qui sécha d'elle-même. Immédiatement après elle fut atteinte de lassitude, de somnolence et de la courte haleine, et le ventre ne tarda pas à se gonfler. *Hœchsteter*, Obs. dec. III. obs. 7. Frankfort et Leipzig 1674. Pelargus, 1723.

15° Riedelin le père raconte qu'un homme de 50 ans, tourmenté depuis long-temps de la gale, l'ayant fait passer par des moyens extérieurs, tomba dans l'oppression, la mélancolie, l'inappétence et l'enflure de tout le corps.

16° A Bologne, une fille, qui se fit passer la gale avec une pommade, fut saisie d'une forte oppression sans fièvre; on la saigna deux fois, les forces tombèrent; l'oppression augmenta tellement qu'elle mourut le lendemain; on trouva la cavité de la poitrine remplie d'une eau bleuâtre, ainsi que le péricarde. *Storsch, in act. not. tom.* V. *obs.* 147. *Morgagni, de sedibus et causis morb.*

17° Une fille de 9 ans, à qui on avait fait passer la teigne, tomba dans une fièvre lente, la leucophlegmatie et la difficulté de respirer; ces accidens ne se dissipèrent que lorsque la tête se recouvrit d'une nouvelle éruption. *Hagendorn.*

18° Un homme de 46 ans, débarrassé d'une gale déjà ancienne à l'aide d'une pommade sulfureuse, tomba dans les accidens de l'inflammation pulmonaire, accompagnée du crachement de sang, de la courte haleine et d'une grande anxiété; il eut le bonheur d'éprouver une forte sueur qui ramena l'éruption à la peau; ce bien-être ne dura que quatorze jours, après lesquels il subit une récidive qui l'entraîna. *Pelargus, Hagendorn.*

19° Un homme très-maigre, après s'être débarrassé de la gale, mourut le 20e jour après cette fausse guérison, d'une inflammation de poitrine. *Pelargus*, 1721.

20° Un jeune garçon de 7 ans, à qui l'on fit passer la teigne et la gale par des remèdes extérieurs, périt en quatre jours d'une fièvre ardente, accompagnée d'un asthme humide. *Pelargus*, 1823.

21° Un jeune homme qui s'était délivré de la gale avec une préparation de plomb, mourut quatre jours après d'une maladie de poitrine. *Pelargus*, 1722.

22° Une hydropisie générale, causée par la répercussion de la gale, disparut après le retour de l'éruption psorique; malheureusement un refroidissement repoussa la *psore* au dedans, et trois jours après, le malade mourut d'un point de côté. *Jennert, Praxis med. lib. II, P. III. cap.* 6, *pag.* 380. *Jerzembski, Diss. scabies salubris in hydrope.*

23° Un étudiant, âgé de 13 ans, fut à peine délivré de la gale, qu'il reçut la toux et des élancemens dans la poitrine. Ces symptômes disparurent aussitôt que la gale vint à reparaître. *Pelargus*, 1722.

24° Un jeune homme de 18 ans, avait la gale, qu'il fit disparaître en se lavant avec une solution de poudre à canon dans de l'eau; quelques jours après, il fut atteint d'alternatives de froid et de chaud, d'une lassitude générale, d'anxiétés précordiales, mal de tête, nausées, de la soif, de la toux, et de la difficulté de respirer; bientôt parurent l'hémoptysie, le délire; la figure se décomposa, et les urines devinrent d'un rouge foncé, sans aucun sédiment. *Maximilien Spencer, Diss. de ægro febri malignâ phtysi complicata laborante, Gies* 1699.

25° Baglivi, Sicelius, Morgagni parlent dans leurs ouvrages, de phtysies pulmonaires causées par la répercussion de la gale, opérée par l'application d'un emplâtre mercuriel.

26° Une fièvre lente s'empara d'un jeune homme de 18 ans, qui avait déplacé de la peau une affection psorique; il cracha du pus, et après sa mort on trouva le poumon gauche en pleine suppuration. *Morgagni*.

27° Un candidat d'une santé robuste, s'apprêtant à prêcher, voulut pour cela se défaire d'une gale ancienne, et se frotta, à ce dessein, d'une pommade contre la gale. En moins d'une demi-journée, il périt au milieu d'angoisses extrêmes, de l'étouffement et du ténesme; le poumon fut trouvé, à l'ouverture du corps, plein d'un pus liquide. *Unzer*.

28° Waitz, dans ses Observations médico-chirurgicales, parle d'un empyème, produit d'une gale ancienne répercutée.

29° Un jeune homme, en dépit des conseils du brave professeur *Krause*, qui le dissuadait d'employer une friction contre son affection psorique, en fit usage, mourut de la constipation; on trouva, après sa mort, des sacs purulens dans les glandes du mésentère. *Krause, Schubert, Diss. de scabie humana.*

30° *Schulze*, in act. not. cur. tom. I. obs. 231, a vu le diaphragme et le foie altérés, dans les cadavres des personnes mortes à la suite du traitement extérieur de la gale.

31° Un jeune prince, âgé de deux ans, mourut à la suite d'une fausse guérison de la teigne; on trouva beaucoup d'eau sanguinolente sous les os du crâne. *Bonet, Sepulchretum anat.*

32° Une femme qui s'était lavé la tête avec une eau astringente, pour se guérir de la teigne, mourut peu de temps après; on trouva une moitié du cerveau en suppuration. *Bonet.*

33° Un homme d'une constitution colerico-sanguine, et d'un âge moyen, était tourmenté par la goutte et les graviers du rein. Il fut guéri de l'une et de l'autre par une éruption psorique. Il eut l'imprudence de prendre un bain composé avec du tan; la gale rentra, et donna lieu à un ulcère de l'estomac, dont il mourut, et dont on reconnut l'existence à l'ouverture du cadavre. *Juncker, Diss. de scabie repulsâ*, 1750.

34° Un enfant de 7 semaines et un jeune homme de 18 ans, moururent peu de temps après avoir été guéris de la gale par une pommade de soufre. Chez le premier, la partie supérieure de l'estomac, chez le second, le duodénum, furent trouvés gangrenés. *Hundertmark.*

35° *Fich* raconte, *Exercitatio med. de scabie repulsâ,* qu'il vit une hydropisie générale succéder à la gale repoussée par des frictions mercurielles. On lit, dans l'*Epidémion* donné sous le nom d'Hyppocrate, livre 5e, n° 4, l'histoire de cet Athénien qui, pour se délivrer d'une éruption qui couvrait tout le corps, et surtout les organes génitaux, fit usage des bains chauds dans l'île de Mélos, et mourut le lendemain d'une hydropisie générale.

36° Un jeune garçon de 9 ans, à qui l'on avait fait passer une éruption à la tête, contracta une enflure des glandes du cou, qui lui roîdit et contourna cette région. *Barette, journal de médecine.*

37° *Pélargus* raconte qu'un jeune homme de 14 ans, guéri de la gale par des frictions, fut atteint du gonflement des parotides, dont l'une devint si grosse, qu'elle l'étouffa. On fit pendant deux ans d'inutiles efforts pour la faire suppurer.

38° Une jeune fille de 13 ans qui se délivra, par le moyen d'une pommade composée de zinc et de soufre, d'une gale qui couvrait ses mains et les parties génitales, perdit peu à peu la vue, qu'elle ne récupéra que lorsque la gale se fut remontrée à la peau. *Hoffmann*, Consult. med. I. cas. 50.

39° Une jeune fille avait une éruption psorique sur les jambes avec un ulcère au jarret. La petite vérole fit sécher l'un et l'autre. Il s'ensuivit une ophtalmie humide, avec ulcération des paupières, et une grande démangeaison à ces organes, qui dura deux ans. Pour rappeler la gale, elle porta un jour entier les bas d'un galeux. Le lendemain, elle fut saisie de la fièvre, d'une toux sèche avec crampes de la poitrine, et nausées, que dissipa une grande sueur; à la suite de laquelle parut sur les jambes un érysipèle qui se convertit en une gale véritable; les yeux se rétablirent parfaitement. *Schiller, de scabie humida.* 1747.

40° Un homme qui se débarrassa de la gale par des frictions de soufre, gagna subitement une goutte sereine. *Gottlieb, Ludvig, adv. med. tom. II.*

41° Chez un autre, la goutte sereine fut levée aussitôt que la gale reparut à la peau. *Nosthoff Diss. de scabie.* 1792.

42° Un homme d'une constitution robuste, reçut, après une fausse guérison de la gale, une cataracte qu'il conserva jusque dans un âge très-vancé. *Ludvig.*

43° *Jennert* parle dans son ouvrage, *Prat. lib.* III. sect. 2. cap. 44. d'une goutte sereine, provenant des mêmes causes, accompagnée de maux de tête épouvantables.

44° On lit dans les Actes helvétiques, que les hémorroïdes avec un flux de sang tous les mois par l'anus, furent les suites d'une gale répercutée.

45° *Daniel, Syst. degretud. tom. II*, raconte qu'une perte de huit livres de sang en quelques heures, succéda à une gale déplacée de la peau.

46° Une gale rentrée donna lieu à de violentes

douleurs de ventre, et de l'hypocondre gauche, accompagnées d'anxiétés, de fièvre lente et de la constipation la plus opiniâtre. *Hoffmann, Med. rat. syst.*

47° Un jeune paysan contracta, après un déplacement de la gale, une rétention d'urine, accompagnée de vomissement, et quelquefois d'une douleur sciatique. Il finit par rendre quelques urines avec douleur; mais le corps commença à enfler, la respiration à s'embarrasser, et il mourut le vingt-unième jour. La vessie renfermait deux livres d'une urine très sombre, et l'abdomen, une eau qui, placée sur le feu, se convertit en une espèce de blanc d'œuf. *Jennert, Pract. libr.* 3.

48° Un homme frotta sa gale avec une pommade mercurielle, ce qui donna lieu à un érysipèle qui couvrit tout le dos, dont il mourut au bout de six semaines. *Unzer, Ther. med. pag.* 301.

49° Une femme reçut, après avoir frotté sa gale avec du mercure, une éruption sur tout le ventre qui ne tarda pas à se gangrener. Elle en mourut au bout de quelques jours, au milieu des plus violentes douleurs. *Unzer, Ther. med.*

50° Un jeune homme de 16 ans fit passer une gale qu'il portait depuis long-temps. Il lui survint des ulcères aux jambes. *Pelargus.*

51° Un homme de 50 ans, après avoir frotté sa gale avec une pommade mercurielle, éprouva pendant cinq semaines des douleurs déchirantes à l'épaule gauche, et des ulcères à l'aisselle du même côté. *Recueil de Breslau*, 1727.

52° Un charlatan fit frotter un étudiant galeux avec une pommade. La gale disparut, mais il vint dans la bouche un ulcère incurable. *Michell. Obs. med.*

53° *Riedlin* le fils parle d'un étudiant qui se fit passer une gale déjà ancienne, avec un onguent. Il lui survint immédiatement après des ulcères aux bras et aux jambes, et un gonflement aux glandes des aisselles. La cure de ces ulcères par des moyens extérieurs, amena une oppression de poitrine et une hydropisie dont il mourut. *Alberti, Diss. de scabie hall.* 1718.

54° *Richard, Morgagni, Hoffmann, Faventieus, Ramazzini* offrent beaucoup d'observations où l'on voit la fièvre et les urines noires succéder à la gale traitée par les frictions, et ces deux accidens disparaître aussitôt après la réapparition de l'humeur psorique.

55° Deux époux avaient depuis long-temps de la gale sur les mains; dès qu'elle séchait, ils prenaient la fièvre, qui les quittait aussitôt que la gale reparaissait; cependant cette gale n'existait que sur une partie du corps, et n'avait jamais été attaquée par aucun remède extérieur. *Jean Charles, in act. not, Cur VI. Obs.* 16.

56° *Reil,* Memorab. fasc. III, page 169, dit: *Scabies à febre subortâ supprimitur, remotâ febre redit.*

57° Un enfant de 9 ans fut traité de la teigne par sa mère; cette guérison fut suivie de la fièvre. *Pelargus.*

58° Un enfant d'un an eut quelque temps la teigne et des éruptions à la face. L'une et l'autre séchèrent d'elles-mêmes, et l'enfant reçut la fièvre, la toux et le dévoiement, qui disparurent aussitôt que la tête et la face se couvrirent de nouvelles éruptions. *Amatus lusitanus*, cent. II. *cur*. 33.

59° Une femme de 43 ans, tourmentée depuis long-temps d'une gale sèche, se frotta les jointures avec une pommade composée de soufre et de mercure. Elle ne tarda pas à éprouver des douleurs au côté droit de la poitrine, une lassitude générale et des mouvemens fébriles. Elle usa pendant six jours de boissons sudorifiques, dont l'effet fut de couvrir tout le corps de pustules galeuses. *Schiller. Diss. de scabie humanâ. Erfurt*, 1747.

60° Deux frères, atteints de la gale, s'en guérirent en se frottant avec la même pommade, mais ils perdirent bientôt l'appétit, contractèrent une toux sèche et la fièvre lente. Ils maigrissaient à vue d'œil, et tombèrent dans un sommeil d'assoupissement dont ils seraient morts, si l'éruption psorique n'était heureusement ressortie. *Fich, etc. Med. de scabie retropulsâ. Hall.* 1710.

61° Un enfant de 3 ans, à qui la teigne sécha d'elle-même, reçut une fièvre pectorale, la toux et un accablement général, dont il ne se remit que lorsque la tête se recouvrit d'éruptions. *Pelargus*, 1722.

62° Un brodeur, qui devait travailler en or un

ouvrage délicat, voulut, par respect pour cet ouvrage, se débarrasser d'une gale abondante qu'il avait depuis long-temps. Il y réussit avec une pommade de plomb : à peine la gale avait-elle disparu, qu'il ressentit des alternatives de chaud et de froid, de l'oppression et une toux violente, dont il mourut le 4e jour. *Pelargus.*

63° Un homme de 30 ans, d'une constitution forte et saine, reçut la gale, qu'il fit disparaître au plutôt par des moyens extérieurs. Il s'ensuivit une fièvre catarrhale, accompagnée de sueurs abondantes. A peine était-il rétabli que, sans y avoir donné lieu, il fut atteint de nouveau de la fièvre. Les accès débutaient avec de violens maux de tête, de l'anxiété, une chaleur extrême, une grande vîtesse de pouls et des sueurs matinales. Le délire vint s'y joindre, et la suffocation termina les jours du malade. *Ludwig. advers. med.*

64° La gale disparaissant d'elle-même chez un jeune garçon, donna lieu à la fièvre, qui diminua et finit par tomber, dès que l'éruption reparut. L'enfant continuait de maigrir, jusqu'à ce que la gale disparaissant de nouveau, il s'ensuivit le dévoiement, les convulsions et la mort. *Morgagni.*

65° Le même auteur raconte qu'à la suite d'une disparition spontanée de la gale, la fièvre lente s'établit, le crachement de pus, ce qui conduisit le malade au tombeau.

66° Une femme de 30 ans avait depuis long-temps des douleurs dans les membres et une grosse gale qu'elle fit disparaître avec une pommade de soufre. Cette guérison fut suivie d'une fièvre ardente avec soif brûlante, mal de tête violent, délire. Il ne tarda pas à s'y joindre l'oppression et l'enflure de tout le corps. Le sixième jour elle mourut. L'estomac rempli d'air occupait la presque totalité de l'abdomen. *Morgagni*.

67° Un homme, à qui le froid repoussa au dedans une éruption du cuir chevelu, tomba, huit jours après, dans une fièvre maligne, avec vomissement et hoquet. Le neuvième jour il mourut. *Morgagni*.

68° Le même auteur parle d'un homme qui porta une chemise soufrée, pour se délivrer d'une gale croûteuse qu'il avait sur le bras, il fut immédiatement saisi de douleurs générales, jointes à une forte fièvre. Il ne pouvait dormir ni jour ni nuit, et finit par ne pouvoir plus se remuer. Il n'y a pas jusqu'à la langue et le gosier qui ne fussent pris. C'est avec beaucoup de peine que l'on rappela la gale à la peau, ce qui opéra son rétablissement.

69° *Hoechsteter*, parle d'un opisthotonos, causé par une gale répercutée, et *Vehle*, d'une rancité de voix telle, que le malade ne pouvait proférer une parole. Ce symptôme fut suivi d'un asthme sec avec toux convulsive, surtout la nuit; des sueurs colliquatives, d'une odeur insupportable, amenèrent la mort, en dépit de tous les efforts de la médecine.

70° Un bourgmestre, âgé de 60 ans, souffrait si fort de la gale pendant les nuits, qu'il se résolut à faire beaucoup de remèdes pour s'en délivrer. Voyant l'inefficacité de ce traitement, il accepta d'un mendiant un remède éprouvé contre son mal. Peu de temps après cette guérison, il fut saisi d'un froid violent, auquel succédèrent une chaleur épouvantable, une soif ardente, une respiration râleuse, un tremblement universel, qui terminèrent ses jours. *Fieck. Obs. I.*

71° *Valdschmid Opera* a vu succéder à la gale répercutée, une phrénésie qui se termina par la mort.

72° *Amatus lusitanus* a vu le plus souvent succéder à la gale rentrée, les fièvres les plus violentes, avec prostration des forces; leur guérison ne s'opérait que par la réapparition de l'humeur psorique.

73° *Pelargus* purgea fortement un jeune homme de 15 ans qui avait la teigne; le malade éprouva immédiatement après, des douleurs dans le dos, des tranchées urinaires et une fièvre quarte.

74° Les vieillards, dont la gale se sèche, tombent ordinairement dans la fièvre quarte, dont ils ne guérissent que lorsque les éruptions psoriques reparaissent. *Hoffmann, Jennert.*

75° Un seigneur, âgé de 57 ans, avait une gale sèche depuis trois ans; il la fit passer, et jouit pendant deux ans d'une santé en apparence, bonne. Cependant il éprouva dans le cours de ces deux années, deux accès de vertige, dont le deuxième fut si violent, qu'il fût tombé à terre, si on ne l'eût retenu. Dans ce paroxisme il eut une sueur glacée, un tremblement des membres, un engourdissement général, et des renvois acides. Les accès se rapprochèrent et finirent par venir tous les jours. La lecture, la pensée même les ramenaient; il n'osait ni se tourner ni se baisser; cet état dura jusques à sa mort. *Hoffmann, Consil. med.*

76° Une femme de 36 ans, qui s'était délivrée de la gale par le moyen d'une pommade mercurielle, devint sujette à l'irrégularité du flux menstruel, qui quelquefois se faisait attendre dix et même quinze semaines. Elle devint grosse, et éprouva des vertiges dans la station et dans la marche. Assise, elle conservait, dans le vertige, la connaissance, pouvait parler, manger et boire; l'accès débutait par un fourmillement dans le pied gauche, qui commençait à se lever et se baisser involontairement. Peu à peu les accès la privèrent de sa raison, et un jour, voyageant en voiture, elle eut une attaque d'épilepsie, qui revint trois fois dans le cours de l'hiver; ces paroxismes s'annonçaient toujours par le fourmillement du pied, qui se rendait à l'épigastre, et de là éclatait l'attaque au cerveau. La malade reçut d'une femme de sa connaissance, une poudre, dont elle prit cinq doses qui firent disparaître les accès épileptiques; mais le vertige revint et à un degré bien plus élevé qu'auparavant; il commençait toujours par le fourmillement qui se rendait du pied à la région précordiale, où il produisait l'angoisse, la crainte de tomber, la perte de la connaissance et de la parole. Alors commençaient les mouvemens convulsifs des membres, même hors des paroxysmes, le moindre mouvement du pied y donnait la sensation douloureuse d'un abcès. *Hoffmann.*

77° Une jeune fille éprouva de profondes défaillances et des convulsions épouvantables, pour avoir frictionné sa gale avec une pommade. *Welle. Diss. nullam medicinam interdum esse optimam.* 1754.

78° Une fille, âgée de 17 ans, à qui la teigne disparut d'elle-même, contracta de violens maux de tête, qui venaient par accès, accompagnés d'une grande chaleur dans cet organe. Elle tressaillait involontairement, comme dans l'épouvante; elle éprouvait des mouvemens de crampe dans les mains et les bras, des anxiétés précordiales, du resserrement à la poitrine, et des gémissemens, après quoi elle subissait de la secousse dans tous les membres. *Sicelius.*

79° La teigne sécha d'elle-même chez un homme mûr, à qui, depuis quelques années déjà, les mains tremblaient; cette dessication fut suivie d'une lassitude générale et de taches rouges sur tout le corps, sans chaleur. Le tremblement se convertit en secousses de convulsions, pendant lesquelles le nez rendait une matière sanguinolente, qui sortait aussi par les oreilles, ainsi que de la poitrine, dans la toux. Il mourut le vingt-troisième jour dans les convulsions. *Pelargus*, 1723.

80° Un homme qui avait frictionné avec une pommade une gale sujette à récidives fréquentes, tomba dans des convulsions épileptiques, qui ne cessèrent que lorsque l'éruption psorique eut reparu à la peau. *Carolus, in act. not. cur. VI. obs.* 16.

81° Un jeune homme de 18 ans frictionna sa gale avec une pommade mercurielle, et fut saisi subitement, deux mois après, de crampes qui attaquaient successivement tous les membres, pendant lesquelles la poitrine et le cou se resserraient, et le reste du corps était d'un froid de glace. Le quatrième jour, se déclara l'épilepsie, avec de violentes contorsions des membres, et l'expulsion d'un liquide écumeux de la bouche. Ces accidens cédèrent, au retour de l'humeur psorique à la peau. *Hagendorn, Liest.* 9.

82° L'épilepsie fut également la suite de la rentrée de la teigne, produite chez un enfant par une friction huileuse. *Hoffmann, Cons. med. cas.* 31.

83° *Fabrice de Hilden* parle d'enfans qui ont été emportés par un catarrhe suffocant, à la suite d'une fausse guérison de la teigne.

84° *Riedlin* dit qu'après deux frictions faites à une petite fille galeuse, l'épilepsie éclata.

85° Un jeune homme de 18 ans reçut l'épilepsie quelques semaines après avoir frictionné sa gale avec une pommade mercurielle : les accès en reparaissaient à chaque pleine lune. *Wedel, Diss. de agro epilectico. Jena*, 1673.

86° Un jeune homme fut atteint de l'épilepsie, sans que ses parens voulussent convenir qu'il avait eu la gale. Cependant à force de questions, le médecin apprit de la mère de cet enfant, qu'il avait eu sous la plante du pied quelques boutons qu'on avait fait passer avec une préparation saturnine, mais que d'ailleurs le reste du corps en avait été exempt. Il fit reparaître la gale, et l'épilepsie ne revint plus. *Herrm. Grube, de arcanis medicorum non arcanis*. 1673.

87° Deux enfans furent délivrés de l'épilepsie, à l'apparition d'une teigne. Néanmoins cette maladie revint avec violence, lorsque un jour on fit imprudemment disparaître l'éruption du cuir chevelu. *Tulpuis, Obs. lib. I. Cap*. 8.

88° Une gale de la durée de 5 ans, disparut et donna lieu, quelques années plus tard, à l'épilepsie. *Thompson, Leipzig*, 1779.

89° Un jeune homme de 20 ans fut délivré de la gale par un purgatif qui l'évacua pendant plusieurs jours. Ce n'est qu'au bout de deux ans qu'il reçut des convulsions violentes, qui ne cédèrent qu'à la réapparition de la gale, opérée par l'usage du suc de bouleau. *Hundert-mark, Obs. pag*. 32.

90° Un jeune homme de 17 ans, sain de corps et d'esprit, éprouva, trois ans après la guérison d'une gale, d'abord des crachemens de sang, puis l'épilepsie, que les remèdes aggravèrent au point que les accès en revenaient chaque jour. Un second médecin, en faisant saigner abondamment le malade, le délivra de la maladie pendant l'espace de quatre semaines ; néanmoins elle reparut au bout de ce temps, plus forte et plus fréquemment. Il s'y joignit alors une toux violente avec suffocation, dans laquelle le malade expectorait une grande quantité de phlegmes. On continua à le traiter, ce qui empira le mal, au point qu'il éprouvait jusqu'à dix accès la nuit, et huit pendant le jour. Dans les paroxismes, il ne serrait point le pouce dans le poing, et ne montrait à la bouche aucune écume. Sa mémoire était affaiblie. C'est à l'approche des repas, mais plus souvent après avoir mangé, qu'éclataient les paroxismes. Dans les accès nocturnes, il est enseveli dans un sommeil profond, dont il sort le matin tout engourdi. Il n'est averti de l'arrivée du paroxisme que par une démangeaison au nez, qu'il gratte, et une contraction de la jambe gauche. *Hoffmann, Cons. med. lib. I, cas.* 28.

91° Une femme, après la guérison de la gale, contracta la paralysie à une jambe, et resta paralytique. *Hœchstetter, Obs. med. Dec. VIII, obs.* 8.

92° Une émiplégie frappa un homme de 53 ans, après la guérison d'une gale par les frictions sulfureuses. *Hundertmark.*

93° Un ecclésiastique qui avait pris long-temps des remèdes internes contre la gale, las de ne point guérir, se fit des frictions qui l'en délivrèrent. Mais il ne tarda pas de recevoir une paralysie des extrémités supérieures, et de contracter une dureté de peau à la paume des mains avec des gerçures sanguinolentes et une démangeaison insupportable dans cette partie. *Schubert, Diss. de scabie humani corporis, Leipzig,* 1779.

94° Le même auteur vit une mélancolie craintive succéder à la gale, et disparaître dès que la *psore* se remontra.

95° Un étudiant, âgé de vingt ans, reçut une gale humide, qu'il fit disparaître avec une pommade de soufre. Quelques jours après, il tomba dans une démence où il chantait, riait et causait jusqu'à ce qu'il tombât à terre. De jour en jour il devint plus faible d'esprit et de corps, jusqu'à ce qu'enfin il fut frappé d'un coup d'apoplexie qui le tua. On trouva la masse des intestins agglutinée, et couverte de petits ulcères, et des tumeurs, de la grosseur d'une noisette, remplies d'une matière glutineuse et gypseuse. *Brune, Casus aliquot mente alienatorum, Halle,* 1707.

Qui pourrait, après de mûres réflexions sur ce petit nombre d'exemples, que je puis augmenter de mes propres observations ; qui pourrait, dis-je, méconnaître l'existence d'un vice intérieur grave, c'est-à-dire de la *psore*, dont l'éruption, sous quelques formes qu'elle se présente, n'est que le signe extérieur et l'aboutissant d'un mouvement morbifique de l'organisme qui se décharge à sa surface, prévenant ainsi des désordres plus grands de l'économie animale ? Qui voudrait refuser de convenir que de tous les miasmes chroniques la *psore* est le plus pernicieux ? Oserait-on, sans honte, prétendre encore, avec une grande partie de l'école moderne, que la gale, la teigne, les dartres, n'ont leur siége qu'à la superficie du corps, d'où l'on peut les expulser, sans que l'intérieur de l'organisme en souffre le moindre dommage? Il n'est qu'un malheureux aveuglement qui pût les maintenir dans une erreur aussi préjudiciable à l'humanité; car je ne saurais leur supposer assez peu d'instruction pour ne pas savoir que toutes les maladies miasmatiques liées avec un symptôme cutané, sont soumises, à leur naissance, aux mêmes lois; c'est-à-dire, que le miasme a déjà pénétré tout l'organisme, avant que son symptôme, que j'ai appelé modérateur, n'éclate à sa surface.

Je n'en doute nullement, une chose a pu contribuer à établir et perpétuer cette erreur funeste. On a vu, dans les maladies miasmatiques aiguës, l'organisme se délivrer, après l'écoulement d'une période de temps déterminée, et du vice interne et de son symptôme local, et se rétablir ainsi dans l'harmonie de ses fonctions. L'analogie fallacieuse donna lieu à la comparaison; mais il n'en est aucune à établir entre les miasmes aigus et les miasmes chroniques. Soit spontanément, soit en vertu des remèdes, le symptôme extérieur des miasmes chroniques peut disparaître, et disparaît souvent en tout ou en partie, sans que son vice générateur, qui siége profondément dans l'organisme, en soit expulsé. L'expérience prouve au contraire, qu'il y croît et s'y développe d'année en année, si l'art ne parvient à l'en chasser.

Pour mieux exposer la marche de la nature aux prises avec les miasmes, j'entrerai dans des détails d'autant plus circonstanciés, que les médecins ordinaires de l'école moderne, malgré l'évidence dont la nature éclaire la naissance et le développement des affections éruptives aiguës, se sont, comme à plaisir, fermé les yeux sur l'identité qu'elles offrent à cet égard, avec la naissance et le développement des affections éruptives chroniques. En sorte qu'ils n'ont voulu voir dans l'éruption de ces dernières, qu'une maladie locale; et l'ulcère chancreux de la *syphilis*, et la tumeur verruqueuse de la *sycosis*, et l'éruption boutonneuse de la *psore* dans cette manière de voir, n'ont été, et ne sont encore, pour beaucoup d'entr'eux, qu'un mal extérieur, qui ne réclame qu'un traitement externe.

A la naissance de ces trois miasmes chroniques, il est, comme à celle des miasmes cutanés aigus, trois points principaux à observer un peu plus attentivement qu'on ne l'a fait jusqu'ici. Le premier est l'instant de l'infection; le second, l'espace de temps dans lequel l'organisme est pénétré de part en part de la maladie communiquée; enfin le troisième est marqué par l'éclat du symptôme extérieur de la maladie. C'est par son développement que la nature annonce l'achèvement de la formation de la maladie et le complément de la saturation de tout l'organisme.

Il est hors de doute que l'infection par les miasmes, tant aigus que chroniques, a lieu dans un moment unique, qui est toujours celui de la disposition la plus favorable à l'infection.

Inocule-t-on la variole ou la vaccine, l'infection commence à l'instant où la matière morbifique insérée dans la plaie, touche le nerf mis à nud, lequel la communique au même instant et d'une manière dynamique, à tout le système nerveux. Cet instant écoulé, ni les lotions, ni la cautérisation, ni même la soustraction de la partie infectée ne peuvent arrêter la marche interne du vice, ni faire que l'infection n'ait pas lieu. La variole, la vaccine, la rougeole même, achèvent leur procédé dans l'intérieur de l'organisme, et l'on voit éclater la fièvre propre à chacun de ces miasmes, accompagnée de ses symptômes extérieurs, lorsque leur développement intérieur est terminé[1].

Ne se passe-t-il pas quatre ou cinq jours, avant

1 On peut demander, avec raison, s'il y a un seul miasme au monde, qui, après qu'il a été communiqué du dehors, n'affecte pas tout l'organisme, avant de donner à l'extérieur des signes de sa présence? On ne peut répondre que négativement.

La même chose a lieu si la peau de l'homme est souillée par le sang d'un bœuf attaqué du charbon. L'infection a-t-elle eu lieu, c'est en vain qu'on lave la partie affectée, elle se couvre de taches noires et gangréneuses au bout de 4 à 5 jours, c'est-à-dire, aussitôt que l'organisme en a préparé le développement qui s'opère dans ce court espace de temps.

que les piqûres de la vaccine ne s'enflamment? Ne paraît-il pas plus tard une espèce de fièvre, signe de la pénétration morbifique de tout l'organisme, avant que la vaccine ne soit entièrement développée, ce qui arrive du septième au neuvième jour?

Ne se passe-t-il pas dix à douze jours, après l'infection par la variole naturelle, avant que la fièvre inflammatoire qui la précède, n'éclate; avant que l'éruption des pustules varioleuses ne se manifeste? Qu'a fait la nature pendant ces dix à douze jours, de la matière contagieuse qui lui a été apportée du dehors? n'a-t-elle pas dû incorporer la maladie à tout l'organisme, avant d'allumer la fièvre et de produire l'éruption?

La rougeole a besoin également de dix à douze jours, après l'infection, soit par la voie de l'air ou celle de l'inoculation, avant d'exciter la fièvre et de rejeter à la peau le venin qui lui a été communiqué. La scarlatine inoculée ne paraît avec sa fièvre et ses rougeurs, qu'au bout de sept jours.

Qu'a fait pendant cet intervalle, la nature aux prises avec le miasme qu'elle a reçu? rien autre chose que d'identifier tout l'organisme avec les vices nommés. Ce n'est qu'après cette intus-susception, que la nature songe à pousser au dehors l'humeur morbilleuse et scarlatine.

Il en est de même de l'infection par les miasmes demi-aigus, qui ne produisent point d'éruption. L'hydrophobie (Dieu en soit loué!) est encore assez rare, malgré l'assez grand nombre de personnes, chaque année, mordues par des chiens enragés : une seule sur douze, souvent sur vingt et même trente, succombe. Les autres, quelques déchirées qu'elles soient par l'animal hydrophobe, guérissent, avec ou sans traitement, soit médical, soit chirurgical. Mes observations sur ce point s'accordent avec celles de *Hunter* et de *Houlston*, comme aussi avec les remarques de *Vanghon* de *Schaduel* et de *Percival*. Le virus hydrophobique a-t-il frappé, c'est au moment même de la morsure. Le nerf en contact avec lui, le communique aussitôt au système entier, et la rage éclate, comme maladie promptement mortelle, après son entier développement dans l'organisme, développement auquel la nature emploie, le plus souvent, quelques semaines. Il faut bien qu'il en soit ainsi, puisque la cautérisation de la partie mordue reste sans effet préservatif, encore plus tous les autres moyens jusqu'ici usités. En preuve de ce que j'avance, je citerai l'exemple de cette petite fille de Glasgow, âgée de 8 ans, qui fut, en 1792, mordue d'un chien enragé. Un chirurgien, après avoir cautérisé la plaie qu'il fit suppurer, donna du mercure jusqu'à une légère salivation. Toutes ces précautions ne servirent à rien, l'enfant mourut le 25e jour. *Duncan. med. comment. Edimburg*. 1793. Il appert donc l'observation de la marche de ces maladies miasmatiques, que l'éruption cutanée ne peut se manifester, que lorsque la maladie qui résulte de l'infection, s'est développée dans l'intérieur de tout l'organisme, c'est-à-dire, lorsque l'homme intérieur est saturé de l'impression de la variole, de la rougeole, de la scarlatine, etc. Mais, pour s'affranchir de ces miasmes aigus, la nature possède un secret bienfaisant. On la voit toujours associer une fièvre spécifique à une éruption de même nature. Ce procédé est soumis à une règle invariable, c'est-à-dire, que, dans l'espace de deux ou trois semaines, elle opère d'une manière qui nous est inconnue, l'expulsion de cette matière étrangère hors de l'organisme, et que le malade, s'il ne succombe point dans ce travail critique, recouvre une santé parfaite.

Le procédé de la nature est le même dans les maladies chroniques miasmatiques, quant au mode d'infection, et au développement préliminaire du désaccord intérieur, avant que le symptôme externe, signe de l'accomplissement de l'affection interne, ne se montre à la surface du corps. Mais ici se présente une différence tranchée entre le miasme aigu et le miasme chronique; c'est que l'affection que ce dernier développe dans l'organisme, y demeurera toute la vie, et s'y accroîtra, comme je l'ai déjà dit, d'année en année, jusqu'à ce que l'art en ait opéré la guérison radicale.

Ce que je vais dire du miasme syphilitique et du psorique, que nous connaissons le mieux, s'appliquera naturellement aux autres miasmes chroniques, dont je ne parle pas.

Dans un coït impur, vraisemblablement c'est dans un instant indivisible que l'infection spécifique se communique à la partie qui est le sujet de l'attouchement et du frottement.

L'infection a-t-elle eu lieu, tout le principe vital en est averti sans délai ; et immédiatement après l'instant de l'infection, commence la formation de l'affection vénérienne dans tout l'intérieur de l'économie animale. Si la partie des organes génitaux, sujet de l'infection, ne présente dans les premiers jours, ni inflammation ni ulcération, rien ne souffre à l'extérieur, et quelque promptement qu'arrive la lotion, après ce coït impur, elle est inutile ; ce point de l'infection a l'apparence de la santé ; il n'y a que l'intérieur de l'organisme qui souffre ; il est occupé de s'incorporer le miasme et de s'en pénétrer de part en part.

Alors, lorsque cette pénétration de tous les organes par la matière miasmatique a eu lieu, et que tout l'organisme a subi le mode syphilitique ; alors seulement la nature s'efforce d'alléger et de maîtriser ce désaccord général, par l'éruption d'un symptôme extérieur qui, le plus souvent, se manifeste à la partie par où l'infection s'est faite, d'abord sous la forme d'une légère pustule qui dégénère bientôt en ulcère, que l'on nomme chancre, dont l'apparition se fait attendre du cinquième au trentième jour, à dater du moment de l'infection. On ne saurait voir, dans ce symptôme local, autre chose que le signe de l'infection syphilitique de tout l'organisme, cherchant à s'alléger par cette éruption, signe contagieux dont le contact ne peut que compromettre la santé des autres hommes.

Il est donc de toute évidence que l'ulcère chancreux n'étant qu'une spécialité, c'est à la maladie générale que doit être adressé un remède spécifique interne, et que ce n'est qu'à cette condition qu'on verra disparaître le chancre, c'est-à-dire l'accessoire avec le principal, et le malade se rétablir. Mais si, comme le pratiquent quelques médecins, l'ulcère chancreux est attaqué et détruit dans sa localité, on n'a rien fait qu'effacer un symptôme, sans toucher à l'existence du miasme, sans rien changer à l'infection syphilitique générale, qui, non-seulement demeure identifiée avec l'organisme, mais s'aggrave de jour en jour, d'année en année, et se maintiendra jusqu'à la fin de la vie, quelque robuste que puisse être la constitution de l'homme qui en est le sujet.

Combien sont loin de la vérité, ceux qui ne condamnent l'emploi des caustiques sur l'ulcère chancreux, que parce qu'ils craignent que cette cautérisation ne repousse au dedans de l'organisme un mal qui n'avait d'existence qu'à sa surface ! comment n'ont-ils pas vu que, quelle que soit la cause de sa disparition, les symptômes de l'infection de l'organisme éclatent aussitôt, preuve incontestable de la préexistence du vice dans la totalité de l'économie animale !

Le docteur *Petit* retrancha d'une des grandes lèvres, une portion de peau sur laquelle depuis deux jours avaient paru deux chancres ; la plaie guérit très-vîte, mais la femme qui avait subi cette opération, n'en conserva pas moins la *syphilis*, dont les symptômes consécutifs ne tardèrent pas à éclater. Cela devait être, la maladie syphilitique existant déjà dans les profondeurs de l'organisme, avant la manifestation du chancre.

Ainsi, comme je l'enseigne et le pratique depuis plusieurs années, l'ulcère chancreux ne demande aucun traitement spécial, qui ne peut être que préjudiciable. Le symptôme local de la *syphilis* cède toujours au traitement spécifique de l'affection également spécifique qui a pénétré tout l'organisme, tandis que la guérison locale du chancre est toujours infailliblement suivie du développement des symptômes consécutifs, et de ce que nous appelons la confirmation de la maladie.

Ainsi que le miasme syphilitique, la *psore* est une maladie miasmatique chronique qui se forme et se développe de la même manière, mais plus contagieuse que la *syphilis*, beaucoup plus encore que la *syçosis*. Car, à moins que l'un de ces deux derniers miasmes ne tombe dans une plaie, faut-il au moins, pour qu'il soit communiqué, un certain degré de frottement, et des organes délicats et riches en nerfs, tels que sont ceux de la génération. La *psore*, au contraire, n'a besoin que du plus léger contact de l'épiderme, surtout chez les enfans encore dans un âge tendre. Cette funeste impressionnabilité du vice psorique, il n'est pas d'homme qui ne la possède, et dans toutes les circonstances de la vie, ce que l'on ne saurait dire des deux autres.

Malgré la crainte bien fondée qu'inspire la *psore*, on est loin pourtant encore de la croire aussi facilement, aussi généralement, aussi sûrement contagieuse, qu'elle l'est en réalité. Combien de fois le médecin qui quitte un galeux dont il a touché le pouls, ne l'a-t-il pas inoculée à ses malades! et le linge sale, seulement, qu'on lave avec du linge sale et psorique! et le gant, vingt fois essayé, avant d'être acheté! et le lit étranger, dans lequel on couche! ce linge avec lequel on s'essuye! les habits tout faits, et déjà portés, que l'on acquiert! Prenons même l'homme à sa première entrée dans le monde. Combien de fois n'arrivera-t-il pas qu'il en est vicié, en traversant les organes de sa mère, reçu dans les mains de la matrone, confié à une nourrice, porté sur les bras de sa bonne, caressé par les amis de l'enfance! Il est à tout instant exposé à contracter ce vice, le plus souvent caché sous les dehors trompeurs de la propreté. Nul privilége n'en excepte personne : l'opulence et la pauvreté, le prince et le sujet, l'ermite du Mont-Cenis, comme l'homme du monde payent un égal tribut à ce fléau général.

Dès que le miasme psorique touche une main, il cesse à l'instant même d'être local. C'est en vain qu'on lave cette main infectée, qui, néanmoins, ne présente rien d'étrange à la vue. Point d'éruption, point de démangeaison dans les premiers jours. Le nerf qui a reçu l'infection, la communique d'abord à tout le système auquel il appartient, et l'organisme se pénètre en silence du miasme, jusqu'à devenir en tout psorique. C'est alors seulement, lorsque la saturation est opérée, que la nature s'efforce d'alléger le mal latent, et de se soulager par la création d'un symptôme local, dans lequel on doit d'autant plus justement voir un vrai modérateur, que, aussi long-temps que ce symptôme reste inamovible à la peau, aussi long-temps l'organisme reste harmonieux, le vice interne et tous ses symptômes secondaires demeurant dans le sommeil, et comme enchaînés. Cet état d'incubation de la *psore* est ordinairement de six, sept, dix, jusqu'à quatorze jours, après lesquels l'infecté éprouve un peu de froid suivi, dans la nuit, d'une chaleur qui se termine par la sueur, espèce de fièvre que l'on attribue communément à un refroidissement dont la crise se manifeste par une éruption fine et déliée, qui ne tarde pas à prendre la forme de pustules sur la partie du corps qui a été le sujet de l'infection. Ces pustules causent une démangeaison voluptueuse, insupportablement agréable, qui porte au grattement, dont on ne peut s'abstenir sans éprouver une horripilation de tout le corps, mais qui laisse après lui un long sentiment de brûlure dans la partie grattée. C'est le soir et avant minuit que cette démangeaison tourmente davantage le malade.

Qui pourrait encore, après ce tableau fidèle de la

formation et du développement de cette maladie, la prendre pour une simple affection locale de la peau? N'est-il pas évident que l'éruption des pustules n'est que le complément d'une affection déjà développée dans l'organisme? car cette éruption spécifique et l'espèce de démangeaison qui l'accompagne, composent l'essence de la maladie dans son état naturel, et de tous le moins dangereux. Ces pustules, dans les premières heures de leur apparition, renferment une lymphe aqueuse qui se convertit promptement en pus, lequel remplit le sommet des pustules. Ici naît le danger plus grand de la contagion. On ne peut gratter ces pustules sans les ouvrir, et cette matière qui s'imprègne dans tout ce que le malade touche, multiplie les sources de l'infection; disons plus, ce symptôme local cutané en est le principe unique depuis sa première forme, que nous venons de décrire, jusqu'à l'ulcère, la dartre et la teigne, dans lesquels il se métamorphose; car, dès qu'une fois, soit spontanément, soit artificiellement, il a disparu de la peau, pour faire place aux symptômes secondaires de la maladie, il n'est pas, que je sache, d'exemple de possibilité d'infection, pas plus qu'on ne voit la *syphilis* communiquer ses symptômes consécutifs, ainsi que *Hunter* l'enseignait.

L'éruption psorique est-elle nouvelle et peu répandue encore sur la peau, le malade n'a pas la moindre conscience de l'existence d'une maladie intérieure; il jouit, en apparence, d'une santé parfaite, le symptôme éruptif extérieur est, en quelque sorte, le vicaire faisant les fonctions de maladie intérieure, retenant la *psore* et ses symptômes secondaires, comme je l'ai déjà souvent dit, dans un état d'impuissance et d'immobilité. Le symptôme éruptif remplit ici le même rôle que le chancre dans la *syphilis*, aussi long-temps qu'il ne quitte point sa place. C'est ce que j'eus l'occasion d'observer chez une femme qui portait aux parties de la génération un ulcère chancreux, depuis l'espace de deux ans. Il avait grandi jusqu'à gagner la largeur d'un écu, sans qu'elle eût ressenti un seul des symptômes secondaires de la *syphilis*. Il a suffi d'une dose de mercure pour faire disparaître cette affection interne déjà profonde, ensemble son symptôme local extérieur. La *psore*, à son origine, n'offre pas plus d'obstacles à la guérison. Il suffit toujours d'un remède vraiment spécifique, pour la guérir avec autant de facilité et de sûreté que de promptitude.

Mais laisse-t-on la maladie suivre son cours, sans l'attaquer intérieurement avec son spécifique, ni toucher à son symptôme extérieur; il arrive inévitablement que le désordre intérieur s'accroît, et cet accroissement nécessite absolument celui du symptôme local extérieur. Car, pour maîtriser et remplacer en quelque sorte un désordre intérieur devenu plus grand, il est de toute nécessité que le modérateur se renforce, ce que l'on remarque dans l'extension du symptôme éruptif, qui finit par embrasser toute la peau.

Néanmoins, malgré cet accroissement, la santé se maintient sous tous les autres rapports, et les symptômes de la *psore*, dont le domaine interne est fort élargi, ne cessent pas d'être maîtrisés, le symptôme local ayant étendu sa sphère dans une égale proportion. Mais quel homme, quel que soit son courage et sa force, supportera le tourment d'une démangeaison qui occupe toute la peau? On cherche, à tout prix, à s'en délivrer, et, dans l'insuffisance des moyens de l'art, on se jette dans les bras de l'empirisme, qui possède un remède à tous les maux. On est loin de soupçonner les malheurs auxquels on s'expose en repoussant au dedans le symptôme extérieur, dans l'état de saturation psorique où se trouve tout l'organisme. Les dangers de cette répulsion se mesurent moins sur la quantité de l'éruption répercutée, que sur l'ancienneté du mal intérieur, ancienneté qui lui a permis de jeter des racines profondes.

Qu'un public profane en agisse ainsi; que d'ignorans laïcs conseillent de se plonger dans l'eau froide, de se rouler sur la neige; qu'ils commandent les ventouses scarifiées, ordonnent les embrocations de la peau, et des articles avec des pommades soufrées; le désir de se délivrer du martyre de la démangeaison, et l'ignorance des suites funestes d'un pareil procédé, peuvent peut-être encore le faire excuser. Mais peut-on le pardonner à l'homme qui, par état comme par devoir, doit connaître l'étendue des maux auxquels il va donner lieu, et dont la gravité augmente en raison de la violence des moyens qu'il employe, et qu'ignore le vulgaire? Car c'est avec des purgatifs drastiques, des lotions animées de plomb, de zinc, de mercure corrosif, et surtout la combinaison des préparations mercurielles avec les graisses, qu'il se flatte d'atteindre plus rapidement son but, assurant, dès qu'il y est arrivé, qu'il ne s'agissait que de délivrer la peau d'une impureté locale. Se peut-il une contradiction plus frappante entre ce principe et les faits journellement exposés à ses yeux? Est-ce donc en vain que les anciens et les modernes nous ont offert cette multitude d'observations, où sont réfléchies les images de ces maux épouvantables, qui ont pris leur source dans des procédés égaux à ceux qu'il pratique?

Sans doute le tourment de la démangeaison est insupportable. Mais même à ce degré d'exaspération du mal, tant intérieur qu'extérieur, la guérison offre plus de facilité et de certitude, que lorsque la disparition du symptôme local a donné naissance aux symptômes secondaires, pourvu qu'elle soit tentée par un remède spécifique, c'est-à-dire, homoeopathiquement opérée. La maladie, toute grave qu'elle est, est encore dans son intégrité. Il n'est besoin d'aucun remède topique. On procédera comme on procède dans la guérison du chancre, que je n'attaque jamais, me contentant d'administrer intérieurement la meilleure préparation mercurielle, (le mercure noir oxydulé qui porte mon nom,) certain que, le vice interne une fois maîtrisé, l'ulcère chancreux disparaît avec lui, comme une dépendance nécessaire, comme un membre inséparable du corps. Telle est aussi la doctrine du professeur *Dzondi* à *Halle*, qu'il répéta chaque jour en chaire, qu'il prêche dans ses écrits.

Il est pourtant, en dépit de l'expérience des trois derniers siècles, encore un grand nombre de médecins qui ne voient dans un chancre naissant, qu'une maladie locale, qu'ils s'empressent de guérir extérieurement, pour préserver, disent-ils, l'organisme de l'infection générale, comme aussi ils croient, dans la *sycosis*, n'avoir affaire qu'à un mal extérieur, qu'ils se dépêchent de détruire par l'excision, la ligature et la cautérisation; ne se doutant pas qu'avant l'apparition de l'un et l'autre symptôme, préexistaient la *syphilis* et la *sycosis*, qu'un semblable traitement ne peut qu'irriter et aggraver, en privant ces deux vices internes de l'aboutissant qu'ils s'étaient ouvert, au grand avantage de l'organisme qui en est pacifié. Qu'on me passe la comparaison: je demande ce que deviendrait le globe terrestre, si les souverains, dans les Etats desquels se trouvent des volcans, s'avisaient tout-à-coup de faire combler leurs abîmes? N'est-ce pas par ces soupiraux que le bitume souterrain exhale ses superfluités, comme les vices dont nous parlons expulsent les produits de la dégénération de l'organisme désaccordé par eux. De part et d'autre il n'est que des tremblemens de terre, et des soulèvemens de l'économie animale à recueillir.

Une ombre de justification peut-être, peut parler encore en faveur de ceux qui ont appliqué ce faux principe à la *syphilis* et à la *sycosis*, miasmes très-nouveaux, en comparaison de la *psore*. On avait besoin des leçons de l'expérience, qui ne s'explique que depuis 300 ans. Mais n'a-t-on pas, à l'égard des deux premiers miasmes, repoussé, ridiculisé même ce que j'enseigne depuis 40 ans? La même opiniatreté est moins excusable encore relativement à la *psore*, qui, datant presque de l'origine du monde, a laissé aux hommes de l'art le temps de l'étudier et d'approfondir sa nature, d'observer sa marche et les suites funestes des traitemens auxquels on l'a soumise. C'est en vain que la nature, et l'art quelquefois, se sont exprimés sur ce qu'il fallait éviter; on n'en a pas moins continué de regarder la *psore* comme un vice local, de la traiter comme telle, et de garantir au malade ainsi guéri, qu'il n'avait plus rien à redouter. A la vérité, il est affranchi du tourment de la démangeaison, et de la présence dégoûtante de l'éruption. Mais il ne tarde pas à ressentir des incommodités jusqu'alors à lui inconnues, sur lesquelles l'homme de l'art a les yeux absolument fermés; ou, s'il les ouvre, c'est pour trouver à ces symptômes nouveaux une tout autre cause, à laquelle pourtant il doit être difficile à un homme raisonnable d'attribuer des maux dont la manifestation a souvent suivi de si près la guérison de la *psore*, qu'ils ne peuvent être que son légitime héritage.

J'ai dit, et l'expérience le confirme, que les symptômes consécutifs de la *psore* répercutée sont d'autant plus graves, que le symptôme extérieur a plus d'ancienneté, et pris plus d'accroissement à la surface; parce que cet accroissement est la mesure de celui qu'a acquis la *psore* interne, tandis que l'éruption récente et peu étendue offre moins de danger dans sa répercussion, à raison d'un développement moins avancé de la *psore* interne. Ce dernier cas est le plus commun. C'est aussi celui où l'homme de l'art est exposé le plus souvent à méconnaître la nature de la maladie qu'il traite, prenant presque toujours ces légères pustules pour toute autre chose que la *psore*, lorsque presque toujours elles sont le résultat d'une infection communiquée. Ce sont des enfans délicats, des personnes bien élevées et propres, que l'on ne suppose point avoir été exposés à la contagion.

Cependant, quelque léger que soit le développement de la *psore* interne, au moment où son éruption, également légère, disparaît ou spontanément, ou par l'effet des remèdes externes, ce que l'on peut mesurer sur le peu de gravité des symptômes secondaires qui en suivent la répercussion; la maladie psorique interne n'en conserve pas moins son caractère primitif, c'est-à-dire, que tout l'organisme n'en est pas moins psorique et incapable de se délivrer soi-même, quelle que soit la force de la constitution du sujet qui en est atteint. Abandonnée à elle-même, sans attaque de la part de la nature, la *psore* croît lentement, plus lentement, sans doute, que lorsque le symptôme externe est resté long-temps attaché à la peau; mais il n'en croît pas moins en silence, et sans donner long-temps des signes de sa présence dans l'organisme, ce qui donne aux personnes qui en sont le sujet, toutes les apparences de la santé. Des années même s'écoulent, avant que l'on aperçoive de ces symptômes marquans, auxquels on pourrait donner le nom de maladie.

Ce n'est qu'à force d'observations pendant de longues années, que je suis parvenu à saisir les signes indicateurs de la *psore* interne, encore dans un état de sommeil, ou n'étant point arrivée à ce degré qui constitue une maladie distincte; car alors elle est susceptible d'une guérison prompte et facile, tandis qu'elle offre des difficultés nombreuses et quelquefois insurmontables lorsqu'elle s'est revêtue de l'empreinte d'une maladie chronique profonde. Je vais en offrir les symptômes, qu'il sera difficile de trouver réunis chez une même personne, attendu l'extrême diversité des constitutions, variées encore par les différences de la position sociale.

Chez les enfans surtout, expulsion fréquente de vers lombricaux et d'ascarides, fourmillement insupportable à l'anus. Ballonnement fréquent du bas-ventre. Tantôt une faim insatiable, tantôt manque complet d'appétit. Pâleur de la face, relâchement des muscles du visage, proclivité à l'ophtalmie, gonflement scrophuleux des glandes du cou, sueur à la tête, le soir après s'être endormi.

L'enfance, la jeunesse, éprouvent des hémorragies nasales violentes, auxquelles l'âge mûr n'est point exposé. Ordinairement les mains sont froides, ou leur intérieur est humide de sueur; d'autres fois la paume brûle, tantôt les pieds sont froids, tantôt ils se couvrent d'une sueur fétide, et leur plante est brûlante. Engourdissement des extrémités supérieures et inférieures, pour la plus petite cause. Crampes fréquentes aux gras-de-jambes, aux muscles des bras et des mains; çà et là, en différentes parties du corps, tressaillement, oscillation douloureuse et isolée de quelques fibres musculaires; catarrhe fréquent de la membrane pituitaire, tantôt sec, tantôt humide, ou impossibilité de le contracter, au milieu des influences les plus propres à le produire, quoique le malaise soit constant et universel. Obturation chronique d'une narine ou de toutes deux; sensation désagréable de sécheresse du nez; esquinancie fréquente, rancité qui revient souvent; toussotement matinal très-court; fréquentes oppressions de poitrine; facilité à se refroidir au plus léger coup d'air, ou le corps entier, ou seulement quelques parties; tantôt c'est la tête, tantôt le cou, tantôt la poitrine; d'autres fois, c'est le bas-ventre, ou ce sont les pieds, ces diverses régions étant souvent humides de sueur. Ces refroidissemens amènent des incommodités de longue durée, tandis que les personnes qui ne sont point psoriques demeurent saines, en dépit des coups d'air et de l'humidité. Sorte d'effort, venant du porter ou du lever d'un corps léger : souvent il suffit de présenter le bras ou de l'étendre vers un objet élevé, pour donner lieu à des accidens semblables à ceux qui suivent les entorses, tels que le malaise, les nausées, le mal de tête, la perte des forces, une douleur tensive dans les muscles du cou, et ceux du dos; souvent le mal de tête d'un côté seulement, nommé migraine, ou la douleur des dents, l'un et l'autre causés par un léger trouble de l'esprit; de fréquentes bouffées de chaleur et de rougeur, mêlées d'anxiétés.

La chute fréquente des cheveux, la sécheresse du cuir chevelu, et la formation d'écailles sur la peau de la tête, disposition prochaine à l'érysipèle en diverses parties du corps. La suppression des règles, leurs irrégularités, quant au temps, et à la quantité, et à la qualité du sang, liée avec beaucoup d'incommodités physiques. Saccades des membres, au moment de s'endormir. Lassitude au réveil, après un sommeil qui n'a point restauré; sueur matinale au lit. Grande facilité à suer dans le jour pendant un doux mouvement, ou bien sécheresse de la peau imperméable à la sueur.

Blancheur, pâleur de la langue qui souvent est

gercée ; la gorge remplie de phlegmes ; la bouche puante presque constamment, surtout le matin, pendant la menstruation, comme si l'estomac était dérangé; saveur aigre à la bouche.

Le matin, nausées, sensation de vide à l'estomac, dégoût pour les alimens chauds, la viande surtout, spécialement chez les enfans.

La nuit, le matin, sécheresse de la bouche.

Tranchées du ventre, fréquentes, quelquefois continuelles, surtout chez les enfans.

Selles dures, retenues, en forme de crottes, toujours entourées de glaires, ou bien, molles diarrhoïques, aqueuses et fermentées; tumeurs hémorroïdales à l'anus, selles mêlées de sang, démangeaison à l'anus, urines obscures; dilatation des veines des jambes, espèces de varices; engelûres douloureuses, par un froid très-léger, même au milieu de l'été ; les cors des pieds sont douloureux, hors de la compression ; facilité à la fausse entorse des diverses articulations. Craquement des articulations, dans les mouvemens; douleur tensive et tiraillante, à la nuque, au dos, dans les membres, surtout aux dents, dans les temps venteux, humides, lorsque le vent du nord souffle, après un léger refroidissement ou des émotions tristes.

Renouvellement, dans le repos, d'incommodités et de douleurs, que le mouvement fait disparaître. La plupart des incommodités se renouvellent la nuit, ou augmentent; elles prennent de l'intensité, lorsque le baromètre est très-bas, à l'approche de l'hiver et du printemps. La nuit, les songes sont animés, inquiets, effrayans. La peau prend un caractère d'incurabilité. La plus légère lésion suppure, les mains, les lèvres se gercent. Disposition aux furoncles, aux panaris. La peau est rugueuse aux extrémités, même aux joues. Çà et là, la peau s'écaille, on éprouve à cette place une démangeaison agréable, suivie du sentiment de la brûlure. Il s'y forme une pustule qui se convertit en pus, à son sommet.

Atteint d'un ou de plusieurs de ces symptômes, l'homme ne s'en croit pas moins en possession de la santé, et ses entours le voient ainsi. En effet, la jeunesse, l'âge mûr, celui de la force, en dépit de ce vice interne, n'en éprouvent aucun échec sensible, pourvu toutefois que la vie ne soit troublée par aucun événement fâcheux, tels que le sentiment du besoin, les soucis graves, les chagrins cuisans. La condition la plus favorable est la disposition naturelle de l'ame à la douceur, à la patience, au contentement; à tous ces titres, la *psore* interne dont quelques-uns des symptômes décrits décèlent l'existence aux yeux d'un connaisseur, peut sommeiller dans les profondeurs de l'organisme, abritée des influences propres à sa conversion en une maladie chronique.

Cependant, même sous ces conditions propices, on avance en âge; la vie la mieux réglée n'est point exempte d'imprudences, de fautes même. C'est une infraction au régime, un refroidissement, une contrariété qui donne de l'humeur. On est étonné d'essuyer une maladie, de subir des souffrances qui ne sont point en rapport avec la cause occasionnelle légère qui les a déterminées ; on ne peut comprendre qu'il en résulte une colique violente, une inflammation de la gorge, de la poitrine, une érysipèle, la fièvre; enfin, tous accidens disproportionnés avec la cause du mal, et que ramène plus ou moins constamment le retour du printemps, celui de l'automne, et son passage à l'hiver. Mais que la personne jeune ou vieille, atteinte de la *psore*, sorte de ces conditions favorables au maintien de la santé, que l'organisme soit ébranlé par une épidémie régnante, que ce soit une fièvre, une maladie aiguë contagieuse, telle que la variole, la rougeole, la coqueluche, la fièvre scarlatine, la fièvre pourprée, ou bien une chute, un coup, une blessure, une brûlure grave, la fracture d'un membre, une couche laborieuse, tous accidens qui l'alitent et ruinent ses forces, joignez à ces événemens la possibilité de la perte de la fortune, de l'aisance, un chagrin profond, causé par la perte d'une personne chère, alors on voit la *psore* sortir de son sommeil, par la manifestation de symptômes nouveaux qui viennent s'unir à ceux de la *psore* latente, et dont l'apparition signale la formation d'une de ces maladies chroniques qu'on n'a pu dénommer jusqu'ici, et qui s'appelle maladie psorique, laquelle croît, se développe sans relâche, et atteint promptement un degré dangereux de gravité, si d'autres conditions plus propices ne viennent forcer la *psore* de rentrer dans ses anciennes limites. Néanmoins, dans la supposition de ces conditions propices, le malade ne peut se livrer à l'espoir d'obtenir une véritable guérison ; les traitemens en usage, tels que les bains, le mercure, l'hydrosciame, la cure par inanition, et tant d'autres moyens empruntés de la mode, n'étant propres qu'à aggraver le mal, et à accélérer la mort, terme de tous ces maux incurables pour la médecine ordinaire.

Il m'est permis de parler ainsi, lorsque j'ai vu des malades qui avaient été assez heureux pour recevoir à la suite d'une maladie aiguë, née de l'une des causes énumérées, une nouvelle éruption psorique, déclarés, par leurs médecins, atteints de mauvais sucs sortis des profondeurs du corps, et réclamant un traitement dépuratif, sans qu'aucun d'eux se doutât de la véritable origine de ce nouveau mal. Cependant on n'a pas entendu dire encore que la *psore* s'engendre d'elle-même, pas plus que la variole, la rougeole, la vaccine, la verrue et le chancre ne se reproduisent sans une infection préliminaire.

Je le répète encore, dussé-je engendrer la satiété, la *psore* interne est d'une nature si étrange, qu'elle peut, lorsque tout la favorise, demeurer cachée et immobile, et laisser à l'homme qui la renferme, toutes les apparences, et en quelque sorte la réalité de la santé pendant de longues années, jusqu'à ce que des situations défavorables au corps ou à l'esprit la tirent de son assoupissement, et disposent son germe au développement. Alors on voit la santé éprouver un échec, que ni le médecin, ni le malade ne peuvent s'expliquer; on voit éclater un état maladif dont on ne peut découvrir la source, état que l'art améliore, fait disparaître même, mais dont le retour fréquent, que n'a favorisé aucune faute, prouve assez qu'on ignore entièrement son principe. A ces récidives, on oppose de nouveaux traitemens qui sont, ou inefficaces, ou qui, s'ils réussissent, n'ont fait disparaître la maladie que pour lui en substituer une autre. Je vais en offrir au lecteur quelques exemples.

Une jeune femme bien portante, à la gale près qu'elle eut dans son enfance, a le malheur, dans le troisième mois de sa grossesse, d'être versée d'une voiture; l'épouvante est suivie d'un accouchement prématuré, accompagné d'une hémorragie utérine qui l'affaiblit considérablement. Cependant elle se rétablit au bout de quelques semaines, en vertu de sa robuste jeunesse. Mais tout-à-coup elle apprend qu'une sœur chérie, éloignée d'elle, est dangereusement malade, ce qui suffit pour la rejeter dans tous les accidens dont elle venait de sortir, auxquels se joignirent bientôt des crampes et maux de nerfs, qui constituèrent une maladie grave. Cependant cette sœur se rétablit, la malade en est instruite, elle a même le plaisir de la revoir en parfaite santé; mais la maladie n'en continue pas moins, et si quelque amélioration paraît, c'est pour un temps très-court.

Sans cause évidente, les accidens reparaissent. C'est une nouvelle couche, quoique très-heureuse, c'est un vent orageux qui les ramène ou qui en développe de nouveaux, plus graves encore. Enfin il s'établit, nonobstant la suite des causes occasionnelles, en dépit de conditions les plus favorables au rétablissement de la santé, une maladie chronique grave, profonde, dont on ne peut se rendre compte qu'en revenant sur la vie antérieure, où l'on retrouve le vice caché auquel ces événemens ont donné du développement.

Un négociant, homme robuste et plein de santé, à quelques signes près de la *psore* interne, reconnaissable seulement pour un observateur; est précipité dans des malheurs qui entraînent la perte de sa fortune, et par suite dans une banqueroute. Il en contracte une maladie grave, qui continue, en dépit de la restauration de sa fortune, opérée par une riche succession et le gain d'un gros lot à la loterie. Elle s'aggrave même d'année en année, malgré tous les traitemens médicaux, malgré l'usage des eaux minérales les plus renommées.

Une jeune demoiselle, regardée comme très-saine, si l'on excepte les signes de la *psore* interne, forcée de se marier contrairement à ses affections, tombe malade. Aucun traitement ne peut soulager son mal, qui s'aggrave de jour en jour. Sur ces entrefaites, elle est délivrée par la mort du mari, qui avait causé tous ses maux. Elle reprend, ainsi que ses parens et amis, l'espoir de se rétablir et d'être plus heureuse, la cause de sa maladie ayant disparu. En effet, son état physique s'améliore. Mais, ce à quoi on ne devait pas s'attendre chez une personne dans la force de l'âge, elle reste valétudinaire. Ce n'est que pour quelque temps que ses incommodités la quittent; elles reparaissent sans aucune cause occasionnelle visible, s'accroissent même avec le temps, et redoutent surtout le changement des saisons.

Une personne honnête, malgré son innocence, tombe entre les mains de la justice criminelle. Sa santé qui, si l'on en excepte les signes de la *psore*, paraissait parfaite, se dérange. Elle est atteinte, pendant quelque mois que dura sa captivité, de divers accidens morbifiques. Son innocence est enfin reconnue, et la justice la plus éclatante est rendue à sa réputation. On devait espérer que cet heureux événement, en lui donnant une nouvelle vie, mettrait un terme à ses douleurs; il n'en est rien, sa maladie chronique continue, en offrant de temps en temps des relâches plus ou moins longs. C'est en hiver surtout que les paroxismes ont plus de violence.

Est-il maintenant déraisonnable de penser que si les événemens qui ont amené les maladies ci-dessus décrites, en étaient le véritable fondement, ces maladies auraient dû entrer en voie de guérison, après le changement en mieux de la situation extérieure du malade? Si cela n'arrive pas, c'est qu'il ne faut voir en eux qu'une force impulsive, donnant l'éveil à des causes, inertes dans les habitudes d'une vie sage et uniforme; force dont l'impulsion serait stérile, sans la présence de ces causes, comme on frapperait en vain de l'acier une pierre qui ne renfermerait pas la matière du feu.

On reconnaît le réveil de la *psore* interne, à l'accroissement des symptômes qui la signalent dans son état de sommeil, puis à la manifestation d'une infinité d'autres, qui varient en raison de la variété des constitutions et des modifications qui leur ont été imprimées par l'éducation, les habitudes, le régime, les positions sociales et la moralité individuelle. Ces symptômes, que je nommerai *secondaires*, sont innombrables. Je les ai tirés de mes propres observations sur les malades que j'ai traités avec succès. Je m'étais assuré d'avance qu'ils étaient étrangers à la *syphilis* et à la *sycosis*, conséquemment qu'ils ne pouvaient appartenir qu'à la *psore*. En voici l'exposition : je ne dois pas oublier de faire remarquer qu'on les trouvera quelquefois en opposition les uns avec les autres, ce qu'il faut attribuer à la différence de l'habitude du corps au moment où la *psore* interne vient à éclater, et cela ne peut former d'obstacle à la guérison.

Vertiges, on chancèle en marchant; vertiges, tout tourne, si l'on ferme les yeux, et l'on prend envie de vomir; vertiges, si l'on se tourne avec vivacité, on est exposé à tomber; vertiges, venant d'une saccade de la tête, qui ôte pour un moment la pensée; vertiges, accompagnés de beaucoup de renvois; vertiges, soit qu'on regarde au-dessus ou au-dessous de soi; vertiges, en marchant dans la plaine; vertiges, les objets et soi-même, tout paraît tantôt trop grand, tantôt trop petit; vertiges, qui mènent à la défaillance; trouble de l'esprit, qui n'est propre ni à la pensée ni à aucun travail; défaut d'empire sur ses pensées, avec l'air de penser on ne pense à rien; l'air libre donne de l'obscurité dans l'esprit; ascension du sang vers la tête, qui trouble l'esprit, donne de l'angoisse et de l'horreur pour le travail; chaleur à la tête et à la face, accompagnée souvent de froid aux pieds et aux mains; pression avec sentiment de froid au sommet de la tête, accompagnée d'angoisses; mal de tête sourd, le matin au réveil ou après midi, dans la marche et en parlant haut.

A certaines périodes, tantôt tous les 28 jours, tantôt chaque 14 jours seulement, mal de tête latéral, plus ordinairement à la nouvelle ou à la pleine lune, après un mouvement d'humeur ou un refroidissement; c'est une douleur, ou comprimante ou perforante, à la partie supérieure de la tête ou au dessus d'un œil. A ces accidens il n'est pas rare qu'il se joigne de l'anxiété, surtout au bas-ventre, de la constipation ou des selles fréquentes, en petite quantité, accompagnées de malaise, de la pesanteur dans les membres, du tremblement, de l'exaltation du système sensible et irritable ; la lumière blesse les yeux, qui se gonflent et pleurent; les pieds sont froids, le nez est fermé par le catarrhe; on sent du froid, tantôt une chaleur fugitive ; l'estomac se soulève, on vomit ; d'autres fois l'on est assoupi ou l'on se jette de tous côtés, plein d'anxiétés. Ces paroxysmes durent de douze, quatorze à vingt-quatre heures. On en sort brisé, triste, avec un sentiment de détente de tout le corps, et leur retour s'annonce par un sommeil agité, des saccades et réveils en sursaut, des songes effrayans, des grincemens de dents dans le sommeil, et une susceptibilité extrême de la peur au moindre bruit.

Douleur de tête quotidienne, à une certaine heure du jour; une des tempes, par exemple, éprouve des élancemens, quelquefois du gonflement, avec larmoiement de l'œil du même côté.

Accès de douleur pulsative à la tête, au front, par exemple, accompagnée de mal de cœur, et de vomissemens, qui durent tout le jour, et revient chaque deux semaines; douleur de tête, dans laquelle il semble que le crâne va s'ouvrir; à la tête, tressaillemens douloureux, qui partent de la nuque, passent sur l'occiput, se rendent au front et s'étendent jusques sur la face qui en est gonflée; on ne saurait toucher la tête sans y ressentir de la douleur et des nausées; coups subits dans la tête, qui passent par les oreilles, pendant la marche et le mouvement. Après le repas, élancemens douloureux dans la tête, qui se rendent aux oreilles, la vue en est intérieurement obscurcie ; le cuir chevelu est écailleux avec ou sans démangeaison ; éruption dans le cuir chevelu ; teigne, de mauvais caractère, avec plus ou moins de croûtes, et des élancemens douloureux aux endroits qui veulent suppurer ; les parties humides démangent fortement ; toute la tête est sensible à l'air frais, et les glandes du cou sont durement gonflées ; dessèchement des cheveux, chute des cheveux, le front et le sommet deviennent chauves ; tumeurs douloureuses, semblables à des boules, dans le cuir chevelu ; elles passent, reviennent et quelquefois suppurent. Sensation de resserrement à la peau de la tête et de la face ; dans le premier sommeil, pâleur de la face ; les yeux sont cernés de bleu, la face rougit et s'échauffe fréquemment ; alors on sent de la faiblesse, de l'anxiété, et de la sueur à la moitié supérieure du corps ; les yeux se troublent, l'humeur devient chagrine, la tête paraît remplie et les tempes brûlent ; le teint est jaune ou couleur de terre ; érysipèle à la face, quelquefois accompagné d'une forte fièvre, et de l'éruption de pustules aqueuses avec brûlure, démangeaison, élancemens ; il s'y forme des croûtes.

Le soir, pression sur les yeux, qui oblige de les fermer ; on ne peut regarder long-temps un objet sans qu'il paraisse se mouvoir. Le matin, on ne peut long-temps ouvrir les paupières, qui sont comme paralysées, ou contractées ; sensibilité extrême des yeux à la lumière, la douleur oblige de les fermer, ils sont plus ou moins enflammés ; sensation de froid dans les yeux, chassie de l'angle des yeux, les tarses sont couverts de croûtes sèches ; ophtalmies de diverses formes ; fistule lacrymale ; le tour des yeux est jaune, ainsi que la conjonctive ; taches non transparentes de la cornée, sans avoir été précédées d'ophtalmie ; cataracte ; les yeux louchent ; presbytie, on ne voit que de loin ; myopie, on aperçoit les objets les plus insensibles ; fausseté de la vue, qui double les objets au grand jour ; passage de points noirs devant les yeux ; à certains temps on ne voit plus que comme au travers d'un brouillard ; cécité nocturne ; on ne voit que dans le jour ; vers le soir la vue est éteinte, d'autres fois c'est le jour que l'on ne voit rien, tandis que l'on distingue les objets dans l'obscurité ; goutte sereine successive, on finit par la cécité absolue.

La face est douloureuse, tantôt aux muscles, tantôt aux os des joues ; d'autres fois c'est la mâchoire inférieure, si l'on y touche ; en parlant, en mâchant, il semble que ces parties sont ulcérées ; on y éprouve aussi des crampes et des élancemens ; et il s'y forme des tumeurs.

Sensibilité exaltée de l'ouïe, on ne peut entendre le son d'une cloche, sans tremblement ; le bruit d'un tambour donne des convulsions, et certains sons causent de la douleur dans les oreilles ; à la marche en air libre, les oreilles élancent ; démangeaison, fourmillement dans les oreilles ; l'oreille est sèche, contient des croûtes et point de cérumen. Ecoulement par les oreilles d'une matière purulente infecte ; pulsations dans les oreilles ; bruits d'espèces différentes dans les oreilles ; surdité qui arrive successivement avec ou sans bruit, dont le degré varie suivant les variations de l'air. Gonflement des parotides avec douleur lancinante.

Hémorragie nasale, plus ou moins forte, plus ou moins fréquente; obstruction des fosses nasales; souvent on n'en éprouve que le sentiment, l'air pouvant être respiré par le nez ; sensation de sécheresse des narines, diminution, perte de l'odorat, fausseté de l'odorat, exaltation du sens de l'odorat ; le nez forme des croûtes, suppure, est plein de phlegmes épais, en forme de cylindres ; gonflement, rougeur du nez, surtout vers sa pointe, périodique, ou constante.

Sous le nez, à la lèvre supérieure, croûtes permanentes, ou bien boutons accompagnés de démangeaison ; pâleur du bord interne des lèvres, il est sec, s'écaille, se gerce ; enflure des lèvres, de la supérieure surtout, avec écoulement d'une lymphe âcre par le nez ; elles se boutonnent, il y vient de petits ulcères ; éruption dans les poils de la barbe, avec démangeaison, gonflement des glandes maxillaires, elles suppurent longuement; enflure des glandes latérales du cou.

Saignement des gencives, au plus léger attouchement, démangeaison rongeante aux gencives; gonflement douloureux des gencives, qui sont blanches ; les gencives disparaissent, laissant les racines à découvert ; grincemens des dents pendant le sommeil ; douleurs nocturnes des dents ; on ne peut rester au lit.

Pustules douloureuses à la langue, qui s'ulcère ; blancheur, rudesse de la langue, elle est sèche, gercée ; sentiment de sécheresse de la langue, malgré son humidité, bégaiement, et quelquefois impuissance de la parole.

L'intérieur de la bouche est semé de pustules douloureuses et de petites ulcérations. Sensation de sécheresse de tout l'intérieur de la bouche, ou de quelques parties seulement, ou quelquefois profondément dans le gosier ; cela arrive surtout la nuit, ou le matin, sans soif ; quand cette sécheresse est portée à un haut degré, elle est accompagnée de douleurs lancinantes, en avalant. Sensation de brûlure à la gorge, salivation continuelle en parlant ; le matin surtout, plénitude du gosier par des phlegmes, qu'il faut arracher continuellement ; phlogose et gonflement fréquent des organes de la déglutition.

Goût pâteux à la bouche, amertume de la bouche, plus souvent le matin ; saveur acide, surtout après le repas, malgré la bonne qualité des alimens. Saveur de pourriture à la bouche, l'haleine a l'odeur du vieux fromage, quelquefois du chou aigre, gâté.

Renvois qui rapportent le goût des alimens, deux heures après le repas ; renvois d'air pur, sonores, continuels, le jour et fréquemment la nuit ;

renvois qui ne peuvent s'accomplir, et qui causent des crampes dans le gosier; renvois acides, tantôt à jeûn, tantôt après avoir mangé, surtout du lait; renvois qui portent au vomissement; renvois empyreumatiques, après des alimens gras; renvois d'œufs pourris, le matin spécialement; renvois avant de manger, avec une espèce de faim comme dans le soda, plus ou moins fréquens, avec sensation de brûlure à la poitrine; après le déjeûner et lorsqu'on se meut, salivation abondante; l'eau coule de la bouche, après avoir éprouvé une douleur tournoyante dans l'estomac; on est tout près de la défaillance, quelquefois le vomissement s'établit, et l'on rend un liquide corrosif.

Ces accidens arrivent après avoir mangé des alimens pâteux, venteux et des fruits confits. Réveil dans une partie du corps, des symptômes dominans, après l'usage des fruits crûs, surtout des alimens acidules, tels que la salade.

Le matin de bonne heure, nausées, vomissemens, aussitôt après être sorti du lit, que le mouvement diminue; nausées après les alimens gras et le lait; vomissement de sang; hoquet, après le manger et le boire; sentiment fréquent de vide, de jeûne dans l'estomac ou le bas-ventre, accompagné de salivation abondante.

Faim canine, spécialement le matin; si l'on ne mange de suite on se trouve mal, faible, tremblant; faim canine, accompagnée de beaucoup de borborygmes ; appétit sans faim réelle ; on a envie d'avaler toutes sortes de choses, sans que l'estomac en sente le besoin ; espèce de faim ; dès que l'on veut la satisfaire, la satiété se fait aussitôt sentir ; dès que l'on veut manger, la poitrine est pleine et le gosier rempli de glaires ; défaut d'appétit, mais un tiraillement dans l'estomac oblige à manger ; répugnance pour les alimens cuits, la viande surtout ; on n'a de goût que pour le pain noir beurré et les pommes de terre, cela est encore plus vrai de l'enfance et de la jeunesse ; le matin de bonne heure soif vive, l'épigastre est gonflé et sensible au toucher ; sensation de froid au creux de l'estomac ; poids à l'épigastre comme d'une pierre, il est contracté comme dans la crampe ; battemens, pulsations à l'estomac, même à jeûn ; crampe de l'estomac, resserrement subit de l'estomac après les boissons froides, il se prend de crampe ; l'estomac est douloureux, comme s'il était blessé, même après les alimens les plus sains ; poids à l'estomac, même à jeûn, surtout après avoir mangé ; on ne peut manger de fruits, de légumes, de pain noir, de choses aigrelettes, qui causent, ou la colique, ou de la douleur aux mâchoires, ou des tiraillemens dans les dents, et remplissent le gosier de glaires.

Pendant le repas, la tête s'obscurcit, devient vertigineuse, on est prêt à tomber ; pour peu que l'on soupe, on a de la chaleur dans la nuit, et le lendemain de la lassitude et de la constipation ;

après le repas, anxiétés, sueurs d'expression; il s'élève çà et là des douleurs, ce sont des élancemens dans les lèvres, du bouleversement dans le bas-ventre, de la pression dans la poitrine, de la pesanteur au dos et aux reins, qui produisent la nausée. Ces accidens cessent, dès que le vomissement peut avoir lieu; chez quelques personnes, ils sont si violens, qu'elles se sentent portées à s'étrangler; sueur, dès que l'on commence à manger; immédiatement après avoir mangé, vomissemens; après le repas, sensation de brûlure au gosier, ou ballonnemens du bas-ventre, lassitude, envie de dormir, d'autres fois ivresse, douleur de tête; soulagement de beaucoup de symptômes, dès que l'on a mangé.

Amas de vents dans les intestins, dont la rétention trouble l'esprit et le corps; refoulement des vents vers les parties supérieures, d'où suivent des renvois, du soda et des vomissemens; la nuit et le jour, les hypocondres sont douloureux, soit qu'on se meuve, soit qu'on y touche, et même dans le repas; sous les fausses côtes, dans les flancs, resserrement douloureux; tranchées flatueuses, le bas-ventre est comme plein, les vents arqueboutent contre le diaphragme; douleur de ventre quotidienne, chez les enfans surtout le matin plus souvent qu'à toute autre heure du jour, quelquefois jour et nuit; tranchées sans dévoiement, tranchées d'un côté du ventre seulement, jusques dans l'aine; elles s'étendent quelquefois jusques dans le rectum et la partie supérieure des cuisses.

Sensation de vide dans le bas-ventre, même après avoir mangé; elle alterne avec le resserrement douloureux de cette région. Après quelques jours de constipation, on éprouve un sentiment de contraction qui part de l'épine, embrasse le bas-ventre et passe sous l'estomac, elle donne la sensation d'une ligature; douleur au foie, quand on touche à cette région; tension et pression aux hypocondres, qui gênent la respiration et aigrissent l'humeur; élancemens à la région du foie, quand on se baisse avec vivacité; hépatitis; poids comme d'une pierre dans le bas-ventre, qui se fait sentir aussi dans l'épigastre, et soulève l'estomac; dureté du bas-ventre; crampes des intestins, avec sensation de froid dans un des côtés du bas-ventre; borborygmes sonores du bas-ventre; crampes de l'utérus, dans lesquelles le ventre se gonfle, sans contenir de flatuosités; pression du bas-ventre vers les parties génitales, il semble que l'utérus veuille se renverser; cet état est suivi de lassitude dans les membres, qui s'engourdissent; on tombe dans les baillemens, les pendiculations; formation des hernies inguinales; si l'on parle, si l'on chante, l'aine est douloureuse; gonflement douloureux des glandes de l'aine, qui passent quelquefois à la suppuration.

Constipation, la selle retarde de plusieurs jours, mais on éprouve souvent le besoin de la rendre, sans pouvoir le satisfaire ; selle dure, brûlée, en forme de crottes, enveloppées de glaires, quelquefois sanguinolentes ; selle dont la première partie est dure, difficile, et la seconde diarrhoïque ; selles tantôt grises, tantôt vertes, toujours visqueuses, et d'une odeur acide infecte, tranchées au rectum pendant l'évacuation ; selles diarrhoïques, plusieurs semaines, plusieurs mois, plusieurs années ; elles sont ordinairement précédées de borborygmes, de fermentation dans le bas-ventre, spécialement le matin ; dévoiement de plusieurs jours, accompagné de tranchées qui récidivent souvent ; affaiblissement momentané, mais remarquable, après une selle molle et abondante, on le ressent spécialement à l'épigastre, avec anxiétés, sensation de froid au bas-ventre ou dans le dos ; hémorroïdes saillantes à l'anus, avec ou sans douleur, et suintement d'une humidité visqueuse ; hémorroïdes fluantes, surtout pendant l'évacuation, avec douleurs vives qui se prolongent après la selle ; fistules à l'anus, communes aux personnes dont le régime est échauffant, qui abusent des spiritueux, des laxatifs et des plaisirs de l'amour ; pendant l'hémorragie par l'anus, fermentation sanguine dans tout le corps, et courte haleine.

Anxiétés, affaiblissement pendant l'émission des urines, dont la quantité est surabondante, le diabétès, ordinairement mortel, ne reconnaît d'autre cause que le vice psorique interne ; rétention douloureuse des urines, dans l'enfance et la vieillesse; impuissance d'uriner, lorsque l'on est pénétré par le froid; ballonnement du bas-ventre, qui empêche de pouvoir uriner; resserrement de l'urèthre sur plusieurs points, le matin spécialement; le jet de l'urine est semblable à un fil, on urine par jets distincts, interrompus par des pauses, parce que le col de la vessie est affecté de crampes; inflammation chronique de la vessie, fistules de cet organe provenant du rétrécissement de l'urèthre, où la *sycosis* est quelquefois compliquée avec la *psore*; pression sur la vessie, qui force à uriner tout de suite après avoir bu; incontinence d'urine causée par une pression sur la vessie; elle a lieu dans la marche, l'éternuement, la toux, le rire; la nuit, besoin fréquent d'uriner, les urines s'écoulent involontairement dans le sommeil; après avoir uriné, l'urine s'échappe encore goutte à goutte.

Diabétès, avec amaigrissement, perte des forces; soif ardente, sensation brûlante à l'urèthre et au col de la vessie, en urinant; odeur volatile des urines; de temps à autre, passage de graviers rouges en urinant, prompt dépôt des urines après les avoir rendues; les urines sont déjà troubles en les rendant; urines sombres, brunes, noirâtres: urines sanguinolentes, quelquefois pissement de sang.

Ecoulement de la liqueur prostatique, après avoir uriné, mais surtout après une selle un peu sèche;

quelquefois il est continuel, quoique très-peu abondant; pollutions nocturnes fréquentes, suivies d'affaiblissement. La plus légère excitation donne une pollution, sans aucune érection, dans le jour; érections fréquentes, durables, douloureuses, sans émission de semence. Impossibilité d'éjaculer, dans le coït même prolongé, malgré une forte érection. La nuit, sans érection, pollution abondante. Elle est suivie de mal de tête, de faiblesse de la pensée et de l'imagination, du défaut de mémoire, de l'abattement général; souvent la vue s'obscurcit, la digestion est vicieuse, le ventre se serre, et le sang se porte à la tête, à l'anus.

Varicocèle; hydrocèle. Impuissance d'une érection complète, malgré les plus voluptueuses excitations; relâchement du scrotum, qui ne se rapproche point du pubis; démangeaison, éruptions, croûtes à la peau du scrotum. Gonflement d'un ou deux testicules, ils se durcissent; d'autres fois ils se rapetissent et se sèchent; gonflement, endurcissement des glandes prostates; tiraillemens douloureux aux testicules et aux cordons spermatiques. Absence des désirs vénériens chez les deux sexes; fréquente ou continuelle inaptitude des organes de la génération, le corps du pénis est grêle, lâche, plus petit que le gland, sans chaleur, et de couleur bleue, ou blanche; chez la femme, les nymphes sans érection, grêles et lâches, et le vagin insensible. Satyriasis, nymphomanie, fureur utérine, chez des personnes faibles, mal colorées et malades.

Impuissance, stérilité, sans aucun vice de conformation des organes génitaux.

Irrégularité de la menstruation sous le rapport de sa qualité, de sa quantité, et de la distance des époques. Sa durée est ou trop longue ou trop courte, accompagnée de diverses incommodités ; sa cessation complète précède toujours l'âge de 48 à 50 ans, et n'a jamais lieu sans accidens. Chez les jeunes filles, les règles cessent de paraître, et la chlorose commence. Tantôt les règles paraissent un seul jour, souvent quelques heures seulement; tantôt leur cours est de 5, 6, 8 jours, mais quelques momens dans la journée et la nuit. Retour des règles tous les 14 jours. Hémorragie utérine presque continuelle. Règles formées d'un sang aqueux et pâle; d'autres fois d'un sang brun, et sous forme de caillots. Sang menstruel d'une odeur infecte; période menstruelle, accompagnée de défaillances; de douleurs lancinantes à la tête, au dos et au ventre; on est forcé de se coucher, on vomit. Fleurs blanches qui paraissent avant ou après les règles, ou durant tout l'intervalle d'une période à l'autre; la menstruation en est diminuée. Quelquefois remplacée par elles, elle est ou laiteuse ou glaireuse, d'une qualité bénigne ou acrimonieuse, et quelquefois d'une odeur insupportable. Les fleurs blanches, surtout celles d'un mauvais caractère, sont accompagnées de démangeaison à la vulve et au vagin, d'excoriations aux grandes lèvres, à la partie supérieure interne des cuisses, surtout dans la marche. Ecoulemens ichoreux; douleurs aux reins, au bas de l'épine, d'où part un mouvement de pression vers les organes génitaux qui semblent vouloir sortir du bas-ventre. Le balonnement de l'hypogastre accompagne ces accidens, qui annoncent la formation d'un cancer utérin, dont la *psore* interne est l'origine. Avortemens. Dans la grossesse, lassitude extrême, nausées, vomissemens, défaillances, gonflement des veines, symptômes hystériques de tout genre.

Enchifrènement. Dès que l'on va à l'air libre, le catarrhe est humide ; à la chambre, le nez est sec. Enchifrènement fréquent, quelquefois continuel. Catarrhe humide au plus léger refroidissement, dans la mauvaise saison, et lorsque l'atmosphère est humide. Catarrhe nasal humide et continuel ; menace continuelle de catarrhe, qui ne peut s'effectuer. Parle-t-on un peu, la voix devient rauque, on est obligé de toussoter pour l'éclaircir. Au plus léger froid, on perd la voix ; raucité de voix, catarrhe pectoral, avec gêne de la poitrine.

Toux, fourmillement, irritation au gosier. On tousse jusqu'à suer de la face et des mains, le matin ou le soir, toux qui ne s'arrête que lorsque le vomissement a lieu ; toux qui saisit dès que l'on est couché la tête basse ; toux qui réveille après un sommeil très-court ; toux nocturne. Immédiatement après le réveil, toux opiniâtre ; toux immédiatement après avoir mangé ; on ne saurait respirer profondement sans tousser. Toux qui déchire la poitrine, et quelquefois cause des points dans la poitrine ou les côtés du ventre. Toux sèche ; toux qui produit des crachats purulens, et quelquefois sanguinolens. Consomption pituiteuse, causée par une expectoration muqueuse continuelle ; accès de toux convulsive ; on veut tousser, on ne le peut pas ; on suffoque, la face bleuit et se gonfle, le gosier se resserre, au point qu'on ne peut avaler une goutte d'eau ; enfin, après huit ou dix-huit minutes de cet état, des renvois se font jour, et la crampe de poitrine cesse.

Faux points de côté, sans aucun mouvement fébrile ; on ne peut tousser, sans une vive douleur ; dans la marche, douleur à la poitrine, il semble qu'elle veuille s'ouvrir ; tousse-t-on, inspire-t-on profondément, la poitrine est prise de points de côté, avec une chaleur générale, et vive oppression, douleur de tête et crachement de sang. Cauchemar ; on s'éveille après un songe effrayant, sans pouvoir ni remuer ni parler ; chaque effort pour faire un mouvement, cause de violentes douleurs ; de tels accès sont communs aux personnes qui ne prennent pas l'air dans le jour. Veut-on marcher, la respiration manque ; on ne peut faire un pas sans ressentir des élancemens dans la poitrine ; la respiration s'arrête au seul mouvement des bras.

Paroxysmes suffocans, spécialement la nuit ; le malade est forcé de s'asseoir, même de sortir du lit ; il cherche l'air, et debout et courbé, il s'appuye sur ses mains ; son cœur bat fortement ; enfin, les baillemens, les renvois viennent à son secours ; la crampe pectorale se dissipe. Battemens de cœur accompagnés d'anxiétés, surtout la nuit ; oppression forte de la poitrine. La respiration est sifflante, on ne peut se mouvoir sans tousser et sentir de l'oppression, ni aller à l'air libre sans perdre haleine ; accès d'oppression de la durée de plusieurs semaines.

Atrophie des mamelles, érysipèle à un des seins. Pendant l'allaitement, gonflement, endurcissement d'une glande mammaire, avec douleur lancinante, éruption, démangeaison, croûtes, suintement aux mamelons.

Douleur tensive, tiraillante et déchirante au cou, au dos et aux reins ; pression entre les épaules ; douleurs rhumatismales dans les muscles et les articulations ; tiraillement le long du périoste, et dans les canaux médullaires des os ; on n'ose toucher ces parties où l'attouchement fait sentir une douleur de blessure. Elancemens dans les doigts, dans les orteils, qui se convertissent quelquefois en douleurs tranchantes ; sensation de brûlure à la plante des pieds.

Dans les articulations, sorte de tiraillement, ressemblant à l'arrachement du périoste, accompagné de chaleur, de rougeur et de gonflement ; on ne peut y toucher, ni les exposer à l'air sans éprouver une vive douleur qui ressemble à la goutte, tantôt aux mains, tantôt aux pieds, tantôt aux genoux ; ils s'exaspèrent ou la nuit ou le jour; l'inflammation tombée, il reste de la douleur, de la faiblesse dans le membre, que le toucher et la marche augmentent et qui s'engourdit. Roideur des articulations: leurs ligamens semblent être trop courts; on ne saurait mouvoir les articulations sans éprouver une douleur semblable à celle des fractures. Craquement des articulations dans le mouvement. Disposition prochaine des articulations à la luxation, surtout aux pieds, à la main et au pouce.

Disposition prochaine à se faire du mal au plus léger effort de la puissance musculaire ; un léger travail des mains, le lever des bras pour saisir quelque chose qui n'est pas très-élevé, le soulever d'un petit fardeau, se retourner vivement, suffisent pour développer des accidens auxquels une personne non psorique n'est jamais exposée, tels que les nausées, la défaillance, des maux de nerfs, la fièvre, le crachement de sang, une douleur au sommet de la tête, que l'on ne saurait toucher, ou bien des douleurs de reins, des élancemens dans l'utérus, dans les côtes, entre les épaules; la gêne de la respiration, une raideur de la nuque, de l'épine, et des spasmes épigastriques qui s'expriment par des renvois. Il n'est pas rare de voir pratiquer le mesmérisme par l'homme des champs, pour soulager de semblables douleurs. C'est toujours une femme qui est chargée de frictionner les membres douloureux. Elle passe le pouce le long de l'épine, puis du milieu du dos vers les aisselles, ce qui, quelquefois, devient salutaire.

Ramollissement des os, contorsion de la colonne épinière, gibbosité, courbure vicieuse des fémurs et des tibias; maladie anglaise, rachitis. Sensibilité douloureuse de la peau, des muscles et du périoste, à la plus légère compression de ces organes. Se heurte-t-on légèrement, il en résulte une douleur vive et longue; les parties sur lesquelles on est couché deviennent douloureuses, ainsi que les fesses et les cuisses, quand celles-ci sont croisées; un léger coup de la main sur les cuisses suffit pour produire de la douleur.

Douleur insupportable à la peau, aux muscles et au périoste d'une partie du corps, dans le mouvement de cette partie ou d'une toute autre éloignée, comme par exemple, l'aisselle, ou au côté du col, pendant qu'on écrit, tandis que l'action de scier avec cette même main, ne cause aucun mal. Il arrive aussi que l'action de parler, un mouvement de la bouche produisent de la douleur dans les parties voisines, qu'on ne peut toucher sans douleur, comme les joues, les lèvres. Cette douleur est tantôt brûlante, tantôt piquante, quelquefois insupportable, et prend, à la face, le caractère du tic douloureux.

Perte du tact de la peau, insensibilité des muscles de quelques parties ou membres du corps; cet état est périodique ou permanent. Engourdissement de quelques doigts de la main, d'un pied; ces rganes semblent privés de sang, sont pâles, insensibles, comme morts, pendant des heures entières, surtout à l'air frais. Une friction avec un morceau de zinc les soulage palliativement. Fourmillemens, élancemens dans les bras, les jambes, ou toute autre partie, mais surtout à l'extrémité des doigts. Inquiétude, anxiété dans les extrémités inférieures, le soir au lit, ou le matin au réveil. On est forcé de changer de position à chaque instant; quelques parties du corps se refroidissent douloureusement, tandis que dans d'autres, on éprouve un sentiment de brûlure, le reste du corps a sa température ordinaire ; on éprouve constamment du froid, tandis que la température extérieure du corps reste la même ; chaleur fugitive à la face, avec ou sans rougeur ; elle se développe subitement et vivement dans tout le corps, tant dans le repos que dans le mouvement, souvent même en parlant, sans que la sueur s'en suive. La chaleur de l'air d'un appartement, d'une église, est fatigante, donne de l'angoisse ; on va, l'on vient, on se sent la tête, les yeux comprimés, et quelquefois le saignement de nez vient apporter du soulagement. Fermentation du sang, battemens des vaisseaux, malgré une extrême pâleur et le relâchement de tout le corps. Ascension du sang vers la poitrine, vers la tête. Gonflement variqueux des veines aux jambes, aux bras même, aux parties génitales accompagné de tiraillemens douloureux, et de démangeaison. Erysipèle avec fièvre, tantôt à la face, tantôt aux membres, tantôt aux mamelles pleines de lait, mais surtout aux parties qui peuvent être blessées, accompagné de brûlure et d'élancemens; disposition prochaine au panaris.

Engelures des doigts et des orteils, même dans la belle saison, avec démangeaison brûlante; élancemens; les corps des pieds font souffrir, même lorsqu'ils ne sont point extérieurement comprimés. Furoncles aux fesses, aux bras, aux cuisses, sujets à de fréquens retours; le toucher y produit des élancemens. Ulcères aux extrémités inférieures, avec démangeaison rongeante à leurs bords, et sentiment de morsure à leurs fonds; les alentours en sont bleus, variqueux, souvent l'érysipèle s'y joint; le temps venteux, pluvieux en aggrave les douleurs; le chagrin, la colère y attirent l'érysipèle, ainsi que l'épouvante. Gonflement et carie des os des bras, des cuisses, des jambes, ou des doigts et des orteils; épaississement et raideur des articulations.

Eruptions. Elles sont fugitives, sujettes à retour. Tantôt ce sont des pustules qui ressemblent à la gale, et, comme elle, accompagnées d'une démangeaison voluptueuse, que le grattement change en sensation de brûlure. Tantôt c'est une éruption urticaire, composée de pustules aqueuses, pleines d'une eau brûlante; tantôt ce sont des taches rougeâtres, et non douloureuses, à la face, sur la poitrine, le dos, les bras et les cuisses. D'autres fois, elles se montrent sous la forme de dartres, formées d'une foule de petits boutons qui leur donnent une forme ronde; elles sont le plus souvent rougeâtres, ou humides ou sèches, causant la même démangeaison que la gale et la brûlure, après avoir gratté. D'autres fois, ce sont des croûtes rondes qui s'élèvent sur la peau, entourées d'un cercle rouge, sans aucune douleur, mais les parties saines environnantes élancent. Elles se montrent encore sous la figure de taches rondes, sèches, laissant tomber des écailles semblables à du son, disparaissant et se renouvelant sans aucune douleur; d'autres fois, sous celle de taches jaunes, bilieuses, qui se répandent sur tout le corps, avec ou sans démangeaison. C'est surtout lorsque l'on est en voiture, que ces taches jaunes se montrent, lorsqu'elles ne sont point encore permanentes.

Verrues à la face, à l'avant-bras et aux mains; cela est plus particulier à la jeunesse; on les voit souvent disparaître, pour faire place à un autre symptôme psorique; athéromes, loupes de tout genre, de toute forme à la peau, dans le tissu cellulaire, dans la gaîne des tendons, sans douleur; gonflement des glandes du cou, des aines, des aisselles, des seins, qui après de longues douleurs, finissent par s'abscéder, et dont il ne sort qu'une lymphe pâle et décolorée; sécheresse de la peau, elle est comme du parchemin, et ne s'humecte jamais de sueur.

Disposition extrême à la sueur, au plus léger mouvement, même dans la session; c'est le corps entier, ou seulement quelques parties, comme les mains, les pieds, les aisselles et les organes génitaux. Cette sueur a une odeur forte et une qualité quelquefois corrosive; les orteils en sont écorchés; sueur matinale, abondante et permanente

pendant des années entières, d'une odeur acide; disposition au froid, toujours ascendante; on ne saurait se laver les mains, ressentir un léger courant d'air, être légèrement mouillé, entrer dans un appartement un peu frais, sans se sentir refroidi; il suffit d'un peu de pluie, ou que le baromètre descende, pour en souffrir; à chaque mutation de l'atmosphère, on ressent de la douleur aux parties ci-devant fracturées, luxées ou blessées, malgré la solidité de la guérison.

Gonflement œdémateux de quelques parties du corps, plus particulier à la face, aux pieds, aux mains, au ventre, au scrotum; on est, par accès, comme paralysé des extrémités supérieures et inférieures; chez les enfans, disposition, facilité à tomber sans cause visible; chez les adultes, faiblesse subite des jambes, qui se meuvent sans accord; dans la session, fatigue insupportable des jambes que la marche dissipe; saisit-on mal avec les mains, fait-on un faux pas, c'est une luxation, ou une entorse à la main, ou à l'épaule, ou au pied; l'engourdissement des membres, le craquement des jointures, les crampes musculaires erratiques, deviennent désagréables et douloureuses.

Spasmes toniques, espèce de tétanos, mouvement involontaire de la tête ou des membres, espèce de danse de *St-Guy*; défaillance subite avec perte de connaissance, paroxysmes de tremblement des membres, sans aucune anxiété; il devient quelquefois permanent.

Perte de connaissance pour quelques momens, dans laquelle la tête tombe sur une épaule, et l'on éprouve des saccades convulsives dans l'un des membres; chutes épileptiques de diverses formes, baillemens, pendiculations presque continuels; pendant le jour somnolence, on s'endort si l'on s'assied, surtout après le repas; le soir difficulté de s'endormir, la nuit se passe en sommeillant; insomnie causée par la chaleur et l'anxiété, qui quelquefois augmentent jusqu'au point qu'on est obligé de sortir du lit, et d'aller et de venir; on s'éveille de bonne heure, sans pouvoir se rendormir; le soir a-t-on fermé les yeux, l'on voit toutes sortes de fantômes; sommeil agité, plein de rêves effrayans; somnambulisme véritable, qui ne laisse aucun souvenir de ce qu'on a fait pendant la nuit.

Accès de suffocation dans le sommeil, la nuit est marquée par des douleurs insupportables, on éprouve une grande sécheresse de gosier, de la bouche, une soif vive, et l'on urine souvent; au réveil, pesanteur de tête, stupidité, fatigue extrême, on est moins bien qu'avant de se coucher, il faut plusieurs heures avant qu'on ne se remette; après une mauvaise nuit on se sent quelquefois plus fort qu'après un sommeil tranquille et profond.

Fièvre intermittente; elle prend tous les types, quoique cette maladie ne règne ni endémiquement ni épidémiquement. Chaque soir, frisson fébrile, les ongles deviennent bleus; tous les soirs, ascension du sang vers la tête, les joues rougissent, il s'y joint aussi du frisson; fièvre intermittente de la durée de quelques semaines; elle se termine par une éruption humide, accompagnée de démangeaison, laquelle éruption disparaît lorsque la fièvre récidive; cette alternative dure quelquefois des années.

Depuis la plus simple manie jusqu'à la démence la plus complète, les troubles de l'intelligence n'ont d'autre origine que la *psore*, ou simple, ou compliquée de la *syphilis*. Cette assertion est le résultat de mes observations depuis 40 ans; je n'ai point encore vu de fous, de furieux, ni même de mélancoliques, qui n'aient été, avant la perte de l'intelligence, atteints de la *psore*. Mélancolie, alternant avec le délire et quelquefois avec la fureur; angoisses le soir après s'être couché; les uns tombent dans la sueur, les autres sentent bouillonner leur sang, battre leurs veines. Ceux-ci se sentent serrés au gosier et suffoqués, ceux-là croient sentir la circulation s'arrêter. Enfin, il en est qui voient des spectres épouvantables, ce qui les jette dans des terreurs mortelles.

Mélancolie qui porte au suicide, *Spleen* des Anglais.

Il semble que l'on n'ait pas encore bien observé cette espèce de désordre de l'intelligence, qui porte à se donner la mort, et qui se déclare être d'origine psorique. Ce mouvement de l'ame est irrésistible, et cependant il n'est accompagné d'aucun signe visible d'anxiétés; et l'on peut assurer même que le malade n'éprouve rien qui ressemble à l'inquiétude. Le traitement de la *psore* peut seul le sauver, si toutefois on en a remarqué à temps les signes extérieurs. Car il est de l'essence de cette affection pour la mort, de se voiler à tous les yeux. Elle a ses accès qui durent d'une demi-heure à une heure, et reviennent à certaines périodes dans le jour.

Disposition prochaine aux larmes, on pleure des heures entières, sans avoir le moindre sujet de pleurer. Cet état est plus familier aux femmes. Il faut le regarder comme un remède offert par la nature, dans le dessein de prévenir et de vaincre des affections nerveuses plus graves. Accès de peur, du feu, par exemple, d'être seul, d'être frappé d'apoplexie, de devenir fou. Paroxysmes de colère qui va jusqu'à la démence; susceptibilité de s'effrayer pour la plus petite chose, qui produit la sueur, le tremblement; horreur pour le travail, chez des personnes naturellement très-actives; veut-on commencer à s'occuper, l'anxiété, le tremblement saisissent, on perd ses forces, on est forcé de se coucher; exaltation de la sensibilité, de l'irritabilité. Les impressions physiques et morales les plus légères sont suivies d'une réaction disproportionnée à leur objet. Ce n'est pas seulement le chagrin, mais encore la gaîté elle-même, qui amènent des accidens qu'on ne saurait expliquer: non-seulement un récit touchant, mais le souvenir seul d'une scène vive, mettent les nerfs en mouvement, excitent l'anxiété, dérangent la tête. On ne saurait lire des choses indifférentes, fixer entièrement un objet, écouter avec attention un récit peu intéressant, être plongé dans une clarté trop vive, entendre parler plusieurs personnes à la fois, ou raisonner des instrumens, retentir des cloches, sans ressentir des impressions morbifiques; c'est du tremblement, de la lassitude, du mal de tête, du froid; les sens du goût et de l'odorat ne sont pas en reste; on savoure, on flaire douloureusement; aucune mutation de l'air n'échappe; on peut dire quel temps il fait, quel temps il fera; il n'est pas jusqu'à la nouvelle et la pleine lune, dont on ne ressente les influences d'une manière morbifique.

Mobilité extrême de l'humeur. Le passage de la gaîté vive, de la joie, à la tristesse, à l'abattement, est l'affaire d'un moment. L'une et l'autre alternative n'ont pas un seul fondement réel, une cause visible et déterminée.

C'est à ces symptômes, que j'ai observés moi-même, dont je suis loin d'avoir complété le tableau, c'est à leur retour fréquent, ou à leur permanence, que l'on peut reconnaître le réveil de là *psore* interne, sa sortie de ses profondeurs ténébreuses. Ils sont les élémens dont se composent ces maladies chroniques innombrables, que malgré l'unité du principe, l'on voit varier à l'infini, parce que l'organisme humain, en dépit de son type primitif immuable, offre aux regards de l'observateur, des diversités accidentelles sans nombre, tant au physique qu'au moral. Ce sont ces formes, que la pathologie ordinaire a essayé de dénommer, et que malgré sa richesse, elle est loin d'avoir épuisées. Elle n'a pas été plus heureuse, l'idée qu'elle a eu d'en fabriquer autant de maladies spéciales, fixes, propres et déterminées, tandis que ces formes ne sont que des fractions isolées d'un grand tout, que l'on ne voit accompli que dans le domaine de l'imagination et celui de la mémoire, où la force intellectuelle peut les réunir comme ils le sont sur un grand nombre de malades dans un vaste hôpital; ou que, dans le cours d'une longue carrière médicale, où ils ont passé successivement sous les regards d'un médecin observateur.

La *psore* est l'hydre aux cent têtes de la fable. On connaît leur renaissance mythologique, lorsqu'elles sont abattues isolément; la pathologie de l'école leur a donné les noms suivans : « Scrophules, rachitis, spina ventosa, atrophie, marasme, étisie, pulmonie, asthme, phtysie pituiteuse, phtysie trachéale, catarrhe chronique, catarrhe pituitaire permanent, difficulté de la dentition, état vermineux, dyspepsie, crampes du bas ventre, mélancolie, hystérie, hypocondrie, anasarque, ascite, hydrocèle, utérocèle, hydrocéphale, aménorrhée, dysménorrhée, hémorragie utérine, vomissement de sang, hémoptysie, dysurie, ischurie, enuresis, diabétès,

» catarrhe de la vessie, hémorroïdes, nephralgie, » graviers rénaux, rétrécissement de l'urèthre, des » intestins; fistule à l'anus, constipation, diarrhée » chronique, endurcissement du foie, jaunisse, » maladie bleue, maladies du cœur, palpitations, » crampes de poitrine, empyème aqueux, avorte- » ment, stérilité, fureur utérine, impuissance, » squirre des testicules, atrophie des testicules, » renversement, chute de l'utérus, hernies cru- » rales, inguinales, ombilicales; luxation par cause » interne, gibbosité, ophtalmie chronique, fistule » lacrymale, myopie, presbiotie, cécité nocturne » ou diurne, obscurcissement de la cornée, ca- » taracte, glancône, goutte sereine, surdité, perte » de l'odorat ou du goût, mal de tête latéral chro- » nique, arthrétique, tic nerveux, teigne, croûtes » de lait, dartres, boutons d'échauffement, érup- » tion urticaire, loupes, goîtres, varices, ané- » vrismes, érysipèle, ulcères fongueux, caries, » squirre, cancer des lèvres, des joues, des seins, » de la matrice; rhumatismes, sciatique, calcul » arthritique des articulations, arthritis, apo- » plexie, défaillances, vertiges, paralysies, con- » tractures, tétanos, convulsions, épilepsie, danse » de St-Guy, démence, stupidité, maux de nerfs » de tout genre. »

CURE

DES MALADIES CHRONIQUES.

Je vais passer au traitement des maladies chroniques, qui n'ont résisté jusqu'ici à ceux qu'on leur a fait subir, que par le défaut de connaissance de leur nature, que j'ai dit consister dans un des trois miasmes, ou dans leur complication entr'eux. Ces miasmes une fois bien connus, comme leur essence est fixe, il ne s'agit plus que de chercher des médicamens dont les propriétés positives soient de développer sur l'homme sain, des symptômes égaux aux symptômes sous la forme desquels ces miasmes se montrent. Cette découverte est opérée, et je la communiquerai dans la suite de cet ouvrage.

Nous allons indiquer le traitement homœopathique de la *syphilis* ou de la maladie vénérienne, et de la *sycosis* ou de la maladie des fics avec leurs suites. Ces deux premiers miasmes n'embrassant dans leur sphère d'action que le plus petit nombre des maladies chroniques, tandis que la *psore* est la source de toutes les autres.

SYCOSIS,

MIASME GÉNÉRATEUR DES VERRUES.

La *sycosis* est des trois miasmes, où les maladies chroniques prennent leur source, le plus rare et le plus doux. On a remarqué de la périodicité, de longues lacunes dans son règne. De 1809 à 1814, il a été très-répandu en Allemagne, où il fut apporté et entretenu par la guerre que les Français portèrent dans ce pays. Il y fit des ravages, dûs au mauvais traitement qu'on lui opposa, lequel fut mercuriel, dans l'opinion où l'on était que cette affection est syphilitique, ses signes extérieurs faisant croire, en effet, à la *syphilis*.

C'est toujours quelques jours ou quelques semaines après un commerce impur, que les parties génitales, chez l'un et l'autre sexe, se couvrent de petites excroissances, tantôt sèches, tantôt humides, dans ce dernier cas suintant une matière puante, quelquefois du sang, et présentant la forme d'un petit chou-fleur. Le prépuce et le gland, chez l'homme, les grandes et petites lèvres, chez la femme, sont le siége ordinaire du symptôme de ce vice; il est souvent accompagné d'une espèce d'écoulement gonorrhéique.

Pour le combattre, la médecine l'attaquant à

l'intérieur par les préparations mercurielles, qui ne lui conviennent pas, et s'attachant davantage encore à faire disparaître le symptôme par l'emploi de l'excision, de ligatures et de la cautérisation, on ne réussissait point. Le symptôme se remontrant souvent avec un caractère plus grave, on n'obtenait la guérison qu'au prix d'une maladie plus sérieuse qui éclatait dans d'autres régions.

Il en devait être ainsi, dès que l'on privait le miasme interne de l'aboutissant extérieur de son action. L'organisme, désaccordé par un traitement mercuriel, révolutionnaire, réagissant douloureusement contre lui, n'y parvenait qu'en se créant un autre symptôme propre à le décharger du poids de sa souffrance. Alors on voyait paraître dans d'autres régions le même symptôme. La bouche, la langue, le palais, les lèvres en devenaient le théâtre; d'autres fois c'était sur la tête, au col extérieur, sous les aisselles, que se montraient des tumeurs de grosseur et couleur diverses, souvent beaucoup d'autres phénomènes; je me borne à citer le racourcissement des tendons fléchisseurs des muscles, principalement des doigts.

Voudra-t-on croire que la guérison de l'espèce de gonorrhée qui, avec les verrues ou poireaux, comme on les appelle vulgairement, constitue toute la *sycosis*, s'opère d'une manière sûre et radicale, avec une fraction décillionième du suc de l'arbuste nommé *thuya occidentalis*, prise intérieurement?

Sa sphère d'action est de vingt à trente jours, après lesquels on lui fait succéder une fraction billionième d'*acide nitrique*, dont la sphère d'action est de la même durée.

La *sycosis* tout entière cède à ce traitement, d'une grande simplicité, sans qu'on ait besoin de s'occuper des symptômes extérieurs qui disparaissent en suivant la cause qui les a produits et les entretient. Je n'en excepte que ceux qui ont beaucoup vieilli, sur lesquels on applique tous les jours un peu de charpie imbibée d'une goutte du même suc mêlé avec égale partie d'esprit de vin.

On doit se garder de confondre ce miasme de la *sycosis*, propre à engendrer une gonorrhée, avec le miasme, principe des autres gonorrhées générales ; car ces dernières ne céderaient point au même traitement. Autant que je puis croire, ce dernier miasme ne paraît pas pénétrer tout l'organisme, mais borner son action à l'irritation des organes urinaires. Aussi le voit-on céder à l'administration d'une goutte de suc de *persil frais*, lorsque de fréquentes envies d'uriner indiquent son usage, ou bien à celle d'une goutte de *baume de copahu*, prise dans une teinture de ce baume, avec égale partie d'alcohol, lorsque l'inflammation qui caractérise cette maladie est légère ; mais l'on verra la gonorrhée résister toujours à ces deux remèdes, lorsque les traitemens héroïques familiers à l'allopathie, auront développé une *psore* interne, complication qui donne lieu à ces écoulemens rebelles qui ne céderont qu'à une cure anti-psorique ; c'est-à-dire que la *psore* doit être préalablement détruite, avant de recourir aux remèdes spécifiques indiqués contre la *sycosis*. On se conduira de même dans le cas de la complication de la *sycosis* avec la *syphilis*, c'est-à-dire que la *syphilis* doit être victorieusement combattue par son spécifique connu, avant de passer au traitement de la *sycosis*.

Je répète encore que le traitement de la *sycosis* ne demande aucune cure extérieure adressée aux symptômes, si l'on en excepte le suc de *thuya* dont j'ai parlé pour les affections invétérées de ce genre. Il suffit d'un peu de charpie sèche sur les poireaux d'un caractère humide.

DE LA SYPHILIS.

Le second miasme chronique, beaucoup plus répandu que celui de la *sycosis*, et par conséquent source d'un bien plus grand nombre d'affections chroniques, est, à proprement parler, le vice vénérien, ou *maladie du chancre*, dont la cure ne présente de difficultés que lorsque son miasme se trouve compliqué avec celui de la *psore* en état de développement. Sa complication avec la *sycosis* est plus rare, et lorsqu'elle a lieu, il est rare que la *psore* ne soit pas aussi de la partie.

Dans le traitement de la *syphilis*, il est trois états différens de cette maladie à considérer : le premier est celui où le miasme est accompagné de son symptôme local, le *chancre*, ou s'il a disparu, soit spontanément, soit par un traitement vicieux, tout au moins d'un engorgement glanduleux à l'aine, qui n'en forme pas moins que le chancre, un aboutissant, un dégorgeoir au miasme; le second est celui où cet aboutissant manque, parce qu'on a eu l'imprudence d'en priver le miasme, mais sans présenter aucun mélange avec la *psore* et la *sycosis*; enfin, le troisième est marqué par l'alliage du vice syphilitique avec une maladie chronique relevant de la *psore* développée, soit que le symptôme local existe encore, ou qu'il ait déjà disparu.

Le chancre a coutume de paraître du septième au quatorzième jour, après un coït impur. Il est rare qu'il se montre plus tôt ou plus tard, et c'est le plus souvent à l'organe qui a été soumis à l'infection. C'est d'abord une petite vésicule, qui ne tarde pas à former un petit ulcère sale, entouré de bords élevés, accompagné d'une douleur lancinante, et qui, livré à lui-même, peut rester toute la vie à la même place, mais en prenant d'année en année de l'accroissement, sans donner lieu à aucun développement des symptômes secondaires connus de la *syphilis*.

Il n'y a qu'un ignorant qui puisse s'empresser de dessécher ou de brûler cet ulcère, dans la fausse opinion qu'il n'est encore qu'un mal local, qu'il faut exterminer au plus vîte, dans la crainte qu'un plus long séjour à la peau ne donne aux vaisseaux absorbans le temps d'inhaler le poison et d'engendrer ainsi une infection générale syphilitique. Peut-on ne pas savoir que l'infection s'opère au même instant où a lieu le coït impur, et que, déjà avant l'apparition du chancre, elle est complétée dans tout l'organisme. Que fait donc le sectateur d'une pareille théorie? Il prive la nature du courant qu'elle s'était ouvert, pour décharger au dehors le superflu de ses souffrances internes. Aussi la voit-on chercher à le remplacer par un autre, auquel le malade n'a qu'à perdre : je veux dire, le gonflement et la suppuration des glandes de l'aine, qu'il arrive encore trop souvent à cet aveugle praticien de vouloir prévenir, ce qui, dans le cas de succès, force l'organisme à développer des symptômes secondaires beaucoup plus redoutables. La nature y travaille souvent des mois entiers, mais leur apparition est sûre et inévitable.

Cependant *John Hunter* dans son Traité des maladies vénériennes, imprimé à *Leipsik* en 1787, dit : sur 15 malades il n'y en a pas un qui échappe aux symptômes secondaires de la *syphilis*, après la destruction locale de l'ulcère chancreux. *Fabre* tient le même langage. Toujours, dit-il, la *syphilis* se montre après l'anéantissement local du chancre. *Petit* raconte que, consulté par une femme chez laquelle des chancres venaient de se montrer aux parties génitales, il fit aussitôt l'excision des parties infectées; la cicatrice se forma, mais la *syphilis* n'en éclata pas moins.

On a lieu de s'étonner, après tant de faits positifs, tant de témoignages irréfragables, que l'on ait pu méconnaître cette vérité : que le miasme syphilitique a déjà saturé l'organisme avant l'apparition du chancre, et qu'il est impardonnable de donner lieu au développement des symptômes secondaires par la destruction du symptôme primitif, lorsque sa présence rend la cure si facile, à l'aide d'un remède spécifique interne. Quel que soit le traitement du mal local, il pourra disparaître sans emporter jamais avec lui sa cause interne, tandis que la cure interne du miasme est toujours suivie de celle du symptôme local. Que dis-je, cette dernière est tellement parfaite, que lorsqu'elle est opérée par le spécifique interne, on ne saurait apercevoir, au siége qu'il occupait, le plus léger signe de son existence antérieure.

Il ne m'est pas arrivé, dans le cours d'une pratique de 50 ans, d'avoir vu éclater aucun accident secondaire, aussi long-temps que l'ulcère chancreux conserve son existence (et il ne se guérit jamais de lui-même). J'ai observé seulement qu'il croît dans la proportion de la saturation syphilitique de l'organisme. Il est donc contraire à toute raison de détruire le symptôme qui tient la place de toute la maladie interne, dont le développement intérieur était déjà généralisé avant l'apparition du symptôme suppléant, si utile. Oui, je le répète, au moment même où l'organe est en contact avec le miasme syphilitique, ce miasme a cessé d'être localisé. Le système nerveux tout entier a perçu et senti sa présence, et le miasme est devenu la propriété de l'organisme, comme au moment de l'infection par la *psore*, toute lotion, toute friction, toute excision ou cautérisation sont inutiles. A la vérité rien encore de morbifique n'est apercevable sur le lieu qui a fourni l'accès au miasme ; mais le miasme marche clandestinement ; la *syphilis* se forme, devient générale, et ce n'est que lorsque l'organisme en est pénétré de part en part, qu'il établit à la surface ce symptôme nommé chancre, qui sert à la nature d'exutoire. L'art pourrait-il méconnaître ici son propre procédé, quand il établit une fontanelle pour enrayer les progrès d'une phtysie ou de toute autre maladie grave.

Aussi n'y a-t-il rien de plus facile, de plus propre à produire la conviction que le traitement de la *syphilis*, lorsque le chancre ou le bubon, ou tous deux ensemble, sont encore à leur place et qu'ils ne l'ont point quittée. On peut même l'établir en principe, sans craindre que jamais l'expérience le contredise, cet axiôme : *qu'il n'existe aucun miasme chronique, aucune maladie chronique, née d'un miasme, d'une aussi facile guérison que la syphilis, sous ces deux conditions : que le premier n'ait point été privé de son symptôme local, et que la seconde soit simple et sans complication avec la psore.*

Dans cet état de simplicité, commun aux jeunes

gens qui n'ont point subi de traitement qui puissent développer la *psore*, (et la *syphilis* n'a pas plus d'affinité que la *sycosis* avec la *psore* latente) ; dans cet état de simplicité, dis-je, la *syphilis* ne résiste point à l'action d'une dose unique et très-faible de la meilleure préparation mercurielle, qui emporte en quatorze jours la maladie entière et son symptôme local. Deux jours après l'administration de cet atôme mercuriel, l'on voit, sans qu'on ait besoin d'aucune application extérieure, l'ulcère chancreux se convertir en une plaie vive et propre, qui donne un pus peu abondant et de bonne qualité, et se cicatriser de lui-même sans laisser sur la peau le moindre signe de son existence ; preuve incontestable de l'anéantissement du vice interne qui l'entretenait ; car, ainsi que je l'ai dit et prouvé, le chancre abandonné à lui-même ne se guérira point, tant qu'on ne détruira pas la cause interne qui lui a donné naissance, et de la présence de laquelle, dans l'organisme, il est le dénonciateur et l'enseigne.

J'ai donné dans le 1er volume de la 2e édition de ma matière médicale pure, en 1822, la préparation du *mercure oxidulé*, que je regarde comme le remède anti-syphilitique le plus sûr. Je vais en répéter le procédé, pour la satisfaction du lecteur.

On prend un grain de mercure coulant, d'une grande pureté, on le broie pendant une heure avec cent grains de sucre de lait, procédé qui donne des centièmes de grain de mercure. Un de ces centièmes broyé pendant le même temps avec cent autres grains de sucre, forme des dix millièmes de mercure. Un de ces dix millièmes, traité de la même manière avec cent autres grains de sucre, donne la fraction des millionièmes de grains.

Pour continuer l'atténuation et arriver à la fraction billionième, on est le maître de continuer l'opération comme elle a été suivie jusqu'ici; mais je conseille, une fois arrivé à la fraction millionième, de se servir de l'esprit de vin.

Ainsi on mêlera un centième de grain de la fraction millionième à quatre-vingt-dix-neuf gouttes d'esprit de vin, on agitera le mélange par quelques secousses du bras, puis l'on fera un nouveau mélange d'une goutte de cette dernière atténuation avec quatre-vingt-dix-neuf gouttes d'esprit de vin. Le premier mélange a fourni des centièmes de million, le second des fractions dix mille millionièmes. Enfin une goutte de ces dix mille millionièmes, mêlée à quatre-vingt-dix-neuf gouttes d'esprit, donnera les fractions billionièmes, au-delà desquelles il est rare qu'on ait besoin de pousser l'atténuation. Je préfère les fractions liquides aux autres, par la faculté qu'elles offrent d'amoindrir à volonté une goutte de liquide, ce à quoi ne se prête pas aussi-bien la poudre.

Ainsi pendant la cure de la maladie vénérienne, la présense du chancre indique nécessairement la continuité de l'existence de la *syphilis* dans l'intérieur de l'organisme, comme sa guérison, sans aucune trace remarquable de sa présence antérieure, opérée par l'action exclusive d'un remède mercuriel intérieur, est une garantie sûre de l'extinction du miasme interne qui le produisait. Si ces deux assertions sont incontestables, il ne l'est pas moins que le traitement extérieur de l'ulcère chancreux, et sa guérison sans l'aide du spécifique intérieur, laissent subsister intégralement la *syphilis* dans tout l'organisme.

Le second état dans lequel nous avons placé la *syphilis* (cas assez rare) est celui où nous avons présenté un homme infecté de ce miasme, mais d'ailleurs parfaitement sain et exempt de la *psore*, à qui l'on serait parvenu à ôter un chancre, à l'aide des moyens extérieurs seulement. Eu égard à l'état de santé parfaite de ce malade, sa guérison ne présentera pas plus de difficultés que dans le premier cas. L'atôme mercuriel, si efficace, dont nous venons de parler, suffit encore pour prévenir tous les symptômes secondaires de la *syphilis*. Mais toute vraie qu'elle soit, elle n'est point oculaire, comme celle du malade qui portait encore son symptôme local. On n'a point ici l'avantage de voir le chancre passer, sous l'influence du remède interne, de l'état miasmatique à l'état d'une plaie simple et naturelle. Non, on est privé de la certitude qu'il s'est cicatrisé en vertu de la spécificité du remède intérieur; cicatrice qui ne peut s'opérer, avons-nous dit, que parce que le vice interne qui lui a donné naissance, a lui-même disparu.

Cependant en l'absence de l'ulcère chancreux, il est un signe qui n'échappe point à un observateur attentif, signe indicateur de la non destruction du miasme intérieur. C'est la nature de la cicatrice qu'a laissée après lui le chancre traité par les seuls moyens extérieurs. Elle est, ou rougeâtre, ou rouge, ou bleue, portant des inégalités, tandis que celle du chancre traité par le spécifique interne, ne laisse rien remarquer de semblable. La peau y est aussi naturelle partout ailleurs, de sorte que l'on ne peut deviner où il a existé. Ainsi, à défaut du chancre qui n'existe plus, la cicatrice vicieuse sert de boussole au médecin. Il en est de même, lorsque le bubon a succédé au chancre répercuté. L'un et l'autre annonçant l'existence de la *syphilis* interne, disparaîtront sous l'influence du spécifique, sans qu'on ait à redouter les symptômes secondaires, si toutefois, comme je l'ai dit, la maladie est exempte de complication psorique.

Il me reste à tracer le traitement du malade placé dans le troisième cas de la *syphilis*. C'est celui où la *psore*, déjà présente et développée, se compliquerait avec la *syphilis*, au moment de l'infection de cette dernière, ou bien encore, (ce qui est équivalent,) celui où la *psore* non développée encore, quitte son état de sommeil et sort des profondeurs de sa retraite, tant par les effets de la répercussion du chancre, que par ceux des traitemens antisyphilitiques en usage, dont la violence ébranlant tout l'organisme, trouble la santé générale, et favorise ainsi l'union et le mélange des deux miasmes. Car il n'est, que je sache, que la *psore* développée qui ait de l'affinité avec la *syphilis*. La *psore* latente ne peut faire obstacle à la cure de la *syphilis ;* mais je puis assurer qu'elle s'oppose à la guérison par le mercure seul, lorsqu'elle est en état de développement.

L'union de ces deux miasmes constitue cette *syphilis* masquée, cette monstruosité morbifique que les Anglais nomment *Pseudo syphilis*, que l'on n'a pu encore jusqu'ici guérir, parce que l'on ignorait, et la nature de la *psore*, et l'étendue de son domaine ; parce que l'on n'avait su distinguer ni son état d'assoupissement, ni celui de son développement. C'est à cet état d'incurabilité relative de la *psore*, développée, qu'il faut attribuer l'incurabilité de cette *syphilis* bâtarde.

Cependant la cure de cette maladie double ne rencontrera aucune difficulté, si, après avoir réglé le régime du malade, et l'avoir soumis quelque temps à la diète homœopathique, l'on attaque de prime-abord l'affection psorique avec celui des spécifiques qui cadre le mieux avec les symptômes qui la caractérisent, comme nous l'exposerons plus bas ; et si on le répète, ce qui est presque toujours nécessaire. Ce n'est qu'après leur avoir donné le temps de produire et d'achever leur effet, que l'on passera au traitement de la *syphilis*, qui cédera, ainsi que dans les deux premières cathégories, à la même dose de la meilleure préparation mercurielle, qu'on laissera agir pendant trois, quatre, ou six semaines, c'est-à-dire, aussi long-temps que l'on verra s'améliorer l'état syphilitique.

On rencontre néanmoins des maladies assez anciennes et invétérées où ce procédé thérapeutique n'est pas suffisant. Il laisse subsister après lui des accidens, des incommodités auxquels l'on aurait de la peine à reconnaître un caractère décidément psorique, ou syphilitique, qui cependant demandent un dernier secours. Dans ces cas, la répétition de la double cure est indispensable; mais il ne l'est pas moins de choisir parmi les remèdes anti-psoriques, ceux qui ont le plus de ressemblance dans leurs symptômes avec les symptômes encore existans de la *psore*, et lorsqu'ils ont disparu, de redonner la dose susdite de mercure, qu'on laissera agir jusqu'à ce que tous les symptômes appartenant à la *syphilis*, soient effacés. Ils sont nombreux quelquefois, et les plus communs sont : les petits ulcères lancinans des amygdales, les taches cuivreuses, rondes, qui ne s'élèvent pas au-dessus de la peau; les pustules cutanées, lisses, pâles, propres, et non douloureuses, dont la peau est le siége; les douleurs nocturnes rongeantes des exostoses. Ces symptômes sont quelquefois si mobiles, qu'on ne saurait toujours trouver dans leur disparition une garantie de l'extinction de la *syphilis*. Mais si leur disparition est suivie du retour du véritable teint de la santé; si, surtout, la cicatrice et du chancre et des pustules, n'offre point de différence avec la peau naturelle, alors on peut compter sur l'extinction parfaite de la *syphilis*.

Je n'ai rencontré, dans ma longue pratique, que deux cas de la triple union de la *psore*, la *sycosis* et la *syphilis*, que j'ai traitée d'après les principes que je viens d'exposer. D'abord la *psore* a été combattue, puis, comme les symptômes de la *sycosis* étaient dominans sur ceux de la *syphilis*, j'ai détruit le miasme verruqueux. Enfin, la *syphilis* a eu son tour. Mais je n'ai dompté ces trois miasmes, qu'en répétant contre chacun le traitement, par les spécifiques les mieux appropriés. J'observe ici, en passant, que la *sycosis*, à l'instar de la *syphilis*, s'empare de tout l'organisme, avant de produire son symptôme local extérieur. Par conséquent, on juge de l'extinction du miasme interne par la disparition du signe extérieur sous l'influence du remède spécifique interne, et, dans le cas où on a eu l'imprudence d'attaquer et de faire disparaître ce signe par les moyens extérieurs, l'on est également assuré de la guérison radicale, par le retour de la peau où a existé ce signe, à sa couleur naturelle. C'est assez dire que le miasme n'a point encore cessé d'exister tant que la cicatrice des verrues manque de ce caractère.

Je ne saurais refuser au lecteur le récit d'un de ces deux cas remarquables.

Un fabricant de briques, dans les montagnes de Saxe, reçut de sa femme qui était galante, un chancre aux parties génitales. De suite, il subit un traitement mercuriel héroïque, auquel on joignit des applications qui firent disparaître les symptômes extérieurs. Il y perdit la luette. Les os du palais et ceux du nez se découvrirent par la chute de leurs chairs; ils étaient enflammés et gonflés. Les douleurs les plus vives, l'odeur la plus infecte accompagnaient ces accidens. On lui voyait de plus à la jambe un ulcère psorique. Les remèdes anti-psoriques améliorèrent les ulcères jusqu'à un certain point. Celui de la jambe se cicatrisa. Les douleurs brûlantes, ainsi que la mauvaise odeur du nez se corrigèrent. Les verrues s'effacèrent sous l'influence des spécifiques de la *sycosis*; mais une guérison radicale ne put s'obtenir que de la fraction billionième du mercure oxydulé. Le malade en fut quitte pour son nez, qui était tombé avant la cure.

DE LA PSORE.

Je ferai précéder le traitement de la *psore*, des réflexions générales suivantes, que l'on ne saurait trop répéter.

Il ne faut qu'un instant pour la production de l'infection par les trois seuls miasmes chroniques connus, mais leur diffusion dans l'organisme, leur conversion en un désaccord général de l'économie animale, demandent quelque temps. Ce n'est, comme je l'ai dit, que lorsque l'organisme est saturé du miasme, que la nature se crée, dans la formation du symptôme local, un déchargeoir. Dans cette opération, on voit clairement son intention de se dégréver palliativement, et de mettre la vie à couvert des dangers que lui ferait courir une trop grande réplétion du vice miasmatique. Sa bienveillance ouvre toujours cet exutoire sur des organes peu nobles, le plus souvent sur celui qui a servi d'entrée au miasme.

Comment ce procédé de la nature, toujours et constamment le même dans l'absorption des miasmes, a-t-il pu échapper à l'observation des hommes de l'art? n'ont-ils pas dû le remarquer dans les maladies aiguës miasmatiques? ont-ils pu, depuis 300 ans que la *syphilis* est entrée en Europe, et est soumise à leur observation, ne pas l'avoir observée, ce qui leur aurait donné le mot de l'énigme que renferment encore pour beaucoup d'entre eux, les autres miasmes chroniques? n'est-ce pas à l'opinion fausse qu'ils se sont formée sur le caractère local du chancre, (opinion qui règne encore,) qu'il faut attribuer l'idée également régnante, que l'éruption psorique n'est qu'une affection cutanée, à laquelle le reste de l'organisme est étranger, et qu'il n'y a rien de mieux à faire que de l'effacer sans délai, pour prévenir l'absorption du miasme; tandis que réellement on doit porter toute son attention sur la cause interne qui a produit cette éruption, que l'on voit disparaître avec le principe qui lui a donné la naissance. *Cessante causa, cessat effectus.*

L'état de perfection de la *psore*, s'il est permis de parler ainsi, est celui où le symptôme extérieur (l'éruption) est complètement présent à la peau, d'où il maîtrise en quelque sorte le miasme interne. Sous cette condition, la *psore* admet une guérison aussi facile que prompte.

A-t-on fait disparaître ce symptôme local qui enrayait les progrès du vice intérieur, la *psore* se trouve dans un état contre nature, d'où l'on voit sortir des symptômes morbifiques qui n'avaient point encore paru. C'est que les parties les plus déliées de l'organisme, jusqu'alors encore intègres, ont pris part au miasme.

Veut-on compléter la démonstration de l'importance du symptôme local psorique, comme modérateur du désaccord psorique intérieur, et de la nécessité de le respecter même dans le traitement régulier du vice interne, qu'on relise quelques-unes des observations que j'ai exposées au commencement de cet ouvrage ; on y verra clairement les dangers auxquels l'organisme est exposé, par la retraite du symptôme local vers les profondeurs, comme aussi on sera frappé de la disparition miraculeuse de ces dangers, lorsque par une de ces révolutions assez familières à la nature en souffrance, l'éruption répercutée reparaît à la peau.

Il faut bien se garder d'en conclure, que la *psore*, rétablie par cette sorte de miracle dans son domaine extérieur, reprenne le caractère dont elle était revêtue avant la disparition artificielle de son symptôme externe, et que par conséquent la guérison en soit aussi facile que celle dont l'éruption n'a point quitté la peau. Il n'en est point ainsi ;

ici se fait remarquer l'extrême différence de nature du miasme psorique avec la *sycosis* et la *syphilis*. Ces deux derniers miasmes n'ont point la mobilité de la *psore*, et leurs symptômes locaux résistent mieux aux moyens les plus violens employés pour les détruire, tandis que l'éruption psorique, non-seulement cède facilement aux remèdes extérieurs, mais encore disparaît souvent d'elle-même. Il suffit d'un peu de froid, d'un bain chaud ou d'une légère indisposition générale, pour la déplacer. Aussi l'homme de l'art ne saurait-il trop se presser d'en opérer la cure par les remèdes spécifiques internes, dans l'intention de prévenir cet accident; Hé bien, cette mobilité de la *psore* est accrue encore, lorsqu'on a eu le bonheur de la rappeler après la répercussion. Cette nouvelle éruption, effet de l'art ou du hasard, peut disparaître en quelques jours, en quelques heures même, ce qui prouve que le miasme a modifié son caractère. Aussi le médecin ne peut-il faire grand fond sur cette nouvelle éruption, ni la regarder comme un auxiliaire de la cure que lui demande la *psore* interne.

On trouvera la preuve de ce que je viens de dire dans les observations 9, 18, 26, 50, 58, 61, 64, 65; observations où l'on voit que l'éruption qui rentre spontanément, n'est pas moins dangereuse que celle que l'on repousse par les remèdes extérieurs.

S'il est vrai, comme l'expérience le confirme, que la *psore* une fois repoussée de la surface, ne reparaisse plus avec les attributs de la première éruption, mais qu'elle ait au contraire plus d'aptitude à la génération d'autres maladies chroniques, il s'ensuit que, nonobstant la réapparition du symptôme cutané, il ne faut diriger la cure que vers la *psore* interne, comme si elle était seule.

Une autre conséquence, non moins obligée, est celle-ci : que les moyens propres à rappeler l'éruption, sont d'un faible secours à la cure de la *psore*, comme l'indiquent les observations 3, 9, 59, 89; qu'il ne faut pas compter davantage sur les causes accidentelles qui peuvent la rétablir, ce qui est également démontré par les observations, 1, 5, 6, 8, 17, 23, 28, 29, 33, 35, 41, 54, 58, 60, 72, 80, 81, 87, 89, 94, 64, 55, 56, attendu la plus grande mobilité de cette éruption. Cet événement, d'ailleurs, est si incertain et si rare, qu'on ne peut fonder sur lui aucun espoir de guérison.

Il fut un temps où n'étant pas encore bien convaincu de ces vérités, j'imaginai de faciliter la cure de la *psore*, par le renouvellement de l'éruption cutanée. Aucun moyen ne me parut plus propice, que de gêner la transpiration, pour mettre en jeu la force de la peau et obtenir plus aisément le retour de l'éruption. Trois moyens s'offraient à moi, pour atteindre ce but. Un mélange de poix de Bourgogne et de térébenthine de Venise, ou de cire jaune térébenthinée, ou enfin un taffetas recouvert de gomme, taffetas ciré, tous moyens qui sont innocens, incapables de produire d'éruption, même de démangeaison, chez une personne qui ne serait pas psorique. J'obtins bien un mouvement éruptif, mais extrêmement imparfait. Quelques vésicules parurent, causèrent de la démangeaison, mais elles n'eurent point de durée; je les vis disparaître, dès qu'on cessa le port de l'emplâtre. Toujours la démangeaison se borna à la région recouverte de l'emplâtre, où quelquefois il se formait une plaie qui produisait le plus grand soulagement, mais momentané, dans les phtisies suppurées du poumon. Cependant je puis assurer que je n'ai vu que rarement la production de cet effet éruptif, et que, lorsqu'il avait lieu, le malade était tourmenté par la démangeaison, au point de ne pouvoir la supporter. On enlevait l'emplâtre, et la démangeaison et l'éruption disparaissaient peu de temps après. Preuve incontestable de mon assertion : que l'éruption rappelée est loin d'avoir le caractère dont était revêtue l'éruption primitive, et que tout effort, soit extérieur soit intérieur, dans le dessein de la rappeler, n'allège point la cure que la maladie réclame.

Ainsi, il demeure constaté que rien n'est plus facile que la guérison de la *psore*, aussi long-temps que son symptôme local extérieur est encore présent à la peau; comme il reste démontré qu'il est contraire à toute raison, ainsi qu'à toute conscience, de déplacer ce signe externe dont la répercussion est propre à engendrer les maux sans nombre dont nous avons parlé, lorsque le germe peut en être étouffé par un procédé aussi simple que facile.

Quelle peut être l'excuse d'un médecin d'hôpital, lorsqu'il commet une semblable faute? C'est en vain aussi que le médecin privé chercherait à se justifier, alléguant l'impossibilité de reconnaître cette maladie à son origine, de reconnaître où, quand, à quelle occasion, et quelle personne peut l'avoir communiquée; que l'on n'est pas le maître de laisser subsister cette malpropreté à la peau; que d'ailleurs, le malade lui-même, ses parens, ses amis et connaissances lui en font un devoir, et qu'ils se rendront à eux-mêmes ce service, si l'on ne s'en charge pas.

Une semblable justification est inadmissible. D'abord, parce qu'un médecin instruit et consciencieux ne doit jamais se permettre d'attaquer une éruption quelconque par des remèdes extérieurs. Il doit savoir que l'organe cutané ne produit jamais de lui-même d'éruption; que toutes ses maladies sont liées avec un désaccord quelconque de l'organisme; que c'est à ce désaccord qu'il faut adresser les remèdes, et non au symptôme extérieur, qui disparaît toujours avec sa cause, et beaucoup plus vîte que par le secours des moyens extérieurs. Et puis, quel besoin a le médecin de trouver à la peau ces petites pustules sympathiques, transparentes, qui forment promptement le pus? quelle que soit leur forme, ne lui suffit-il pas que l'enfant, ou l'adulte, éprouve cette démangeaison incommode qui fait gratter, et le sentiment de brûlure après le grattement? N'est-ce pas là le signe caractéristique de la *psore*, qui doit faire taire toute autre considération? Et qu'importe la qualité de la famille? ne sait-on pas que les occasions de contagion sont multiples, comme je l'ai prouvé.

Cette remarque faite, il n'a besoin, en évitant toute application extérieure, que d'une faible goutte de l'esprit de soufre, dont je ne tarderai pas à parler, pour maîtriser toute la maladie, tant le symptôme local que le miasme interne. Mais il arrive rarement, dans la pratique privée, que le médecin rencontre une éruption psorique primitive. L'apothicaire, la vieille femme, le barbier, ne sont-ils pas là, pour vous offrir leur secours? Ce n'est que dans les casernes, les prisons, les hôpitaux, les maisons de correction et celles des orphelins, qu'elle se présente sans modification, à l'homme de l'art.

Dès la plus haute antiquité, on avait reconnu au soufre une vertu spécifique contre la gale: mais on ne savait s'en servir alors, comme encore aujourd'hui, qu'en application extérieure. On trouve des traces de ce traitement dans les ouvrages de *Celse*. Les médecins anciens conseillaient aussi les bains sulfureux chauds à leurs malades psoriques. L'usage de ces moyens les délivrait à la vérité, du mal extérieur. Il n'était pas rare de voir ces guérisons suivies d'accidens graves, comme l'hydropisie générale, par exemple, dont fut suivie la cure de cet athénien qui, à la suite d'un bain de soufre très-chaud qu'il prit dans l'île de *Mélos*, mourut le troisième jour de cette maladie.

On ne voit guère dans l'antiquité, le soufre employé à l'intérieur contre le miasme psorique, parce que les anciens n'imaginèrent pas plus que les modernes, que cette maladie était encore plus intérieure qu'extérieure.

Si l'on voit cette substance médicinale employée intérieurement par les modernes, cela ne veut pas dire qu'ils eussent une autre opinion de la nature de cette maladie, car ils unissaient toujours à ce remède, pris intérieurement, leurs moyens sulfureux extérieurs. Les grandes doses auxquelles ils l'administraient, prouvent assez qu'ils ne voyaient en lui qu'un moyen purgatif qui leur paraissait plus approprié à la nature de cette maladie, et qui, comme tous les purgatifs, était propre à rappeler au dedans le vice de la surface. Ils espéraient, dans les principes de la pathologie humorale, évacuer par là les sucs hétérogènes nuisibles. Ce procédé produisait toujours l'un de ces deux effets : ou d'aggraver la maladie, ou de la transformer en une autre plus dangereuse. Dans le premier cas, l'addition d'un mal semblable à l'ancien mal, était trop grande; dans le second, la maladie restait la même, attendu les fortes évacuations, vomitives ou purgatives, qui expulsaient le remède avant qu'il eût produit son effet, ou elle passait à une autre affection chronique, opérée par la répercussion de l'éruption.

Si donc lorsque la *psore* est encore accompagnée de son symptôme local, (condition la plus favorable à la guérison,) la cure ne peut en être opérée par l'union des moyens extérieurs combinés avec de grandes doses de soufre pris intérieurement, à plus forte raison ne doit-on point espérer de guérir celle qui a été privée de son signe externe, par l'usage du même remède, tout anti-psorique qu'il est, administré à grandes doses, comme on a coutume de le faire. A la vérité, on voit quelquefois d'heureux effets de ce remède au commencement du traitement, surtout par l'usage des bains sulfureux naturels : delà l'affluence des maladies chroniques aux eaux de *Téplitz*, de *Bade*, de *Wisbade*, d'*Aix-la-Chapelle*. Veut-on savoir ce que c'est que cette santé qu'ils retrouvent dans ces bains ? Ce n'est rien autre chose qu'une maladie médicinale sulfureuse, plus douce peut-être que la *psore* naturelle, laquelle cède bientôt sa place à la maladie primitive ; ou bien, ce qui est pire encore, cette *psore* primitive qui a permuté ses symptômes contre d'autres symptômes particuliers, en attaquant de nouveaux organes qui jusqu'ici n'avaient point encore souffert. Le malade qui n'en sait pas davantage, se réjouit d'être délivré des symptômes de la première maladie, plein d'espoir qu'un second voyage aux mêmes eaux complétera sa guérison. Il est loin de se douter que le changement de sa maladie n'est qu'une métamorphose de la même *psore*. Il en fait la triste expérience, en ne rapportant de son second voyage aucune amélioration. Il arrive souvent que son état est empiré, en raison du plus grand nombre de bains qu'il a cru devoir prendre pour mieux assurer sa guérison. Ainsi donc, c'est à sa mesure toujours outrée, autant qu'à son emploi extérieur, que le soufre, d'ailleurs spécifique contre cette maladie, doit, je ne dirai pas seulement son efficacité, mais encore le triste privilége de faire à l'humanité souffrante beaucoup plus de mal que de bien.

Mais voulût-on employer ce remède, comme je ne tarderai pas de l'enseigner, à des doses mesurées sur ses propriétés spécifiques, on ne réussira guère que dans les cas où la *psore* est encore fraîche et revêtue de son symptôme extérieur primitif. Ce n'est pas qu'on ne lui voie apporter du soulagement et un commencement de guérison dans les *psores* dépouillées de leur symptôme local, soit que la *psore* soit encore latente, soit qu'elle ait pris la forme d'une maladie chronique. Mais on ne peut en attendre une cure radicale, tant parce qu'on a presque toujours quelque temps auparavant abusé de ce remède, que parce que le soufre, comme tous les autres remèdes anti-psoriques, ne peut être employé que deux ou trois fois, encore faut-il entre l'une et l'autre de ces petites doses, intercaler un autre médicament également anti-psorique, si l'on veut que le malade ne soit point exposé à une récidive.

C'est, en d'autres termes, avoir posé en principe que jamais le soufre ne guérira, seul, une gale répercutée, encore moins les bains sulfureux en sont-ils capables.

Un second principe, rendu par l'expérience, non moins incontestable, est que, la *psore* rentrée, latente, ou développée en maladie chronique, ne cèdera pas plus à tout autre remède anti-psorique, s'il est employé seul. Leur concours successif est indispensble pour la guérison. Dans les cas difficiles, ils sont tous nécessaires.

Combien plus facile est le traitement de la *psore*, encore toute neuve et accompagnée de son symptôme extérieur ! une fraction billionième de l'esprit de vin sulfureux suffit pour faire disparaître l'un et l'autre dans l'espace de deux semaines. Il m'est arrivé avec un demi-grain de la fraction millionième du charbon, de guérir une famille composée de sept personnes. J'y ai fait succéder trois doses de *sépie*, appartenant chacune à la même fraction millionième de ce remède.

Tout étranges que paraissent ces assertions, on cessera de s'étonner si l'on considère que la *psore* est un miasme chronique d'une espèce toute particulière, qu'il a traversé depuis quelques milliers d'années des millions d'organismes humains, où il a subi un même nombre de mutations qui ont fourni les élémens de ces maladies chroniques innombrables qui pèsent sur l'humanité, dont les formes varient en raison de la diversité des situations physiques, morales et sociales des individus.

On concevra facilement qu'il ne se peut qu'un seul et unique remède réponde à ces formes multipliées. Telle ne fut pas ma première pensée : un travail de douze années consécutives, des cures manquées ou imparfaites, de nouvelles expériences m'ont amené à cette vérité, et je ne puis que m'applaudir d'avoir comblé cette lacune dans le domaine de la doctrine homœopathique, à laquelle il manquait cctte perfection.

Quoiqu'il soit de toute vérité qu'une dose unique de soufre homœopathiquement administrée, suffise à la guérison de la *psore* récente et accompagnée de son symptôme local, il n'en est plus de même, lorsque la *psore* a déjà vieilli, tant à la peau que dans l'intérieur de l'organisme. On conçoit que le miasme en se multipliant, ne peut plus être contenu dans l'organe cutané, et qu'alors la *psore* interne n'étant plus représentée intégralement à l'extérieur, cherche et trouve un autre aboutissant dans quelques-uns des organes internes, ce qui se manifeste par l'apparition des symptômes qui caractérisent une *psore* latente ou déjà développée sous la forme d'une maladie chronique. Dans ces cas, le soufre unique n'est pas plus suffisant pour la guérison que tout autre médicament anti-psorique. Il faut encore ici le concours successif de plusieurs d'entr'eux.

Lorsque le soufre est indiqué dans une maladie psorique, par l'analogie de ses symptômes avec les symptômes de cette maladie, s'il n'a point encore été administré au malade, il faut donner la préférence à la préparation de ce remède, la moins puissante. Cette préparation est le soufre dissous dans de l'esprit de vin.

Pour former *l'esprit de vin soufré*, on prend cinq grains de fleur de soufre, que l'on aura préalablement lavés avec l'esprit de vin, puis séchés ensuite sur du papier brouillard, et l'on verse dessus 100 gouttes d'esprit de vin; on renverse le vase bien bouché, afin que le soufre, quittant le fond, puisse entrer en contact avec l'esprit; puis on secoue fortement le vase une seule fois, et on laisse reposer le mélange pendant 24 heures, afin que le soufre regagne complètement le fond. On décante et la liqueur décantée s'appelle *esprit de vin soufré*. Soit dit en passant, la chimie, malgré tous ses raffinemens, ne soupçonnait pas la possibilité de la solution du soufre dans l'esprit de vin, opérée à si peu de frais; elle ne se doute pas davantage de celle de tous les métaux et de toutes les terres dans la même liqueur, après les avoir broyés long-temps et amenés à la fraction dix millième du grain primitif.

Voudra-t-on croire que ces cinq grains de fleur de soufre peuvent servir pendant quelques années à préparer un grand nombre de fois la même quantité *d'esprit de vin soufré*, sans qu'on puisse en les pesant, s'apercevoir qu'ils aient rien perdu de leur poids? ce paradoxe apparent ne manquera pas de soulever contre lui les médecins allopathes, accoutumés à manœuvrer en médecine avec des doses de 10, 20, 30 grains de soufre répétés plusieurs fois dans un jour.

Eh bien, cette préparation convient, non-seulement à l'enfance, mais encore à l'adulte; une goutte de cet esprit de vin soufré est même encore trop forte; pour affaiblir sa dose, on fera bien de demander au confiseur la préparation de petites boules formées de sucre de lait et d'amidon, dont le volume n'excède pas celui des graines de pavot. Avec l'extrémité du bouchon de la fiole qui contient la teinture, après l'avoir agitée, on touche une de ces petites boules, que le malade place sur sa langue, sans qu'il ait besoin de l'humecter avec de l'eau, excepté le cas où l'on a besoin que le remède agisse plus vivement, alors on l'humecte avec quelques gouttes d'eau, et l'on défend au malade de rien prendre dans la première heure qui suit l'administration du remède. On se conduira de la même manière, quel que soit le remède anti-psorique que l'on veuille administrer.

Je rappelle ici la condition rigoureuse de l'efficacité des remèdes administrés homœopathiquement. Toute l'influence extérieure ou intérieure à l'organisme, capable de neutraliser l'action du remède, doit être soigneusement évitée. Alors on peut compter que dans l'espace de 16, 18, 20, 24 à 30 jours, le succès de cet atôme sulfureux sera tel qu'on ne devra jamais l'attendre de la seconde dose à venir; mais il est à l'obtention de ce succès encore une deuxième condition, c'est que le malade n'ait point encore été traité, encore moins mal traité avec le soufre. Car alors ce n'est point avec ce médicament que l'on doit entamer la cure, mais bien avec tout autre remède anti-psorique, analogue par ses symptômes aux symptômes du mal à guérir.

S'il arrivait dans le cours de la cure de la *psore*, qu'on eût après l'emploi de plusieurs autres remèdes anti-psoriques, besoin d'une seconde dose de soufre, alors on n'emploierait que la fraction billionième de ce remède, mais avec l'attention de la faire précéder, de 6 ou 7 jours d'avance, par la fraction décillionième de la noix vomique; l'objet de ce remède intermédiaire est de détruire l'irritabilité nerveuse, si contraire à l'action du soufre: ce dernier remède convient surtout aux personnes que l'air extérieur incommode, ennemies du mouvement, amies de la chaise et du lit, dont le caractère aime la contradiction.

Lorsque l'on a administré le soufre pour la seconde fois, il faut attendre 30 ou 40 jours avant de passer à un autre remède anti-psorique, surtout lorsque son indication est clairement démontrée par la ressemblance de ses ymptômes avec ceux de la maladie. J'avertis le lecteur que ce remède est infiniment efficace, lorsque le malade, aux autres symptômes de la *psore,* joint le symptôme d'une constipation de plusieurs jours, que les selles sont composées de matières et en forme de nœuds, et qu'il éprouve des envies fréquentes et fausses d'aller à la garde-robe.

Le charbon de bois, ainsi que le charbon animal, ne sont pas moins que le soufre, doués d'une grande vertu anti-psorique ; c'est le second remède dont je donnerai ici les spécialités, quoique ces deux remèdes aient leur matière médicale complète, dans mon grand traité sur les vertus positives des médicamens. Une particularité remarquable du charbon est de soulager palliativement, lorsqu'il n'a point été administré dans l'esprit de la doctrine homœopathique. Après 8 ou 9 jours de son effet palliatif, on ne manque pas de voir s'exaspérer les symptômes de la maladie ; on neutralise son action en respirant l'odeur d'une saturation de camphre, ou bien encore en prenant une fraction billionième de la teinture du café cru ; puis on continue la cure avec des remèdes dont le choix soit vraiment homœopathique.

Le charbon est particulièrement indiqué et souverainement efficace, lorsque le malade éprouve plusieurs des symptômes qui suivent.

Pesanteur de la tête, pression dans les yeux, collement des paupières dans la nuit, bruissemens dans les oreilles, défaut de cérumen, gerçures des lèvres, sécheresse dans la bouche, ou salivation abondante ; engorgement glaireux de la gorge, goût salé des alimens, aigreur après le repas, sueur en mangeant, faim extraordinaire sans soif, renvois des alimens à la gorge ; le matin mal de cœur, nausées : ballonnement du bas-ventre, selles liquides, pâles ; douleurs aux boutons hémorroïdaux de l'anus, urines foncées, anxiétés urinaires, besoin fréquens, nuit et jour, de rendre les urines; pollutions fréquentes, affluence de pensées voluptueuses, éjaculation trop prompte de la semence pendant le coït; fréquence du flux menstruel, fleurs blanches. Le matin, raucité de la voix, obstruction des fosses nasales, oppression de la poitrine, courte haleine en marchant, sensation douloureuse de blessure dans la poitrine, taches brunâtres sur la poitrine. Engourdissement des membres, chaleur dans la paume des mains; sueur des pieds, rougeur et gonflement des orteils avec douleur lancinante, comme dans les engelures; crampes nocturnes des gras de jambe, mouvement vermineux pendant la nuit, somnolence le jour, rêveries nocturnes, réveils d'épouvante, songes effrayans, sueurs nocturnes, terreur des fantômes.

Le charbon animal, au contraire, est d'accord, dans ses symptômes, avec les symptômes psoriques suivans.

Le matin, vertiges, bruissemens d'oreilles, sécrétion abondante du cérumen, goût d'amertume à la bouche, faiblesse d'estomac et incommodités de cet organe après toutes les sortes d'alimens; renvois douloureux qui ne peuvent s'accomplir, nausées nocturnes, poids et pincemens à la région du foie, incarcération des vents; fleurs blanches, catarrhe nasal sec, raideur arthritique des articulations des doigts, facilité à se faire mal en levant quelque chose, sueurs débilitantes, surtout aux cuisses.

La préparation homœopathique de ces deux substances consiste à se procurer, par le procédé déjà indiqué et que je reproduirai plus bas, la fraction millionième en poudre, puis de conduire l'atténuation jusqu'à celle quadrillionième, mais en formant à partir du million, des fractions liquides, pour se procurer l'avantage de pouvoir mieux amoindrir les doses. Son action porte une durée égale à celle de l'amélioration de la maladie, que j'ai remarquée être de vingt à trente jours.

DE LA DIÈTE HOMŒOPATHIQUE

DANS LE TRAITEMENT DES MALADIES CHRONIQUES.

La cure des maladies chroniques a, comme celle des maladies aiguës, ses succès fondés sur l'observation rigoureuse des préceptes diététiques exposés dans l'Organon de l'art de guérir. Je dépose ici quelques spécialités et règles exceptionnelles qui n'ont trait qu'aux maladies chroniques.

Les affections chroniques sont d'une longue et difficile curation. Cependant, malgré la rigueur du précepte qui enjoint d'éloigner de la cure tout ce qui peut la contrarier, on ne saurait se dispenser de reconnaître, que non-seulement la durée du traitement exige un adoucissement dans les règles diététiques, mais encore que l'on rencontre des nécessités de modification de ces règles dans l'âge des malades, dans l'ancienneté de leurs habitudes devenues une seconde nature, ainsi que dans leur situation sociale, rapports dont le changement est souvent impossible, tant dans les hautes que dans les basses classes de la société. De plus, les individualités doivent être prises en considération.

Je ne répondrai plus à ceux qui, pour déprécier l'homœopathie, prétendent que la rigueur de la diète fait tous les frais de ses guérisons. J'en appelle aux malades qui, sur la foi de ces assertions mensongères, ont demandé leur guérison à son régime sévère. Qu'ils disent si leur maladie ne s'est pas aggravée? c'est le propre des maladies chroniques qui dérivent de la *psore*.

Ainsi, le manoeuvre continuera son travail des mains, le journalier ses occupations, l'homme industrieux son métier, le laboureur la culture de son champ, et la ménagère, les fonctions du ménage; chacun d'eux devant éviter les occupations nuisibles, non-seulement à l'homme malade, mais même à l'homme qui jouit de la santé. Ces observances regardent le médecin traitant.

Il est une autre classe d'hommes, qui n'est point vouée aux travaux pénibles du corps; ce sont ceux qui, à la chambre, s'occupent d'ouvrages délicats qui exigent que l'on soit assis. Il n'est point pour eux de guérison, s'ils n'allient à leurs travaux l'exercice et le mouvement en plein air.

La classe aisée, opulente même, doit se faire un devoir de descendre de voiture pour aller à pied. Le cheval et l'équipage ne doivent être employés qu'avec modération. Beaucoup de plaisirs sont innocens, comme la danse, les courses. À la campagne, les réunions sociales, la musique, les lectures, pourvu que l'abus en soit banni. Il faut très-peu de représentations théâtrales, et jamais de jeux de cartes. L'alternative de la crainte et de l'espérance ébranle trop fortement l'ame, pour ne pas nuire à la maladie et à son traitement. Les jeux galans, proprement dits, ainsi que les lectures romanesques sont sévèrement interdits. Quant à la cohabitation des époux, il m'a toujours semblé ridicule au médecin de l'interdire. Si l'un des époux est inapte à cet acte, la défense existe d'elle-même. Y a-t-il trop d'entraînement de la part de l'un ou de tous deux, la médecine a droit d'intervenir, pour modérer l'un et rendre la puissance à celui qui en est privé.

Enfin viennent les hommes de lettres, qui ignorent presque qu'ils ont des membres à mouvoir. C'est surtout à eux que s'adresse le précepte de beaucoup marcher en plein air, et de se créer, pour les mauvais temps, quelque travail corporel domestique : ils peuvent continuer de travailler de la tête et de lire, mais en évitant toute contention d'esprit qui ferait manquer la cure.

Toutes les classes de malades atteints d'affections chroniques, sans exception, renonceront à ces petits remèdes domestiques, dont chaque famille est en possession. Les élégans réformeront les parfumeries, les poudres et élixirs dentifrices. Il y aurait du danger à quitter brusquement la laine que l'on porte immédiatement sur la peau, comme aussi de fermer les fontanelles qui suppurent depuis long-temps. On échange d'abord la laine contre le coton, avant de revenir à la toile, et l'on attend, pour supprimer un cautère, que la cure ait fait des progrès évidens.

Quelque attachement que puisse avoir le malade pour ses bains domestiques, son médecin ne se laissera point fléchir, dans le refus qu'il lui doit faire de leur continuation. La propreté exigeant des lotions, elles seront faites avec toute la vîtesse possible, et la saignée dont plusieurs malades ont contracté l'habitude, leur sera irrémissiblement refusée.

La diète homœopathe ne saurait accorder aux malades de toutes les classes l'usage des épices, plantes et racines aromatiques. Quant au citron et autres acides, elle conseille d'en faire rarement usage, ainsi que des chairs du porc, de l'oie et du canard. Lorsque les symptômes du mal sont originaires du bas-ventre, rien n'est plus nuisible que la viande de veau et les légumes venteux ; on y doit éviter le vieux fromage, les graisses et le trop salé, et ne manger des fruits et du melon qu'en petite quantité ; tandis que, lorsque les accidens sont étrangers à cette région, on n'est pas tenu à ces observances rigoureuses, surtout quand le malade est en état de continuer de remplir des fonctions qui procurent des mouvemens au corps. Je laisse à l'indigent ses pommes de terre, ses farinages et son jeune fromage, en le priant de n'y point allier l'oignon et le poivre.

Avec un désir vif de guérir, on peut, à la table même du souverain, trouver les alimens qui remplissent les conditions de la diète homœopathique.

L'usage du tabac à fumer et du tabac en poudre est trop général pour n'en pas parler : les personnes âgées qui en usent depuis long-temps, feront bien d'en modérer l'emploi, et les jeunes gens doivent renoncer à ces deux habitudes.

C'est dans la détermination des boissons que le médecin homœopathe rencontrera le plus de difficultés. Le café est aussi nuisible à l'ame qu'au corps, comme je l'ai prouvé dans un petit ouvrage imprimé à Leipsick en 1803. Nonobstant ses effets pernicieux, la plus grande partie des nations civilisées s'en est fait l'habitude et le besoin, de sorte qu'il srait absurde de songer à en faire réformer l'usage. Il a, comme la superstition et les préjugés, poussé de profondes racines dans l'organisme humain, que le médecin homœopathe est forcé de respecter. Les jeunes gens de 20 à 30 ans, peuvent sans inconvénient en être sevrés tout d'un coup. Il n'en est pas de même de ceux qui ont franchi cet âge. Tout ce qu'on peut se permettre, c'est de le leur retirer peu à peu, et pour peu que cette privation altère leur existence, on le leur laissera en l'affaiblissant et le faisant mêler avec moitié de lait au moins; si toutefois leur maladie chronique n'a pas son siége dans le bas-ventre, et que d'ailleurs leur régime soit, sous tous les autres rapports, à l'abri de tout reproche. Je n'avance ceci que comme un fait d'expérience. Pendant son usage ainsi modifié, j'ai opéré la cure des maladies chroniques très-opiniâtres.

Ce que je viens de dire du café, doit s'appliquer au thé de la Chine : préparé faible, bu une seule fois dans le jour, je n'ai pas vu qu'il fît grand obstacle à la guérison des maladies chroniques ; néanmoins on n'en accordera la continuation qu'aux personnes qui en ont une longue habitude, et depuis leur enfance.

L'homme de l'art se conduira de même, à l'égard des malades qui ont aussi, depuis l'enfance, l'habitude de boire du vin. Il y a exception pour tous ceux qui sont arrivés à l'âge de 40 ans. Cependant, on essayera de leur en diminuer au moins la quantité, et de faire ajouter de l'eau à la portion qu'on leur permettra. Cela est de rigueur, lorsque la maladie siège dans le bas-ventre, si toutefois cette boisson ne leur est pas devenue tellement nécessaire, qu'on ne puisse la leur retirer sans compromettre les forces de la vie.

On l'accordera pure aux personnes accoutumées à l'eau-de-vie, dont la privation est indispensable.

N'est-ce pas le privilége exclusif de l'homœopathie, de ménager les forces de ses malades, que l'on craint si peu de prodiguer dans toute autre méthode curative? Que le sectateur de cette doctrine ne l'expose jamais à la raillerie, par des pratiques auxquelles se mêlerait de la pédanterie.

Enfin il reste une boisson qui pourrait être toujours innocente, si l'avidité n'en détruisait pas l'innocuité par des frelateries plus dangereuses que lucratives. Je veux parler de la bière, trop souvent altérée par son mélange avec des substances végétales, propres à produire l'ivresse. Quand on sera assuré de sa bonne qualité, et qu'elle ne sera pas trop spiritueuse, on peut en faire sa boisson. Je passe maintenant aux obstables que rencontre la cure des maladies chroniques.

Les causes qui peuvent éveiller la *psore* endormie, et favoriser son développement, ont la même influence sur celle qui a déjà pris la forme d'une maladie chronique. Elles peuvent en rendre la cure plus difficile et même impossible. Elles sont, ces causes, diverses dans leur nature, comme dans leur degré d'activité.

Sans doute, ce n'est pas impunément que l'homme psorique épuise son corps dans des travaux trop pénibles, qu'il respirera le miasme des marais, ou qu'il essuyera quelque lésion grave, telle qu'une blessure ; qu'il sera exposé aux extrêmes du chaud et du froid ; ou bien encore qu'il souffrira la faim que lui impose la misère, et que ses alimens seront de mauvaise qualité. Sous ces funestes influences son miasme caché est porté au développement, et sa maladie chronique, résultat de ce développement, n'en peut recevoir qu'un degré de plus d'aggravation. Cependant il n'est aucune parité entre ces causes, et celles morales qui proviennent d'une ame abattue par le malheur, ou bourrelée par la conscience. Mieux vaudrait être dix ans à la bastille, ou les passer aux galères, dans les supplices du corps, que quelques mois dans une union conjugale malheureuse. Voyez ce jeune prince, naguère d'une santé si florissante ! il a suffi de quelques semaines pour faire de sa *psore* interne, une affection chronique grave. Combien d'hommes opulens ont perdu l'esprit, pour être tombés du faîte de la richesse dans les angoisses du besoin ! Combien de mères ont été précipitées dans la phtysie purulente, ou dans les tourmens du cancer, par la perte inattendue d'un enfant chéri ! Quel touchant intérêt n'inspire pas la mélancolie de cette jeune femme dont le cœur brûlant d'amour, est inconnu d'un mari insensible ou infidèle !

De combien de difficultés, quelquefois insurmontables, est entourée la médecine, toujours implorée par les infortunés dont je viens de tracer l'esquisse ! Il faut l'avouer, néanmoins, c'est au chagrin, au désespoir, que, le plus souvent, la *psore* latente et la *psore* développée, doivent, la première, son développement, et la seconde son aggravation.

Quel médecin ne se fait pas un plaisir d'éloigner de son malade de semblables obstacles, pour opérer sa cure ? Éviter l'ennui, égayer son esprit, sont les conseils qu'il lui laisse chaque jour, en le quittant. Combien plus grande n'est pas cette obligation, lorsque la maladie a pris naissance dans la tristesse et la douleur ! il doit étendre son influence jusques sur les entours du malade, dont il dépend plus que de lui, de le soustraire à ces homicides influences.

Mais si la situation du malade est telle, qu'il n'offre point d'accès à la consolation ; si la religion, la philosophie, n'ont point d'empire sur lui ; si sa force d'ame ne va point jusques à savoir supporter et son sort et sa maladie, il ne reste à l'homme de l'art qu'à se retirer. Il ne peut que se compromettre, lui et son art. Mais il faut soigneusement distinguer cet état de désespoir fondé sur des causes toujours en action, de celui où le malade éprouve la même situation d'esprit, sans qu'on puisse l'attribuer à des agens extérieurs. Cette affection dernière rentre dans la classe des affections mentales, qui doivent être traitées spécifiquement par les remèdes anti-psoriques analogues dans leurs symptômes, aux symptômes du mal moral.

La même incurabilité frappe l'homme grand et riche, dont la maladie chronique a traversé toutes les sortes de bains minéraux, et reçu un degré de plus d'aggravation, dans les mains de nos médecins à la mode. Il n'arrive jusqu'au médecin homœopathe, qu'avec la complication de son mal avec les maladies médicinales que lui ont donné tous les remèdes en honneur, remèdes surnommés héroïques. Quel médecin assez clairvoyant, quelle vue assez perçante, pénétrera dans ce chaos? L'organisme est tellement désaccordé, la maladie primitive tellement défigurée, qu'elle n'admet ni diagnostic, ni prognostic. Tout espoir est interdit, toute promesse de guérison doit être suspendue, jusqu'à ce que le malade, soumis au régime et condamné à l'habitation des champs, éloigné de toute influence médicinale, ait échappé à l'action des remèdes dont il est saturé, et que, dégagé de ces complications, le mal chronique primitif puisse enfin paraître aux yeux de l'homme de l'art. Ce n'est pas trop exiger que de connaître son ennemi, avant de le combattre! Veut-on la preuve de l'incurabilité de ces maladies par le fait des traitemens allopathiques qu'elles ont subies, que l'on descende chez le journalier, chez l'homme de peine, dont le médecin n'aborde pas l'humble réduit.

Pourquoi leurs maladies chroniques les plus affreuses cèdent-elles comme par miracle au traitement que l'homœopathe leur fait subir ? c'est qu'elles sont vierges de toute curation allopathique.

Je ne saurais trop plaindre le jeune médecin homœopathe, obligé de fonder sa réputation sur de semblables cures. Il ne peut qu'échouer chez l'opulence : les pauvres seuls peuvent lui faire un nom.

Il n'est pas rare de trouver des maladies chroniques incurables, chez la jeunesse elle-même, devenues telles à la suite des excès de tout genre, auxquels elle se livre. Déjà énervés par une éducation molle et relâchée, ils y ont joint souvent la contagion vénérienne et ses traitemens vicieux ; de sorte que la *psore* combinée avec cet autre miasme, et défigurée par le mercure dont ils ont abusé, offre à sa guérison des difficultés presque insurmontables. Encore ici le médecin homœopathe doit être bien circonspect dans son prognostic.

Il est encore un autre genre d'obstacles à la cure des maladies chroniques dérivant de la *psore*. On le rencontre dans la classe inférieure de la société, où il n'est pas rare de voir des personnes que la gale a atteintes à plusieurs reprises. Autant de fois aussi l'éruption psorique a été repoussée au dedans.

On conçoit que le miasme, ainsi refoulé, a dû réagir sur l'organisme; et y développer des accidens d'une difficile guérison. Néanmoins avec un régime sévère, beaucoup de patience et de temps, et l'emploi des remèdes les plus spécifiques, on peut espérer une guérison radicale. Mais les sujets ne doivent pas être trop avancés en âge. Que ne savent-ils, ceux qui, plusieurs fois infectés de la *psore*, l'ont chaque fois attaquée uniquement par les moyens externes; que ne savent-ils, ai-je dit, que le traitement méthodique de la dernière infection peut les délivrer de tous les maux chroniques qu'ont engendré les premières, pourvu toutefois qu'elle ait conservé son éruption primitive entière? Il n'arrive ici que ce que l'on voit se passer dans le traitement régulier d'une *syphilis* nouvelle entée sur une contagion syphilitique confirmée, résultat de la fermeture d'un chancre antérieur, sans autre traitement que les topiques. Si la première *syphilis* répercutée est sans complication avec la *psore*, il suffit d'une dose unique de mercure, pour enlever à la fois les deux maladies. La complication psorique existe-t-elle, le traitement de la *psore* doit nécessairement précéder celui de la *syphilis*. De ce fait bien positif, il faut se garder de conclure qu'une infection contractée volontairement dans l'intention d'opérer cette double guérison, aura toujours les mêmes résultats. L'expérience, malheureusement, enseigne que les personnes atteintes des maux chroniques, tels que la phtysie, la paralysie d'une partie du corps, et autres maladies, sont peu propres à contracter une nouvelle infection. Ce défaut d'impressionabilité à l'influence d'une *psore* nouvelle, est dûe, sans doute, à la prédominance de la *psore* interne.

Il ne me reste plus qu'à indiquer au médecin homœopathe, déjà exercé dans son art, les remèdes vraiment anti-psoriques dont seul il est appelé à faire un salutaire usage. Je terminerai cet ouvrage par quelques remarques indispensables.

S'il est vrai, comme je crois l'avoir démontré, que la *psore* soit la source de presque toutes les maladies chroniques, la *sycosis* et la *syphilis* exceptées, elles doivent conséquemment être traitées exclusivement par les médicamens anti-psoriques, quels que soient leurs symptômes, quel que soit le nom que leur ait prêté la pathologie.

Il arrivera souvent, dans le traitement de la *psore*, qu'un symptôme apparaîtra. Ce sera, tantôt un mal de gorge, tantôt un dévoiement, une douleur dans telle ou telle partie du corps, causés par l'action d'un remède anti-psorique. Il faut bien se garder de changer de remède, pour en chercher un autre qui réponde à la nature de ce symptôme nouveau, mais laisser achever l'influence de celui que l'on regarde comme la cause de ces accidens. On doit néanmoins s'enquérir soigneusement si ce symptôme n'a pas déjà été précédemment éprouvé par le malade, et dans ce cas, s'applaudir de sa réapparition, comme d'un signe indicateur de l'extrême spécificité du médicament qui l'a fait reparaître. Sa reproduction annonce, en effet, que le remède a pénétré profondément dans l'organisme, et promet qu'il en sera d'autant plus efficace. On le laissera conséquemment terminer son action, sans la contrarier par un autre.

Mais si ces symptômes sont inconnus au malade, qui ne les a jamais éprouvés, on ne les laissera subsister qu'autant qu'ils seront légers, et d'une durée courte; tandis que lorsqu'ils seront vifs, fatigans, insupportables, on les neutralisera, ou par un antidote, ou bien on administrera un nouveau remède d'un choix plus vraiment anti-psorique; car ces symptômes, étrangers à la maladie, appartiennent au médicament administré, lequel doit manquer du caractère homœopathique.

Quant à l'aggravation des symptômes naturels de la maladie, on sait déjà qu'elle est un signe certain de la spécificité du médicament. D'abord assez vive les premiers jours, elle diminue successivement, cesse quelquefois pour reprendre quelques jours plus tard, mais chaque fois avec moins de vivacité. Cet événement remplit de joie le malade et son médecin.

Il n'en est pas de même de l'aggravation qui, après avoir été très-vive dans le principe, augmente plus tard au lieu de diminuer. Elle indique sûrement que le remède, malgré son caractère vraiment anti-psorique, a été administré à une dose trop forte. Cette sur-aggravation donne une juste crainte de voir manquer la guérison : car bien que la maladie du médicament soit semblable à la maladie naturelle, la violence du remède développant d'autres symptômes qui n'appartiennent pas à la maladie, fait disparaître cette ressemblance, et met à la place de cette maladie une autre maladie, et plus forte et plus grave, sans que la première disparaisse pour cela.

Ce n'est que dans les deux premières semaines de l'action d'un remède trop fortement dosé, que l'on s'aperçoit de cette erreur ; on ne doit pas balancer un instant de neutraliser cette trop vive influence, soit antidotairement, soit par l'administration d'un autre remède anti-psorique très-faiblement dosé ; et, si ce premier ne suffisait pas, avec un troisième également anti-psorique. J'ai moi-même commis cette faute, avec la *sépie*, le *licopodium* et la *silice*, avant d'avoir appris à connaître toute l'activité de ces médicamens. Cependant mes doses n'avaient point excédé les fractions billionièmes de ces trois substances médicales.

A-t-on conjuré l'orage causé par cette dose trop forte d'un remède d'ailleurs homœopathique, on n'est pas pour cela privé d'y revenir plus tard, et d'en espérer des effets curatifs. Mais on aura soin d'en employer les fractions les plus exiguës.

En général, après l'administration d'un remède qui ne serait point homœopathique, le médecin ne peut pas commettre de faute plus grande que celle de ne point croire à mon expérience sur la nécessité de donner la préférence aux doses les plus atténuées des remèdes; puis ensuite, celle de ne pas laisser à chaque dose le temps complet de son action.

On évitera la première erreur, en restant au-dessous de l'atténuation que j'ai indiquée, plutôt que de l'excéder. Qu'on ne redoute point de la trouver sans efficacité, si le remède dont elle sort, est lui-même homœopathique et anti-psorique, et que le malade n'en neutralise point l'effet par des infractions au régime.

On pardonnera peut-être à l'humanité d'être faillible, elle faillira quelquefois, en donnant un remède dont les symptômes ne cadreront pas avec les symptômes du mal. Mais quel avantage immense de pouvoir, à volonté, le placer hors de toute action, et de le remplacer par un autre plus convenable! L'allopathie pourrait-elle en dire autant?

On ne saurait trop se tenir en garde contre la précipitation qui porte à donner un second remède huit ou dix jours après le premier, dans la fausse persuasion qu'une si faible dose médicinale ne peut agir encore au-delà de ce terme. On est porté à penser ainsi, par la reproduction de quelques symptômes à enlever, qui se remontrent de temps en temps.

Qu'importe, si le remède bien choisi agit efficacement, (ce que l'on remarque dans les huit ou dix premiers jours;) qu'importe, dis-je, qu'il paraisse de temps à autre une aggravation homœopathique de la durée d'une heure, et même d'une demi-journée ? On n'a pas perdu pour cela, le bien déjà opéré. Il se manifeste ordinairement, dans les affections très-opiniâtres, vers le vingt-quatrième ou trentième jour; c'est du quarantième au cinquantième jour que le remède termine son action, terme avant l'expiration duquel il serait déraisonnable de renouveler le remède, attendu que l'on arrêterait, par cette précipitation, les progrès de l'amélioration.

Ce n'est que lorsque le retour de symptômes, déjà de beaucoup diminués, ou même enlevés, arrive un peu tard, que leur tenue est durable, que même ils paraissent aggravés, qu'il est temps de penser à administrer un autre remède antipsorique, en parfaite analogie avec ces symptômes.

Est-il étonnant qu'une maladie profonde, qui s'est identifiée avec les parties les plus déliées de l'organisme, résiste opiniâtrément à l'action du remède même le plus spécifique ? On ne doit apercevoir dans ces paroxysmes d'aggravation que la lutte répétée du médicament avec la maladie. Le remède reste-t-il le plus faible, l'amélioration disparaît peu à peu, et les symptômes augmentent. Demeure-t-il au contraire le plus fort, on voit, en dépit de ces accès de récidive, se conserver le bien déjà produit, en tant que l'aggravation s'est bornée au renouvellement des mêmes symptômes, sans qu'il en ait paru de nouveaux. C'est la continuation, ai-je dit, des attaques du mal par le médicament, attaques qui se renouvellent chaque fois plus faiblement. Cela dût-il se répéter seize, vingt, vingt-quatre jours après son administration, il n'en faut rien redouter. La cure marche et la guérison s'opérera. Le contraire arrivera, lorsque le remède réellement bien choisi, aura été donné à une dose trop forte. Ses attaques se renforcent et deviennent toujours plus vives, à mesure qu'on s'éloigne du jour où il a été administré.

Mais j'ai peu d'espoir de convaincre les médecins de la nécessité d'éviter ces deux fautes. Combien de médecins homœopathes même auront de la peine à admettre ces grandes vérités, et à les mettre en pratique! Les idées régnantes, les réflexions théoriques y mettront obstacle longtemps encore. Comment croire que des atômes médicinaux jouissent d'une activité si longue et si efficace? Passe encore pour deux ou trois jours! Mais que leur action embrasse un espace aussi prolongé, il ne faut, dit-on, rien moins que renoncer au sens commun pour y ajouter foi.

Cependant il en est ainsi. Je n'ai jamais dit que cela fût intelligible, ni demandait une croyance aveugle. Comment exigerais-je qu'on le comprît, lorsque je ne puis m'en rendre compte à moi-même?

Mais est-ce une raison pour nier un fait? C'est à l'expérience que je me suis rendu, et non à mon raisonnement. Qui de nous peut prétendre avoir pesé les forces occultes qui sont renfermées dans le sein de la nature, ou révoquer en doute leur existence?

N'a-t-on pas vu l'homoeopathie, par son nouveau mode (dont elle est l'inventrice,) de broyer et frotter les substances les plus inertes, leur donner une vie qu'on ne leur supposait pas? Qu'en puis-je, si l'on refuse opiniâtrément de procéder comme moi, c'est-à-dire, d'après les leçons que j'ai reçues de l'expérience! Et qu'expose le médecin, en imitant fidèlement ce que j'enseigne? Il lui faut donc renoncer à la cure des maladies chroniques, s'il ne veut point se déterminer à résoudre le problème de leur incurabilité insoluble jusques à la publication de ma doctrine.

Peut-être exige-t-on, avant d'imiter mes procédés, que les forces secrètes qui enfantent ces succès, paraissent visiblement à nos yeux? Mais cette exigeance n'est-elle pas aussi orgueilleuse que ridicule? Qui de nous ne continue pas à faire jaillir l'étincelle de la pierre frappée par l'acier, sans avoir la prétention de comprendre le mode d'existence de cette matière de la chaleur dans le sein d'une pierre, et celui de son développement sous le coup qui la frappe? Avons-nous renoncé à l'art d'écrire, parce qu'il est inconcevable qu'on communique ses pensées à l'aide du papier, d'une plume et de l'encre? Est-il plus raisonnable de continuer de livrer l'humanité au fléau dévorateur des maladies chroniques, parce que nous ne pouvons expliquer le mécanisme de leur curation ?

J'ai dit qu'il fallait laisser au remède homœopathique bien choisi, le temps de produire tout son effet, si l'on veut que la cure s'opère. Il est presque irréparable, le tort fait au malade par cette conduite. Mieux vaut commettre la faute de trop forcer la dose du remède. On y peut remédier, en annihilant une partie de son action, à l'aide d'un innocent antidote, le camphre, par exemple, dont il suffit de respirer l'odeur, l'autre partie continuant à agir dans le sens de la maladie et sans trop l'aggraver.

Il arrive quelquefois que les plus vives douleurs cèdent, comme par enchantement, au remède administré, et que le malade se regarde comme guéri immédiatement. Si l'on se rappelle ce que j'ai dit de la nécessité de l'aggravation du mal, comme signe du caractère homœopathique du médicament, on conclura de cette amélioration subite de l'état du malade, que le remède qui lui a été administré ne peut être qu'antipathique, c'est-à-dire palliatif, et qu'on ne doit attendre de son effet consécutif que des résultats fâcheux, comme je l'ai observé quelquefois à la suite du charbon végétal ou animal. Dans ce cas, on ne saurait trop se presser de le neutraliser par un antidote, ou tout au moins de lui substituer un autre remède vraiment homœopathique. Il y a exception en faveur de quelques médicamens qui, bien qu'étant homœopathiques, ont la singulière propriété de produire, pour un instant, et à leur début, un semblable effet palliatif. Ils sont connus; c'est la fêve de *St-Ignace* et la *bryone*. Il est également connu qu'on y remédie en administrant incontinent une nouvelle dose du même remède.

C'est une règle générale de ne point employer deux fois de suite le même remède anti-psorique, quelqu'efficaces qu'aient été ses effets. J'en excepte le cas où le malade aurait dérangé sa santé, neutralisé l'action du remède pris, par une infraction au régime, ou bien encore celui où il n'aurait pu éviter une maladie épidémique régnante. On peut le lui renouveler.

Voici quelques-unes des causes qui peuvent interrompre le traitement de la maladie, et les moyens de remédier à chacune d'elles.

S'est-on gâté l'estomac par la surcharge des alimens? la diète et un peu de café remettront cet organe dans son état naturel.

A-t-on usé d'alimens trop gras, on fera diète, et on prendra une dose de *pulsatille*.

Le dérangement de l'estomac va-t-il jusqu'à produire les renvois, l'envie de vomir? une fraction millionième de *tartre stibié* y remédie promptement.

L'épouvante se corrige au moment même par l'opium, et si l'on n'a pu administrer de suite ce remède, on corrige les effets de la crainte avec l'*aconit*, si elle est mêlée de colère, et par la fève de *St-Ignace*, s'il s'y mêle du chagrin.

C'est encore la *fève de St-Ignace* qui est spécifique dans les suites d'une tristesse calme et sans éclat, tandis que la *camomille* convient mieux là où la douleur est mêlée avec la colère et la violence.

On donne la *bryone*, lorsque le chagrin produit les alternatives de froid et de chaud ; et le *staphisaigre* lorsqu'à la mauvaise humeur se joint l'indignation.

Le refroidissement cède à la tenue du lit, et à une fraction de la *noix vomique*. Est-il accompagné de douleurs, on donnera la préférence au café et à l'*aconit*, s'il était suivi de fièvre avec beaucoup de chaleur.

Enfin, on peut se blesser ou se brûler. Dans le premier cas, on recourt à l'*arnica*, et mieux encore au *rhus toxicodendron* ; dans le second, à l'*esprit de vin chaud*, dont on fait des applications.

Mais si l'on est forcé de recourir à l'un de ces remèdes non anti-psoriques, pour remédier aux accidens ci-dessus mentionnés, il est bien important de ne l'employer qu'à une dose infiniment atténuée, pour ne point interrompre l'action du médicament anti-psorique, précédemment administré; car, ainsi que je l'ai dit, il ne peut être employé immédiatement une seconde fois, sans être nuisible. J'ai, pour cet usage, reconnu qu'il suffisait de respirer l'odeur de ce médicament intermédiaire. Cette manière de recevoir l'impression médicinale, à l'avantage de produire plus promptement son effet, joint celui de le rendre plus fugitif, avantage précieux qui garantit la continuité de l'action du remède anti-psorique.

Je m'attends bien un peu à exciter le rire, la raillerie même, en tenant un pareil langage. Mais j'ai appris à les braver. Il y a peut-être quelque mérite à ne s'en être point laissé décourager. Avec un peu moins de philosophie, de philantropie, j'eusse pu me laisser aller à taire des vérités de cette haute importance. *Discite moniti.*

Qu'y a-t-il d'étrange à penser que les nerfs de l'odorat ayant reçu l'impression médicinale, la transmettent à l'ensemble du système nerveux, avec lequel ils sont en relation. Faut-il rappeler ces femmes nerveuses qui ne peuvent respirer le musc ou la rose, sans éprouver de l'oppression, des convulsions, la défaillance ? Quelle route a pris l'effluve pour pénétrer tout l'organisme ?

Ainsi les accidens légers qui peuvent venir troubler l'action d'un remède anti-psorique, sans la suspendre entièrement, cèderont, comme je viens de le dire, à l'influence infiniment ménagée des médicamens que j'ai nommés ; et la cure anti-psorique n'est point à reprendre, mais bien à continuer. Il n'en sera pas de même, lorsque les maladies régnantes, (*morbi intercurrentes*) viendront rompre complètement le cours de la cure anti-psorique. Alors le médecin homœopathe rentre dans le corps de la doctrine homœpathique générale. Tous les remèdes de la matière médicale sont à ses ordres pour traiter homœopathiquement toutes ces maladies intermédiaires ; c'est à sa perspicacité à reconnaître quand il est temps de recommencer son traitement anti-psorique.

Il est rare que ces affections épisodiques et leur traitement n'apportent pas quelque changement aux symptômes primitifs de la maladie chronique. C'est le plus souvent une autre région du corps qui éprouve plus de souffrance. Sur ce nouveau tableau de la maladie, le médecin homœopathe devra régler le choix de son remède anti-psorique, sans égard à la convenance extrême de celui qu'il avait intention d'administrer avant l'invasion de la maladie intermédiaire.

Il est bon d'avertir le médecin homœopathe, appelé pour traiter ces maladies régnantes, de ne point s'étonner si après les avoir traitées homœopathiquement, il voit succéder à leur guérison des symptômes chroniques. Ces malades, dont il ne connaît point les antécédens, portent au dedans une *psore* latente, à laquelle la maladie qu'il vient de subir a servi de développement; la cure en sera opérée sur les principes exposés dans cet ouvrage.

C'est ici le lieu de faire remarquer, qu'il est assez commun, après les épidémies de variole, de rougeole, de scarlatine, de fièvre pourprée, de coqueluche, de dyssenterie, de voir, lorsqu'elles ont parcouru leurs cours sous un traitement allopathique qui a ébranlé tout l'organisme, la *psore* interne reparaître à la peau, ou sous la forme d'une affection chronique générale, qui, si elle n'est traitée anti-psoriquement, ne tardera pas d'atteindre un haut degré de gravité, eu égard à l'épuisement dans lequel se trouve l'organisme. Beaucoup de malades ainsi atteints de maladies secondaires, y succombent, et sont censés mourir des suites de la maladie antécédente.

On trouve dans beaucoup d'ouvrages, que cette éruption causée par l'ébranlement de l'organisme, n'est autre chose qu'une gale spontanée , une *psore* qui s'est donné à elle-même la naissance. C'est un rêve de plus à ajouter à tous ceux qu'a enfantés la pathologie en honneur. Une gale qui naît d'elle-même, me semble un véritable être de raison, autant que je sache, et qu'enseigne l'histoire. La *psore* ne peut naître que d'une infection par le miasme psorique. Il est bien plus vraisemblable que cette éruption, produit de la maladie antécédente ou de son traitement, n'est que la manifestation d'un vice interne, et son retour à l'organe où il a siégé précédemment, et d'où il a été exilé par quelque application extérieure. S'il y est retourné, l'expérience prouve qu'il n'y séjourne pas long-temps, comme aussi elle démontre qu'il a perdu son caractère primitif (la faculté contagieuse,) qu'on ne lui retrouve plus après cette translation. Non, il n'est pas démontré encore, que les personnes atteintes de ces éruptions secondaires, en aient infecté d'autres.

C'est donc à tort que les affections chroniques qui succèdent à toutes les espèces de maladies aiguës sporadiques ou épidémiques, sont qualifiées de suites de ces mêmes maladies. Leur source est la *psore*, dont le développement a été favorisé par la révolution qu'a essuyée l'organisme, et qui souvent prend une des formes communes à ces mêmes maladies.

C'est pourquoi, lorsque ces maladies, provinssent-elles d'un miasme aigu, ne se jugent pas d'une manière complète, malgré leur traitement essentiellement homoeopathique, il est indispensable de terminer ce traitement avec un médicament anti-psorique. Le soufre est celui qui conviendra mieux, si toutefois le malade n'a pas déjà pris ce remède dans le cours de son traitement, ce qui oblige d'en employer un autre.

Je ne puis, en grande partie, attribuer l'opiniâtreté des maladies endémiques qu'à une complication psorique, ou à la *psore* elle-même modifiée par les accidens de la contrée, et le genre de vie des habitans. Cela est si vrai, que les habitans des pays marécageux ne peuvent pas toujours, malgré l'usage du *kina*, se délivrer de la fièvre intermittente, sans faire accompagner ou suivre son traitement d'une cure anti-psorique.

De toutes les causes physiques propres à développer la *psore* latente, il n'en est point de plus efficace que le miasme des marais, surtout dans les contrées chaudes. Une cure anti-psorique bien faite peut détruire l'impressionnabilité à cette influence, et en rendre l'habitation innocente.

N'est-il pas vrai que l'homme est susceptible des extrêmes les plus opposés? Il peut habiter sainement sous la zône torride et sous le pôle : il vit sur le sommet des montagnes, dans l'air le plus sec ; pourquoi ne pourrait-il s'accoutumer aux vapeurs des marais ? N'en serait-il pas empêché par cet ennemi secret des forces vitales, par cet obstacle à une santé durable, que l'on appelle la *psore*, que le miasme marécageux, aidé de la chaleur de l'air, est si propre à exhumer des profondeurs de l'organisme, et à revêtir des formes qui caractérisent les affections de l'organe du foie.

On remarquera dans la cure méthodique et homœopathique de la *psore*, lorsqu'elle n'a point encore été défigurée par les traitemens en usage, que les symptômes les plus récens sont aussi les premiers à disparaître, tandis que les symptômes les plus anciens et les plus constans ne s'effacent que lorsque les plus récens ont disparu, et que tout le reste annonce le retour de la santé. Quant aux symptômes périodiques, tels que des accès d'hystérie, d'épilepsie, de rhumatisme, d'arthritis, etc. etc., on peut bien les arrêter à l'aide d'un remède vraiment anti-psorique ; mais il n'y a qu'une cure radicale qui puisse en prévenir pour toujours le retour.

On ne doit jamais céder à la demande d'un malade qui désire être délivré d'un symptôme pénible avant tout autre ; il n'est qu'un ignorant ou un adulateur qui se conduise ainsi.

Lorsque l'on traite un malade qui est éloigné

du médecin, on lui fait tenir un journal où il doit relater tout ce qu'il éprouve. Il soulignera *d'un seul trait* les symptômes qui ont reparu, après avoir cessé depuis long-temps de se faire sentir, et avec *deux traits* les symptômes nouveaux qu'il aura éprouvés. Le retour des symptômes anciens marque la bonté du choix du médicament; lequel pénètre jusques aux racines du mal, tandis que les symptômes nouveaux annoncent, ou que le remède n'est point parfaitement homoeopathique, ou qu'il a été troublé par quelque accident dans son action.

Vers le milieu de la cure, la maladie visiblement diminuée rentre dans la sphère de la *psore* latente; on voit de jour en jour les symptômes s'affaiblir et disparaître. Le médecin attentif n'en observe plus guères que quelques traces; mais il ne doit point en rester là, sous peine de voir ce léger reste reproduire la maladie tout entière. C'est ici qu'il lui faut de la fermeté d'ame et de la persévérance! Qu'il ne se laisse point toucher par cette réflexion, commune aux gens de toutes les classes : le reste est l'ouvrage du temps. Il aura lieu de se convaincre de la vérité de ce que j'avance, lorsque ces malades prétendus rétablis, et dont le temps doit achever la cure, éprouveront un de ces accidens si communs dans le cours de la vie. Qu'ils ne s'étonnent point, s'ils voient reparaître la maladie sous ses formes anciennes, ou sous de nouvelles. C'est le fait et la nature des miasmes chroniques qui ne sont point éteints.

C'est avec un droit sacré que le malade espère et attend de son médecin, l'observance du précepte de *Celse*, qui veut que l'homme de l'art apporte à la cure des maladies, autant de célérité, de sûreté, que de douceur ; *tutò, citò, et jucundè*. Quelle plus sûre garantie, que celle que l'homœopathie offre dans les maladies aiguës sporadiques, ainsi que dans les affections épidémiques. Mais il ne faut pas lui demander la promptitude dans les vieux maux chroniques. La nature s'y oppose. *Sat citò, si sat certè*. Il n'y a que l'ignorant qui puisse promettre la guérison, en quelques semaines, de maladies chroniques opiniâtres. Il n'est pas tenu de remplir sa promesse. Qu'expose-t-il, si les choses vont de mal en pis ? qu'a-t-il à perdre ? de l'honneur ? Mais ses collègues, qui lui ressemblent, font-ils mieux ? Quant à la conscience, aurait-il encore quelque chose à perdre ?

Il est difficile d'établir des règles fixes, sur la durée du traitement des maladies chroniques. On peut néanmoins assurer, par un calcul approximatif, qu'une ou deux années y sont nécessaires. Il n'est que les malades jeunes et robustes, qui aient droit d'attendre une guérison plus prompte. Encore faut-il que leurs maladies n'aient point été défigurées par l'allopathie. Je mets aussi en ligne de compte les erreurs possibles, et de la part du médecin, et de celle du malade. Cette durée peut effrayer au premier coup d'œil. Mais elle n'étonnera pas, si l'on veut se donner la peine de considérer, qu'il est question de détruire un vice qui a poussé dans l'organisme des racines profondes, et que pour dessécher toutes les branches de ce polype, il ne faut rien moins que le traitement le plus régulier, le plus persévérant, aidé de toute la patience et de toute la soumission du malade aux règles du régime.

Quelque longue que soit une cure anti-psorique, on voit les forces du malade se relever visiblement. Cela est marqué même dès le commencement du traitement, sans qu'on ait besoin de recourir aux remèdes prétendus fortifians. Cette restauration, ouvrage de la seule nature, a lieu d'une manière proportionnelle à la délivrance de cette même nature, de l'ennemi qui l'opprimait. Je suis encore à comprendre l'opiniâtreté des médecins allopathes, dans la prétention de guérir les maladies chroniques avec leurs traitemens perturbateurs et débilitans. Ont-ils jamais recueilli quelque fruit des amers et du *kina*, qui, au lieu de réparer les forces, ajoutent toujours aux symptômes propres du mal, d'autres symptômes non moins graves.

Le temps du jour le plus favorable à l'administration des remèdes anti-psoriques, est le matin à jeun. On place le remède sur la langue, et on l'humecte de quelques gouttes d'eau. Après l'avoir pris, on ne doit ni boire ni manger d'une heure au moins. On garde la plus parfaite tranquillité d'esprit et de corps, s'interdisant même la lecture, l'écriture, la contention d'esprit, et surtout les émotions un peu vives de l'ame.

On ne doit jamais se permettre de donner un remède anti-psorique à la veille de la menstruation ou pendant son cours. Ce n'est que quatre-vingt-seize heures après son ouverture, qu'on le peut faire, dans les cas urgens. On rencontre souvent des femmes chez lesquelles la menstruation devance son époque, ou s'exécute trop abondamment, ou enfin se prolonge au-delà de son terme. Je conseille de leur administrer, le quatrième jour après l'ouverture des règles, un atôme de la fraction 30me de la teinture de *noix vomique*, et quatre ou six jours plus tard, un remède anti-psorique.

Si l'on traite de la *psore* une femme dont la sensibilité soit très-exaltée, on lui fera, à fin du troisième jour de sa menstruation, respirer pendant une seconde, la teinture de *noix vomique* à sa fraction décillionième, sans craindre de nuire à la cure anti-psorique. Ce procédé ne peut même que la favoriser, attendu que ces désordres de la menstruation annoncent toujours un défaut d'harmonie générale dans les fonctions du système sensible. Rien n'est plus propre que la *noix vomique*, pour combattre l'exaltation de la sensibilité et de l'irritabilité, qui opposent les obstacles les plus grands à l'action des remèdes anti-psoriques.

La grossesse elle-même, quel que soit son terme, loin de faire opposition au traitement anti-psorique, le réclame le plus souvent, et le plus souvent il s'y trouve efficace. J'ai dit qu'elle le réclame, parce que cette grande fonction s'accompagne fréquemment de symptômes chroniques. N'est-ce pas une situation qui exalte la sensibilité physique et morale ? Elle double l'action des médicamens anti-psoriques, et commande au médecin beaucoup de réserve dans la détermination des doses.

L'enfant à la mamelle ne doit jamais prendre de remède. C'est à la mère ou à la nourrice qu'ils doivent être administrés. Elles en transmettent avec célérité l'impression à leur nourrisson.

Que peut-on attendre de la nature pour la curation des maladies chroniques? Rien de plus que de la palliation. Elle cherche à se secourir elle-même à l'aide des évacuations ; ce sont des vomissemens, des diarrhées, des sueurs, des hémorragies, des abcès, des ulcères. Mais combien de temps dure ce soulagement? il est momentané. Les pertes de sucs, l'affaiblissement qui en est la suite, redonnent bientôt au mal un degré de plus d'intensité.

L'allopathie a-t-elle fait mieux et davantage jusqu'ici, pour le salut de ceux qui étaient atteints d'affections chroniques ? Elle a imité la nature, et d'une manière bien imparfaite. A quoi ont servi et servent encore tous les jours ces légions innombrables de remèdes résolutifs, ces saignées, ces purgatifs, ces applications de sangsues, dont le nombre est porté jusqu'à l'extravagance ? Est-elle plus heureuse avec ses sudorifiques, ses vésicatoires, synapismes, fontanelles et sétons ? Elle a renchéri sur la nature, en accélérant la ruine des forces, sans toucher même à l'essence du vice, auteur de tous les accidens qu'elle combattait.

Il faut pourtant excuser la science, qui n'avait point encore découvert la source d'un mal qu'elle ne pouvait attaquer qu'aveuglément. Aujourd'hui que l'homoeopathie en connaît la nature, par les moyens spécifiques qui la lui ont signalée, elle met autant de soin à conserver les forces du malade, que l'allopathie en apportait à les prodiguer. Non-seulement elle a réformé les évacuans, dont on a tant abusé, mais encore elle n'a point la dangereuse complaisance d'accorder à ses malades la continuation de ces saignées, de ces purgations d'habitude, avec lesquelles on endort le malade et la maladie.

Il n'est qu'un seul cas où il soit permis et même conseillé d'user de clystères, composés d'eau pure. C'est celui où la constipation incommode un peu trop. Mais qu'on observe bien que ce n'est qu'au début de la cure et avant que les remèdes antipsoriques aient eu le temps par leur action consécutive, de délivrer le malade de cette incommodité. J'ai dit de l'eau pure. C'est donc un remède mécanique, qui, en gênant les intestins, les force à s'exécuter. Je ne puis croire que l'allopathie puisse s'en prévaloir contre la doctrine homœopathique. C'est un verre d'eau introduit par l'anus, au lieu de passer par la bouche. On peut même répéter cette injection jusques à trois et quatre fois. Mais elle devient inutile, lorsque la cure avance. Les remèdes anti-psoriques feront le reste, surtout le *lycopodium*, dont l'administration précédera celle du *soufre*.

On n'aura d'égard pour les fontanelles, ces sources d'épuisement, qu'autant que le malade les porte depuis long-temps. Ces ménagemens ne sont relatifs qu'à l'époque de leur suppression. Car, dès que la cure anti-psorique aura fait quelques progrès, on les fermera, au grand avantage du malade.

Il en sera de même des vêtemens de laine, par lesquels la médecine supplée au défaut de ses ressources. On choisira la belle saison, pour en désaccoutumer le malade, en le faisant passer par des gradations bien mesurées. Le coton succédera à la laine, et le fil au coton. Bien entendu qu'on attendra que la cure ait déjà montré son efficacité, à la faveur de laquelle le malade se défendra mieux contre le refroidissement.

J'ai déjà parlé d'exclure tout ce qui peut contrarier l'action des atômes médicinaux de l'homœopathie. Ainsi point de médicamens à côté des remèdes homœopathiques. Point de remèdes domestiques. On doit supprimer les infusions théiformes de tout genre, si usitées. On éloignera tous les parfums, on réformera les élixirs et poudres dentifrices; enfin, tout ce qui renferme des propriétés médicinales doit être soigneusement écarté, et de l'intérieur, et de la surface de l'Organisme. Je n'en excepte pas les bains, que peuvent remplacer, pour la propreté, des lotions avec l'eau pure.

Quoique l'homœopathie puisse à peu près se suffire à elle-même dans le traitement des maladies chroniques, il est pourtant quelques cas où elle est forcée de mettre en usage le procédé curatif antipathique familier à sa rivale. A la fin de l'organon, j'ai dit dans quelles maladies aiguës ce procédé devait être associé à la loi des semblables. Je dirai maintenant où il convient, pour favoriser la curation des affections chroniques.

En général, la perte du mouvement et celle du sentiment, quand elles sont anciennes, réclament quelques moyens d'excitation, pendant l'usage des remèdes anti-psoriques. Que ce soient les membres, les yeux, les oreilles, qui soient atteints de cette paralysie; que ce soient les organes de la génération, ceux des voies urinaires, l'électricité convient, mais non à fortes secousses, qui, après avoir ranimé pour un instant ces organes, les plongent ensuite dans une insensibilité plus grande encore, comme le prouvent des milliers d'exemples. L'homœopathie ne connaît point de pareils remèdes. De très-légères étincelles lui suffisent, pour mettre en jeu la sensibilité et l'irritabilité. On n'en peut déterminer la mesure, qui s'apprécie d'après les variétés physiques et pathologiques. En commençant par les étincelles les plus faibles, on arrive par gradations jusques à celles qui peuvent ranimer le sentiment et le mouvement. Dès qu'on y est parvenu, on y reste quelque temps, pour passer ensuite à de plus fortes, que l'on continue quelque temps encore. Cette échelle bien observée, loin de troubler la cure anti-psorique, la favorise, en tant qu'elle ouvre à l'action des remèdes une voie qui était fermée par la paralysie. Mais on ne doit pas oublier que ce moyen n'est qu'un accessoire, qui serait plus nuisible qu'utile, si son application n'était accompagnée de la cure anti-psorique.

On se servira, à cet effet, d'une machine électrique extrêmement simple, dont le cylindre en verre sera frotté avec une main propre et sèche ; la bouteille destinée à être chargée, doit être très-petite et contenir à peu près une demi-once d'eau. On fera mieux d'électriser négativement la partie malade, en y tenant appliquée la bouteille, tandis qu'une partie opposée du corps tient la chaîne, qui, à chaque secousse, se trouve en contact avec l'application intérieure.

FIN DE LA PREMIÈRE PARTIE.

DEUXIÈME PARTIE.

PRÉPARATION DES REMÈDES ANTI-PSORIQUES.

On ne peut que s'étonner, en considérant les changemens que la friction fait subir au corps de la nature, spécialement aux substances médicales. On éprouve le même sentiment à la vue des mutations que leur imprime l'agitation dans le liquide qui les tient en solution, pourvu toutefois que cette friction et cette agitation s'opèrent en contact avec une poudre ou un liquide qui n'aient rien de médicamenteux. Ce phénomène touche de tout près au prodige. L'homœopathie est toute fière d'en avoir fait la découverte.

Non-seulement ces substances reçoivent de ce procédé un accroissement immense d'activité, mais encore leur combinaison physico-chimique en est changée au point que leur insolubilité dans l'eau ou l'esprit de vin, sous leur forme primitive grossière, disparaît lorsqu'elles ont été soumises à la friction. J'éprouve un vrai plaisir à faire cette communication, que je dépose ici pour la première fois.

Voyez le suc noir d*u molhyque marin*, appelé *seich*. Quel usage en a-t-on fait jusqu'ici? le dessin et la peinture s'en étaient exclusivement emparés;

Les artistes le dissolvent dans l'eau, sa nature primitive n'admettant point d'autre solution. Le médecin homœopathe, à l'aide du frottement, le rend soluble dans l'esprit de vin. Il en est de même de l'huile de pétrole, dont l'alcohol extrait à peine quelque chose ; encore n'est-ce que l'huile végétale éthérée qui lui est presque toujours unie dans le commerce. Autrement, ni l'eau, ni l'esprit de vin n'en peuvent rien extraire. L'éther même ne peut la dissoudre. Faites-lui subir cette préparation du frottement, et ces trois liquides trouveront cette substance soluble.

Qui ne connaît pas l'immiscibilité du lycopodium avec tous les liquides ? On s'est assuré également que cette substance est sans saveur, sans activité sur l'estomac de l'homme. Qu'on lui fasse subir l'opération du frottement, et il en sortira une vertu médicinale si active, qu'on ne peut et ne doit l'employer qu'avec la plus grande circonspection.

On n'a pu, jusqu'ici, dissoudre dans l'eau et les esprits, ni le marbre, ni les écailles d'huitres. Cependant cette terre calcaire admet, ainsi que la terre pesante et la magnésie, la solution dans ces liquides, à la faveur du procédé que j'indiquerai, et ces substances, presque inertes, s'y revêtissent de propriétés médicinales étonnantes.

On peut en dire autant du cristal de roche, du quarz et du sable blanc, auxquels personne encore ne s'est avisé de supposer des vertus médicinales, et que j'ai transformés, par le frottement, en substances médicinales très-actives.

Ce n'est pas seulement sous le rapport de l'énergie médicinale, que les substances chimiques échappent aux lois même de la chimie. Ce n'est qu'avec la plus grande peine que cet art peut les sauver de la neutralisation produite par l'air et par l'eau, et pourtant, un atôme de cette dernière substance, préparé suivant mon procédé, se conserve dans toute son activité médicinale, pendant des années entières, fût-il même déposé dans le tiroir d'un bureau. Il en est de même des autres substances médicinales ainsi préparées. Prenons le quinquina et l'ipécacuanha, pour exemple. Que l'on conduise l'atténuation de ces deux médicamens par la voie de la friction, jusqu'à la fraction millionième du grain, ils se laisseront dissoudre dans l'eau et dans les esprits, et conserveront avec ténacité toute leur vertu médicinale, tandis que l'on voit tous les jours s'altérer toutes les teintures ordinaires de nos pharmacies. Je décrirai ce procédé avec des détails même minutieux, car la propriété médicinale est liée exclusivement à l'exactitude la plus rigoureuse.

Que la substance médicinale soit métallique, végétale, ou animale, c'est un grain, c'est une goutte, que l'on prend pour la mêler, non avec cent grains de sucre de lait, mais seulement avec le tiers de cette quantité, et déposer le mélange dans un mortier de porcelaine ; avec une spatule de corne ou d'ivoire, on le remue un moment, puis on commence le broiement que l'on fait avec quelque force, et que l'on continue pendant six minutes.

On s'arrête, pour réunir avec la spatule toutes les parcelles de ce mélange, puis on recommence à triturer pendant six autres minutes encore. Après avoir rassemblé de nouveau le mélange épars dans le fond du mortier, on y ajoute le deuxième tiers des cent grains du sucre de lait, et l'on traite ce nouveau mélange de la même manière que l'on a traité le premier tiers, en le triturant et le rassemblant autant de fois. Enfin le dernier tiers du sucre doit y être ajouté et manipulé de la même façon. Cette opération terminée, on a pour résultat des fractions centièmes du remède ainsi traité, lequel doit être déposé dans une petite fiole, que l'on bouchera soigneusement, et que l'on signera du chiffre cent.

Le procédé est le même, pour arriver à toutes les fractions qui séparent le centième de la millionième, dernière fraction des remèdes traités avec le sucre de lait. On aura soin de signer les dix-millièmes et les millionièmes des chiffres suivans : 10,000, 1,000,000, inscrits sur les fioles qui les contiendront. C'est ainsi que l'on se procure les bases sur lesquelles on établira les divisions ultérieures, qui se prépareront avec l'esprit de vin.

L'esprit de vin avec lequel on va composer les fractions ultérieures, doit être mêlé avec moitié d'eau distillée, pour opérer la solution du sucre de lait, qui ne se dissout pas dans les esprits. Ce mélange n'a lieu que pour composer la fraction cent millionième. Le reste des divisions se fera avec l'esprit de vin tout pur. Ainsi donc, après avoir affaibli l'esprit de vin avec moitié d'eau, et avoir agité le mélange par huit ou dix secousses du bras, on ajoutera une des fractions millionièmes du remède en poudre, à cent gouttes d'esprit de vin ; on roulera le vase sur son axe pendant quelques minutes, afin de bien dissoudre la poudre, après quoi on lui fera éprouver deux ou trois secousses du bras. La fiole sera bouchée soigneusement et signée du numéro 100me de millions. Le procédé sera le même pour la production des fractions suivantes. Seulement on se dispensera de rouler le vase sur son axe, comme on l'a fait la première fois, pour dissoudre le sucre, et l'on emploiera, comme je l'ai dit, l'esprit de vin dans son état de pureté.

Il est bien important d'abriter les remèdes homœopathiques de l'impression de la lumière du jour. Les fioles qui doivent les contenir, n'auront d'autre volume que celui nécessaire pour renfermer cent gouttes, et laisser le tiers du vase vide. Elles en sont plus faciles à agiter et secouer. On ne doit jamais faire servir à un médicament, une fiole qui en a contenu un autre.

J'ai dit que la dose des remèdes anti-psoriques ne saurait être trop ménagée. Il n'est aucun risque à courir, en la donnant trop faible. Si l'on n'a pas produit tout le bien qu'on désirait, on revient au même remède, mais non sans avoir placé après lui un autre médicament anti-psorique, intermédiaire, tandis qu'avec une dose trop forte, on produit un dommage très-difficilement réparable. C'est pourquoi on se servira, pour administrer ces remèdes, de petites boulettes de sucre de lait, préparées avec un peu de gomme arabique, dont le volume n'excède pas celui d'un grain de pavot. J'ai dit qu'on en humecte deux ou trois avec le bouchon de la fiole qui renferme le remède, après avoir secoué le vase. On les mêle ensuite avec un peu de sucre de lait, pour les faire prendre au malade.

Avant de passer à la description des symptômes propres aux remèdes anti-psoriques, je dirai quelque chose du mercure, auquel l'on attribue faussement des vertus anti-psoriques. La source de cette erreur est dans le soulagement momentané que ce métal procure dans les maladies chroniques. Telle est aussi la raison de son emploi devenu presque général dans le traitement de ces maladies, sous la forme de calomel. Ce soulagement est en partie l'effet de sa vertu laxative, à la forte dose, familière à la médecine allopathique. Il partage ce privilége avec tous les médicamens doués de la propriété purgative. Même lorsqu'il est administré sous la forme de mercure oxydulé, et à petites doses, il n'est pas rare de le voir produire une amélioration. Elle est dûe à la similitude de quelques-uns des symptômes qui lui sont propres avec quelques-uns de ceux qui composent la maladie. Mais je le répète, cette amélioration ne peut être durable, comme l'expérience me l'a enseigné. Il n'est qu'un palliatif trompeur. On ne tarde pas à le voir, lorsque son effet consécutif arrive ; non-seulement il laisse reparaître les symptômes qui n'étaient que calmés, mais encore leur donne un degré de plus d'aggravation, si toutefois, (ce qui n'est pas rare), la maladie n'a pas, sous son influence, pris d'autres formes, un autre siége, qui en font une affection plus grave.

Il peut arriver aussi que, à l'insçu du médecin, la *syphilis* se trouve compliquée, avec la *psore*, ce qui rend raison du soulagement éprouvé. Mais j'ai déjà parlé de la complication de ces deux maladies, et de la conduite que doit tenir le médecin à son égard. Il n'est ici question que des véritables remèdes spécifiques aux maux chroniques, qui sont innombrables, et dont l'essence est psorique. Je ne saurais trop prémunir le lecteur contre l'usage du mercure dans leur traitement, s'il ne veut point les rendre incurables.

Il est cependant parmi les remèdes qui ne sont point décidément anti-psoriques, quelques substances médicinales qui se montrent efficaces contre ce genre de maladies. Je citerai la *noix vômique* qui, sans être un remède direct contre ces maux, est utile dans leur traitement. Mais il ne faut pas que la maladie soit grave et très-profonde. C'est la *psore*, qui n'est point encore en état de développement complet. C'est dans ces sortes de cas, que les médecins homœopathes, qui ignoraient encore les remèdes anti-psoriques, ont fait du bien à leurs malades, sans les exposer à aucune suite fâcheuse, comme avec le mercure.

La noix vomique devient encore un remède intermédiaire, indispensable dans le traitement des maladies chroniques, à la manière du soufre, dont j'ai parlé dans la première partie de cet ouvrage. Combien de fois n'arrive-t-il pas que le malade, par l'influence des causes extérieures, se trouve dans cet état de sur-excitation du système sensible et irritable, qui ne permet point l'administration du remède spécifique le plus approprié à son mal! alors la noix vomique offre le secours le plus efficace contre cette sorte d'exaltation. Les effets de cet accroissement d'irritabilité sont ordinairement marqués par la répugnance pour l'air, la passion du repos, une disposition à voir des fantômes, et chez les femmes, l'accélération du flux menstruel ou son extrême prolongation. Cette irritabilité est quelquefois portée à ce point, qu'il suffit d'un mot, d'un bruit léger, du plus simple événement, pour mettre le malade hors de lui-même, et beaucoup aggraver les symptômes de sa maladie. On enchaîne ce mouvement par la respiration de l'odeur de la *noix vomique*, et de *la pulsatille*, alternativement. Mais c'est la fraction décillionième de la première, et la quadrillionième de la seconde, qu'il faut faire flairer au malade.

Mais si l'état douloureux de la partie souffrante est extrême, que le malade éprouve de l'insomnie, et soit disposé à l'humeur, aux larmes, on lui donnera avec beaucoup de succès la fraction millionième de la teinture de *café cru*.

Il est un troisième cas, où ni la noix vomique, ni le café, ne sont indiqués. C'est celui où l'irritabilité s'exprime par le tremblement, une continuelle inquiétude dans les membres, un gonflement extrême du bas-ventre, et une agitation morale excessive. On y remédie par l'application du *pôle nord* d'un appareil magnétique. Le malade doit le toucher pendant une demi-minute seulement, et cette baguette ne doit avoir que la force nécessaire pour porter un morceau de fer du poids de deux onces.

Enfin, lorsque l'extrême faiblesse nerveuse fait obstacle à la cure, on combat avantageusement cet obstacle par l'emploi du *magnétisme animal*. La personne chargée de magnétiser, se contentera de tenir pendant deux minutes dans ses mains, celles du malade, en portant dans cette opération toute la cordialité possible. Je ne connais d'empêchement à l'emploi de ce moyen, que l'application qu'on aurait faite auparavant, de l'appareil magnétique minéral, ce dont l'irritation du malade recevrait une aggravation.

Toute exaltation de la sensibilité et de l'irritabilité provenant de l'usage du mercure, essentiellement différente de celle dont je viens de parler, trouve son remède dans le *foie de soufre*, alterné avec l'*acide nitrique*.

Les médicamens anti-psoriques, dont je vais décrire les symptômes, sont loin de compléter la matière médicale de ce nom. Je ne doute pas que les règnes de la nature n'en renferment d'autres encore, que des expériences ultérieures feront connaître. On joindra à la série de ceux qui vont suivre, le *soufre*, le *caustique* et le *charbon végétal*, contenus dans la matière médicale générale. J'ai déjà de fortes raisons de croire que l'*assa fœtida* et la *salsepareille* en feront un jour partie.

MATIÈRE MÉDICALE ANTI-PSORIQUE.

« Ainsi que les médicamens homoeopathiques dont » j'ai exposé les symptômes dans la traduction de la » matière médicale pure de Hahnemann, ceux dont » je vais offrir l'histoire au lecteur, ont subi de nom- » breuses épreuves sur l'homme sain, d'où sont cons- » tamment sortis les phénomènes dont va suivre le » tableau. La nature s'est plû nombre de fois à con- » firmer leur fidélité, dans l'emploi thérapeutique » qui en a été fait. Ainsi, la santé, la maladie ont con- » couru à l'établissement de leurs propriétés spéci- » fiques, dans la cure des maladies chroniques, soit » qu'elles relevassent ou non, du miasme psorique. »

PETROLEUM, OLEUM PETRÆ, HUILE DE PÉTROLE.

Cette substance, d'une odeur forte, d'un goût piquant, qui s'échappe du sein de la terre à travers les fentes des rochers, doit, pour être propre à l'usage médicinal, être très-fluide, et d'un jaune clair. C'est ainsi qu'on s'assure qu'elle n'est combinée avec aucune huile étrangère. Pour plus de sûreté, néanmoins, on lui fera subir l'épreuve par le mélange avec l'acide sulfurique qui, sans l'altérer aucunement, convertit en une espèce de soufre l'huile qui pourrait s'y trouver mêlée. Un autre procédé d'épreuve, plus simple encore, consiste à verser une goutte de cette huile sur du papier à écrire très-blanc, laquelle s'évapore à l'air libre et chaud, sans laisser après elle la moindre trace, lorsqu'elle est pure et sans mélange.

Il arrive quelquefois encore que de la térébenthine ou toute autre substance végétale volatile soit combinée avec cette substance. On l'en dépouille, en la mêlant avec une égale quantité d'esprit de vin; on agite le mélange, puis, en le filtrant avec le papier brouillard, on voit passer à travers l'esprit de vin chargé de l'huile étrangère, tandis que celle de pétrole reste pure sur le papier, qu'elle ne pénètre pas.

Ainsi que je l'ai conseillé relativement au soufre, et à l'égard de plusieurs autres médicamens, on se formera des fractions centièmes, dix-millièmes et millioniemes de cette substance, en broyant d'abord une goutte de cette huile avec cent grains de sucre de lait, puis un de ces centièmes avec cent autres grains du même sucre, ce qui donne les fractions dix-millièmes; enfin, arrivé à la fraction millionième, on abandonnera le sucre pour l'esprit de vin, que l'on emploiera par centaine de gouttes, pour conduire l'atténuation jusqu'à la fraction sextillionième, dernier degré de la division. Je recommande, à chaque nouvelle fraction, de bien agiter la fiole, pour imprégner le liquide des vertus du médicament. C'est cette dernière fraction sextillionième qui est la plus propre au traitement des maladies chroniques. Sa durée d'action s'étend jusqu'à quarante jours et plus.

Son indication est positive, lorsque le malade éprouve les symptômes suivans :

Eblouissemens, vertiges. La tête est prise, la mémoire manque. Douleur comprimante et lancinante à la tête. Battemens à l'occiput; chute des cheveux; éruption au cuir chevelu et à la nuque, suppuration croûteuse au cuir chevelu ; dartres à la nuque; couleur jaune de la face ; voile gazeux devant les yeux ; presbiopie, impuissance de lire sans lunettes une écriture fine; tintemens d'oreilles, bruissemens, sifflemens dans les oreilles; surdité, plus remarquable après l'usage de l'acide nitrique ; sécheresse ou sentiment incommode de sécheresse de l'intérieur de l'oreille ; même sécheresse ou sentiment de sécheresse du nez; obturation de narines; gonflement des glandes sub-maxillaires.

Enduit blanc de la langue ; renvois sonores ; serrement de la gorge ; salivation comme dans la présence des vers ; nausées; défaut d'appétit ; dégoût pour la viande; faim canine ; vide du bas-ventre ; tranchées ventrales; sécheresse des excrémens; fréquence des selles dans le jour ; écoulement involontaire des urines ; rétrécissement du canal de l'urèthre ; brûlure au canal de l'urèthre ; *démangeaison*, humidité *au scrotum* ; pollutions fréquentes.

Raucité de la voix ; enchiffrenement ; toux le soir après s'être couché ; toux nocturne sèche ; élancemens dans les côtés de la poitrine ; taches dartreuses sur la poitrine.

Douleur de la région lombaire, qui ne permet pas de rester debout, douleur au dos; l'hiver, la peau des mains est rugueuse et se crevasse; raideur arthritique des articulations des doigts; tiraillemens aux mains; taches brunes aux poignets; dartres aux genoux; raideur et craquement des articulations; *engourdissement des membres;* horreur de l'air libre; fongus des ulcères; fermentation du sang; vivacité des songes; le matin, besoin de dormir encore; le soir, fièvre intermittente; froid, auquel succède la chaleur de la face, avec les pieds glacés; sueurs nocturnes; aigreur, violence du caractère, disposition à offenser, anxiétés.

On remédie à la sur-activité médicinale de cette substance, en respirant l'odeur de la teinture de noix vomique. Elle en est l'antidote le plus sûr.

Symptômes médicinaux de l'huile de Petrole [1].

Eblouissement, vertiges, en se levant de son siége, et en se courbant; *vertiges*, maux de cœur,

[1] Après cette nombreuse énumération des symptômes naturels de nos maladies chroniques, dans le traitement desquelles Hahnemann présente ce remède comme indiqué, il semblerait, au premier coup d'œil superflu, d'offrir le tableau de ses symptômes propres, qui ne sont et ne peuvent être autres que ceux qui viennent d'être exposés.

En effet la médecine homœopathique n'est-elle pas l'art de guérir les maladies par l'opposition des symptômes semblables? Tel remède ne peut être indiqué contre tels et tels symptômes, que parce que ce remède renferme virtuellement en lui la propriété d'en produire de semblables sur

surtout lorsque couché, *on a ta tête basse*, le soir au lit, trente heures après le remède. Chaleur à la face, quand on est couché; se lève-t'on, la tête tourne, quarante-huit heures après le remède. *Le*

l'homme sain. Ainsi décrire les symptômes naturels que ce remède est capable d'enlever, c'est décrire littéralement les symptômes qui sont propres à ce remède.

Cependant, nonobstant l'évidence de cette identité, je regarde comme indispensable d'en représenter l'image parfaite, en offrant le tableau complet de ses phénomènes pathologiques sur l'homme sain. On y retrouvera les mêmes traits que j'ai déjà peints, et les mêmes couleurs; mais le portrait sera grossi de beaucoup d'autres nuances, que l'auteur a omises dans cette esquisse, et qui n'appartiennent pas moins à l'image parfaite des maladies que le remède peut engendrer, sans lesquelles cette image serait incomplète. Je me conduirai de même à l'égard de tous les médicamens dont est composée la matière médicale anti-psorique, quelque étendues que soient les indications générales présentées par Hahnemann. Ces indications ne peuvent en effet, être considérées que comme des généralités. Elles ne sont que les traits les plus saillans d'un tableau pathologique, autrement dit, ses traits caractéristiques suffisant peut-être à l'art de guérir par l'opposition des symptômes contraires, mais insuffisans à la médecine des semblables, pour signaler et individualiser les espèces, seules réalités que connaisse la médecine homœopathique. La seule licence que je me permettrai, sera de supprimer les redites à l'égard de quelques symptômes que l'on voit reparaître souvent dans l'original. J'en conserverai pourtant quelques-unes, ne fût-ce que pour montrer au lecteur l'importance des symptômes répétés, comme phénomènes que la nature s'est plu à représenter constamment, dans les épreuves nombreuses, et variées quant aux individus, qui en ont été faites. (*Note du traducteur.*)

matin, pesanteur de la tête, elle est pleine et brûlante, surtout lorsque l'on se courbe, ou travaille à l'aiguille. Trouble de la tête et malaise général, vingt heures après le remède. *On pense difficilement, on oublie vite.* Tout le jour la tête est prise, le cerveau semble être serré par la dure-mère. Chaque matin, disposition au mal de tête ; depuis le matin jusqu'au soir, douleur sourde de la tête, avec tiraillement au front, il s'y joint un frisson vif, qui dure jusques à midi, vingt-quatre heures après le remède. Mal de tête latéral, on ne peut ni ouvrir les yeux, ni tenir la tête, il faut se coucher. Compression, pesanteur de la tête, au bout de vingt-quatre heures. Serrement à la tête, dans les dents, et les sinus de la mâchoire supérieure. *Compression à l'occiput.* Le matin, avant midi, élancement à divers point de l'occiput. Le soir, élancemens sourds au vertex, dans l'intérieur de la tête, suivis d'une pesanteur constante à cette région, huit heures après le remède. Refoulement du sang, vers la tête, à chaque mouvement, d'où naissent des élancemens en travers du cerveau. Pulsation lancinante au-dessus d'un œil. Battemens dans la tête. Douleur forte à la tête, surtout au front; on y sent des ondulations, comme si le crâne voulait s'ouvrir, le mouvement le soulage. *Pincement douloureux à la tête,* deux jours après le remède. *Pincement dans l'occiput,* au bout de cinq jours. Douleur de tête, où il semble qu'elle soit serrée et vissée. Contraction douloureuse dans les tempes, trois jours après le remède. Sensation incommode dans la tête, où il semble qu'elle renferme un corps qui a de la vie, et s'y remue, s'y tourne, comme dans l'excès de travail. Douleur perforante à la tête. Tout l'extérieur de la tête est engourdi, il semble que l'on touche du bois, trois jours après le remède. Les deux côtés de la tête sont sensibles, à la manière des parties qui couvrent des abcès, cinq jours après le remède. Eruption boutonneuse à la tête. Démangeaison au cuir chevelu, au bout de dix heures; le grattement est suivi d'une douleur de blessure, sept jours après le remède. Chute considérable des cheveux. Sueur abondante à la tête, le soir après s'être couché.

Chaleur à ta tête et à la face, cinq jours après le remède. Démangeaison çà et là, à la face. Eruption de taches à la face, autour des yeux, dans les sourcils. Démangeaison, élancemens aux yeux. On ne saurait lire avec beaucoup d'attention, sans ressentir de la morsure dans les yeux. Larmoiement, tant à la chambre qu'à l'air libre, seize jours après le remède. Sensation dans les yeux, semblable à celle que produit la fumée. Pression faite dans les yeux, le soir à la lumière. Il semble que l'on ait du sable dans les yeux. Sensibilité extrême des yeux à la lumière du jour. Gonflement inflammatoire à l'angle interne de l'œil, comme à la formation d'une fistule lacrymale. Le matin, difficulté d'ouvrir les yeux, qui sont troubles; *couleur terne des yeux*, vingt-deux jours après le remède. Obscurcissement de la vue, on voit les objets doubles, quatorze jours après le remède. Danse de taches noires devant les yeux, qui empêchent de lire. Étincelles devant les yeux. Presbyopie. Disposition fréquente des yeux à se contourner.

Le derrière des oreilles rougit, devient rugueux et humide, quarante-huit jours après le remède. Douleur à l'oreille externe, éruption à l'oreille droite, cinq jours après le remède. A l'oreille droite, tiraillement, contraction, cinq jours après le remède. Morsure dans l'oreille gauche, il en sort du sang et du pus, quarante-huit heures après le remède. Douleur et bruissement dans les oreilles. Chant dans les oreilles; on entend continuellement un bruit de vent qui assourdit. Gloussemens dans les oreilles. Bruit de cascades dans l'oreille gauche; il reparaît trois jours de suite le soir, vingt jours après le remède. Diminution de l'ouïe, au bout de quinze jours. D'abord, démangeaison, élancement dans une oreille, puis raideur de l'articulation de la mâchoire du même côté, et craquement, dans le mouvement. Luxation facile d'une branche de la mâchoire, le matin au lit, accompagnée d'une grande douleur.

Hémorragie nasale, quelques heures après le remède. Le matin on mouche un mucus sanguinolent. Bouton à l'intérieur du nez. Sensation brûlante sur le nez et à ses côtés, quelques heures après le remède. *Vésicule purulente au nez*, sept jours après le remède. Boutons croûteux à la lèvre supérieure, avec douleur lancinante. Éruption aux lèvres, et à leurs commissures. Gonflement aux deux côtés de la mâchoire inférieure, quand on se baisse et qu'on y touche.

Gonflement épais de la joue, avec douleur des dents, on ne peut ni dormir, ni rester couché. Douleur des dents, avec élancemens dans les mâchoires, la nuit plus violente. *Gonflement des gencives*, elles sont douloureuses au toucher, qui y cause des élancemens. Douleur brûlante et lancinante aux gencives, elles sont enflammées. Vésicules aux gencives. Au-dessus d'une dent creuse, il se forme une vessie purulente, semblable à une fistnle. Déchirement dans une dent creuse, depuis le soir jusqu'à minuit. Tiraillement dans les dents, avec sentiment de froid aux dents incisives, dix jours après le remède. *Les dents souffrent à l'impression de l'air frais*. Le matin, les dents canines paraissent s'être alongées.

Ulcération de l'intérieur des joues. La langue se charge, elle blanchit. Des taches jaunes parsèment la langue. *Puanteur de la bouche*. Rudesse de la gorge pendant la déglutition. Grattement au gosier. La gorge semble être enflée, douleur lancinante dans la déglutition. Sensation de blessure, d'ulcération dans le cou. On ne saurait avaler, sans qu'il passe quelque chose dans les arrières narines. Dans la déglutition, violente titillation dans le cou qui se rend dans l'oreille. Mal de gorge, gonflement du col, avec sécheresse de la bouche. Grande sécheresse de la gorge, qui provoque la toux et gêne la respiration.

Empâtement de la bouche et du nez par les phlegmes. *Goût pâteux à la bouche*, blancheur de la langue. Tout le jour soif vive. Le matin on arrache sans cesse des glaires de la gorge, en ressentant du mal à la tête. *Goût acide à la bouche*, après le déjeûner, abord d'une grande quantité d'eau acide à la bouche. Saveur *acide-amère* à la bouche. Salivation, malaise, comme lorsque l'estomac est dérangé. Le matin, renvois d'œufs gâtés. Le matin, *le soir, soda,* renvois brûlans, vingt-quatre heures après le remède. Le matin au réveil jusqu'au déjeûner, mal de cœur, nausées. Hoquet violent trois fois par jour, plusieurs jours de suite. En se promenant on se trouve mal, la bouche se remplit d'eau, la chaleur monte à la face, on éprouve du vertige, pendant un quart d'heure, quatorze jours après le remède. Le matin et le soir, sans sujet on ressent du malaise et des envies de vomir. *Tout le jour malaise, maux de cœur*, six jours après le remède. Toute la journée on éprouve du malaise de l'estomac, un défaut total d'appétit, un goût aigre à la bouche, avec la langue très-blanche.

Faim canine, on se trouve mal de besoin, on se lève la nuit pour manger. Sensation de vide de l'estomac, comme après un long jeûne. Relâchement de l'estomac, quarante-huit heures après le remède. On s'éveille de bonne heure, avec une douleur à l'estomac, comme après un refroidissement. Tranchées à l'estomac, accompagnées d'envie d'aller à la garde-robe, quatre jours après le remède. Douleur déchirante à l'estomac, six jours après le remède. *Après un léger repos, on est vertigineux, étourdi et comme ivre*, cinq jours après le remède. Après le repos, salivation abondante. Après le repos, ascension du sang vers la tête, trente heures après le remède. Après le repos, sentiment de chaleur, sueur, spécialement à la tête, quatre jours après le remède. Quelque peu de vin qu'on ait bu, la tête se prend. Immédiatement après le repas, le matin et à midi, on est saisi d'une crampe à la poitrine, qui arrête la respiration, on ne peut respirer que courbé; après midi, plénitude et poids à l'estomac, après un léger repos, trois jours après le remède. Après midi, gonflement de l'estomac, poids à l'hypocondre droit.

Poids au bas-ventre, pression à l'anneau inguinal, quelques heures après le remède. Pincemens dans le ventre, le soir, plusieurs jours de suite, quarante-huit heures après le remède. Pincemens dans le ventre et dévoiement, tout le jour, au bout de vingt-quatre heures. Tranchées au bas-ventre, comme après un refroidissement; diarrhée avec ténesme, trente-six heures après le remède. Tranchées au bas-ventre, tout de suite après le remède; soixante-douze heures plus tard, le matin au réveil, tranchées nouvelles qui se répètent le même jour. Tranchées vives, plusieurs jours de suite, accompagnées de renvois, du vomissement d'une eau claire, avec diarrhée et douleur de tête, quelques heures après le remède. *Gonflement du bas-ventre*, quoique l'on ait bu très-peu, quatre jours après le remède. *Ballonnement du bas-ventre par les vents*, deux jours de suite, trois jours après le remède.

Démangeaison dans l'intérieur du bas-ventre. Borborygmes, émission de flatuosités fétides. Le soir, pressentiment de la diarrhée, sans évacuation. Dévoiement avec tranchées. Selles aqueuses, avec tranchées, six jours de suite, six jours après le remède. Faiblesse extrême, après deux selles diarrhoïques, vingt-quatre heures après le remède. Dévoiement glaireux, quelques heures après le remède. Dévoiement muqueux sanguinolent. Difficulté de rendre la selle, malgré la mollesse, le canal intestinal semble paralysé. Ténesme, on ne rend que très-peu de matières liquides, avec le sentiment du besoin d'en rendre davantage, vingt-quatre heures après le remède. Deux jours de suite constipation, avec ténesme, cinq jours après le remède. Selles dures, difficiles, avec sensation de blessure à l'anus, quinze, vingt, vingt-quatre jours après le remède. Sortie de vers ascarides. Poids, sensation brûlante autour de l'anus; démangeaison à l'anus, six jours après le remède. Compression douloureuse au rectum, deux jours avant l'éruption des règles; elle force de se courber, et dès que l'on se relève, élancement dans cet organe. Fistule à l'anus.

Envie fréquente d'uriner, on rend chaque fois très-peu d'urine, quatre jours après le remède. On urine deux fois plus que l'on n'a bu, vingt-quatre jours après le remède. Rouge foncé des urines avec sédiment, elles ont une odeur d'ammoniac. Pression sur la vessie, on a de fréquentes envies d'uriner, et chaque fois on n'urine que tard et difficilement, neuf jours après le remède. Brûlure au col de la vessie et sous le pubis, spécialement quand on urine; pendant la durée de cette crampe, les urines s'arrêtent. *Douleur brûlante dans le canal de l'urèthre*, le soir.

Chaque matin, au réveil, érection, les dix-huit premiers jours, après le remède. Le matin, au réveil, et dans le lit, appétit vénérien très-vif, quatre jours après le remède. La première nuit, après le remède, deux pollutions suivies d'une chaleur générale et d'anxiétés.

Réapparition des règles depuis long-temps interrompues. Accélération du flux menstruel, deux, quatre, huit jours après le remède. Retard du flux menstruel, vingt-quatre jours après le remède. Démangeaison à la vulve, pendant le cours des règles. Bruissement dans les oreilles, tiraillemens aux cuisses, faiblesse, courbature, pendant l'écoulement des règles, quelques heures après le remède. Fleurs blanches, pendant plusieurs jours.

Eternumens fréquens, enchiffrenement. Catarrhe

nasal sec, douleur d'ulcération aux narines. *Raucité de* la voix. *Toux provenant de la sécheresse du gosier,* dix jours après le remède. *Toux nocturne causée par un chatouillement,* un grattement dans la gorge, dix jours après le remède. Oppression, étouffement causés par un resserrement du larynx. Titillation qui fait tousser la nuit; resserrement de la poitrine, sommeil inquiet. Sensibilité de la poitrine au froid de l'air, il produit de l'oppression. Poids, élancemens à diverses régions de la poitrine.

Le soir, fatigue et raideur de la colonne épinière. Le matin, au lit, douleur de luxation dans les lombes. L'entre-deux des épaules est brisé; cette douleur pénètre la poitrine d'arrière en avant, sept jours après le remède. Tiraillemens, raideur du dos, immédiatement après le remède, on ne peut se remuer. A chaque déglutition, saccade dans le dos; les renvois produisent le même effet, la respiration en devient gênée. Pesanteur dans le dos et aux épaules. Raideur de la région droite du cou. Gonflement des glandes du cou. Pesanteur douloureuse à la nuque.

Saccades fréquentes dans les épaules. Douleur d'entorse dans l'articulation de l'épaule. Tiraillemens dans les extrémités supérieures. Tumeur à l'aisselle, qui menace de suppurer. Crampes dans les muscles des bras. Erysipèle avec douleur brûlante à un bras. Les bras, les mains s'engourdissent la nuit. Lassitude extrême des bras. Furoncle à un bras. Le matin, au réveil, la paume des mains est brûlante, six jours après le remède. Sueur aux mains. Spasme tonique dans un doigt, il s'étend jusqu'au bras; la défaillance s'approche, on sort à l'air frais, et l'accident se dissipe; il en reste une palpitation de cœur, et une grande pesanteur dans le bras, dix-neuf jours après le remède. Tiraillement dans la main et les doigts. Douleur brûlante dans les verrues. *Le bout des doigts devient rugueux, se gerce, se fend; on y éprouve des élancemens*, huit jours après le remède.

Douleur de luxation à l'articulation de la cuisse. Inquiétudes dans les extrémités inférieures. Les tumeurs, les dartres des extrémités inférieures s'enflamment. Furoncles, éruption boutonneuse, aux cuisses. Raideur, paresse des cuisses et des jambes, à la marche. *Elancemens dans les genoux*. Craquement des genoux. Tiraillemens dans les cuisses et les jambes. *Crampes aux cuisses, aux gras de jambes et aux pieds*, pendant tout le jour. Eruption de tumeurs aux gras de jambes, avec démangeaison. A un genou, une petite place glacée, d'où le froid se répand dans toute la jambe. La nuit, froid des jambes, *crampes à la plante* des pieds, huit jours après le remède. Douleur brûlante aux cors des pieds. Elancemens dans les cors, aux talons.

Facilité de la peau à se blesser, une égratignure se tourne en suppuration. Sensibilité extrême de la peau de tout le corps. Les vêtemens blessent. On ne trouve aucun lit, aucun siége assez mous. *Facilité à se refroidir*. Au plus léger refroidissement, mal de tête, larmoiement, enchifrènement, mal de gorge, toux, deux jours après le remède. Horreur de l'air frais. Une courte promenade jette dans une faiblesse nerveuse extrême. Un léger chagrin nuit extraordinairement, l'appétit se perd, la bouche devient amère, la diarrhée s'établit; le soir, le sang bouillonne; on a des renvois, des nausées, un sommeil inquiet, et le lendemain, un tremblement général, avec une disposition à la tristesse, aux larmes, neuf jours après le remède. Chaleur fugitive générale, suivie de sueurs, et répétée sept à huit fois dans le jour. Accélération vive de la circulation, au plus léger mouvement, au bout de trois jours. Soubresauts dans le sommeil du jour et de la nuit. *Douleur d'entorse* aux bras, dans le dos, à la poitrine. Lassitude générale, pesanteur des jambes, au bout de trois jours. La nuit, douleur arthritique à la hanche, au genou, à l'articulation du pied. Le matin, détente de tout le corps, on peut à peine marcher. Le jour, somnolence. Le soir, plusieurs jours de suite, on s'endort assis, trente-six heures après le remède. Le soir, au lit, difficulté de s'endormir; on voyage toute la nuit dans son lit. Chaleur incommode pendant la nuit. Sommeil agité rempli de rêves. Songes effrayans, réveils en sursaut, fréquens. Frayeur dans le sommeil; des palpitations de cœur s'ensuivent du tremblement, et un violent dévoiement.

Chaque soir, frisson, tremblement. A quatre heures après midi, froid de la durée de deux heures, les mains sont glacées, la bouche sèche. Le soir, à six heures, frisson d'un quart d'heure; les ongles sont bleus, sept jours après le remède. Malaise général avec frisson fébrile, deux jours après le remède. Chaleur à la face, aux mains, sécheresse de la langue, respiration précipitée, chaque soir, de cinq à six heures. Sueur nocturne abondante, vingt-quatre heures après le remède.

Facilité à s'effrayer. Toute espèce de bruit est insupportable; une société nombreuse donne de l'angoisse. Abattement de l'esprit et du corps. Inquiétude, agitation, irrésolution. Horreur du travail, ennui insupportable. Mélancolie, irritabilité, irascibilité. Humeur chagrine, colère.

PHOSPHORE.

La préparation homœopathique du phosphore consiste à faire dissoudre, dans deux cents gouttes d'éther sulfurique bien rectifié, un grain de phosphore divisé en petites parcelles. Cette opération se fait dans un lieu frais, et dans un vase bien fermé. La dissolution accomplie, on agite la fiole avant d'en tirer deux gouttes qui, réunies, forment un centième de goutte, que l'on mêle avec cent gouttes d'esprit de vin. On continue, en suivant le procédé connu, l'atténuation jusqu'à la fraction décillionième qui jouit d'une grande activité dans le traitement des maladies chroniques. Sa durée d'action s'étend jusqu'à quarante jours.

C'est ici le lieu de faire remarquer la supériorité

de la préparation des substances médicinales par le frottement dans leur état de sécheresse, et par l'agitation dans leur état liquide. Cette supériorité est marquée, non-seulement dans leur influence dynamique sur l'organisme, mais encore par la facilité que ce mode assure à leur conservation. On aura de la peine à croire qu'un peu de sucre de lait, humecté par la fraction décillionième du phosphore ainsi préparé, conserve pendant un an, et plus, toute sa vertu médicinale; et cependant rien n'est plus vrai Il l'est également, que cet atôme de phosphore ne passe point à l'état d'acide phosphorique.

Choisi dans le rapport rigoureusement homœopathique, le phosphore est un remède anti-psorique des plus puissans. Il est contre-indiqué dans les maladies chroniques compliquées avec la perte totale de l'appétit vénérien, causé par l'extrême affaiblissement des organes génitaux, ainsi que dans le retour trop fréquent du flux menstruel chez les femmes. En général, il ne convient point aux sujets atteints d'une faiblesse profonde, entretenue par la pauvreté des forces vitales.

Cependant, si ce remède répondait avec justesse aux autres symptômes de la maladie, on se permettra de l'administrer, à la condition de magnétiser de temps en temps le malade, ce dont doit être chargée une personne saine et forte, et d'un caractère bienveillant. Elle se contenterait de tenir pendant quelques minutes les mains du malade dans les siennes, et de les appliquer ensuite sur les parties les plus souffrantes. Ce magnétisme doit être opéré dans le calme le plus profond, et l'éloignement de tout ce qui pourrait distraire l'attention de la personne qui magnétise.

Son indication est plus positive encore, lorsque le malade, à tous ses autres symptômes, joint celui d'une trop grande liberté du ventre, soit que les selles soient molles, soit qu'elles soient liquides.

Ces prémisses établies, on administrera ce remède aux malades chez lesquels on trouvera les symptômes suivans, et quelques-uns des plus marquans d'entr'eux, lesquels sont en parfaite similitude avec ceux que le phosphore est susceptible de développer chez l'homme sain qui en ferait usage :

Vertiges d'espèces différentes, mal de tête étourdissant ; ascension du sang vers la tête ; le matin au réveil, douleur de tête ; élancemens au côté extérieur de la tête ; *chute des cheveux* ; difficulté d'ouvrir les paupières ; sensation de brûlure, ulcération aux angles internes de l'œil ; à l'air libre, au vent surtout, larmoiement ; la nuit les yeux pleurent et les paupières se collent ; inflammation des yeux, on y éprouve de la chaleur et du resserrement, comme lorsqu'il y est entré du sable ; presbiopie. *Danse de taches et points noirs devant les yeux ;* teinte noire des objets visuels ; cécité diurne ; un voile gris semble être tiré devant les yeux ; obscurcissement des yeux à la lumière des bougies ; couleur sale de la face ; *pulsations, battemens dans les oreilles ; bruissemens d'oreilles ;* surdité à la conversation ; hémorragie nasale, ou mouche du sang ; *sensation incommode de sécheresse du nez ;* écoulement continuel de mucosités par les narines ; puanteur de l'haleine, lorsqu'elle passe par le nez ; gonflement du cou ; blancheur de la langue ; ulcération de l'intérieur de la bouche ; abondance de phlegmes à la bouche ; saveur muqueuse ; saveur de fromage ; *le matin crachement de glaires qui remplissent le gosier ; sécheresse de la bouche nuit et jour ; renvois ;* renvois spasmodiques, comme s'ils étaient accompagnés de crampes d'estomac ; renvois acides ; le matin mal de cœur, nausées, accompagnés de faim ; désir de manger ou de boire quelque chose de restaurant ; faim après avoir mangé ; nausées après le repas ; malaise du bas-ventre après le déjeûner ; chaleur, anxiété après le repas ; sensation brûlante aux mains, après le repas ; pesanteur, somnolence, en sortant de table ; sorte de constriction de l'orifice supérieur de l'estomac ; retour des alimens à la bouche, au moment où l'on vient de les prendre ; sensation douloureuse au creux de l'estomac, quand on y touche ; creusement à l'épigastre ; plénitude de l'estomac ; ballonnement après avoir dîné ; *borborygmes du ventre ; anxiétés causées par les flatuosités ; incarcération des vents ;* le matin au lit douleurs de ventre ; déchiremens dans le bas-ventre, avec ténesme ; relâchement chronique du ventre, qui est dévoyé ; *hémorragie du rectum, en allant à la garde-robe ; tumeurs à l'anus et au rectum ;* écoulement muqueux par l'anus toujours ouvert ; tiraillement dans le canal de l'urèthre ; sensation de blessure, de brûlure au canal de l'urèthre, en urinant ; élancemens brûlans dans le canal de l'urine ; le soir érections violentes ; désir insurmontable du coït ; éjaculation faible et précipitée de la semence dans le coït ; *fréquence des pollutions ; élancemens dans le vagin jusques à l'utérus* ; fermentation, bouillonnement du sang pendant la menstruation.

Enchifrènement sec des narines ; difficulté de la respiration ; chatouillement dans la poitrine ; toux d'irritation, raucité de la gorge; expectoration glaireuse, qui vient de la gorge ; toux nocturne accompagnée d'élancemens dans le gosier; élancemens dans les côtés de la poitrine; les côtés de la poitrine éprouvent des élancemens quand on y touche ; points de côtés chroniques; sensations de brûlure, de blessure dans la poitrine ; douleur au côté gauche de la poitrine, lorsqu'on est couché sur cette région ; battemens de cœur, dans la session.

Raideur de la nuque et du cou; élancemens et déchiremens dans les omoplates et les extrémités supérieures ; tremblement des mains; gonflement des os de la jambe; saccades des pieds pendant le jour, et le soir, au moment de s'endormir ; engourdissement de l'extrémité des doigts et des orteils ; taches jaunâtres au bas-ventre ; bouffées de chaleur fugitive; taches jaunâtres à la poitrine; *difficulté de s'endormir le soir; sueurs matinales*; facilité à s'effrayer; tristesse de l'ame, *crainte d'être seul*, qui cause des anxiétés; angoisses, irritabilité; mauvaise humeur, colère; horreur de l'occupation.

Les doses trop actives de phosphore, trouvent leur antidote dans l'odeur du camphre, ainsi que dans la noix vomique, et le café. Mais il est un moyen sûr de n'avoir pas besoin d'y recourir, c'est de ne pas doser trop vivement le remède, et de l'administrer dans un rapport homœopathique aussi parfait que possible.

Symptômes médicinaux du Phosphore.

Vertiges. Le soir, au lit, la tête tourne; on ne peut rester couché; il s'ensuit trois ou quatre selles diarrhoïques, avec frisson et tremblement, après lesquelles on ressent une forte chaleur suivie d'une sueur abondante. Le soir, vertige court, mais violent. Le soir, en marchant, vertige violent qui finit dès qu'on s'arrête, et recommence aussitôt que l'on marche. A midi, vertige tel, que l'on tombe de sa chaise. En se levant de table, vertige, neuf jours après le remède. Accès de vertige, chaque jour en sortant de table, on perd presque connaissance. Vertige, dès que l'on ferme les yeux, tout tourne. Vertige, quand l'on se baisse, on sent du froid et des maux de cœur. Vertige avec mal de tête, et abord de beaucoup de salive à la bouche, trois jours de suite. Le matin, au lever, on n'a point sa tête, elle est lourde, vertigineuse, douloureuse, comme lorsqu'elle a été très-basse pendant le sommeil. Absence d'esprit, sorte de stupidité; on fait autre chose que ce que l'on veut faire, quatre jours après le remède. Huit jours de suite, le matin, la tête est douloureuse et troublée, treize jours après le remède. Violent mal de tête avec frisson, sans soif, alternant avec chaleur à la tête, et un malaise général, trente-six heures après le remède. En s'éveillant la nuit, on est tout étourdi, la tête est si faible, qu'on y reçoit comme un coup lorsque l'on rit, que l'on marche, qu'on étend ses membres, ou que l'on entend de la musique. La plus petite contrariété provoque le mal de tête. Le matin, au réveil, pesanteur, faiblesse, vide de la tête. Bruissement dans la tête, deux heures après le remède. Chaque matin, douleur à la tête; tantôt elle est vide, tantôt pesante; tantôt elle palpite, d'autres fois on y éprouve des tiraillemens; le mouvement aggrave tous ces symptômes. Douleur de ligature à la tête, de deux jours l'un. Deux jours de suite, douleur de tête, depuis le matin jusqu'au soir; c'est un fouillement au sommet et au front, et un poids au-dessus des yeux, quatre jours après le remède. Compression ça et là, à la tête. Abord du sang, à la tête. Tiraillemens dans les tempes, trente-deux heures après le remède. Elancemens dans les tempes, à l'occiput. Le soir surtout, douleur de tête, le front est brûlant. *La tête est brûlante*; le reste du corps a sa température ordinaire;

on manque d'appétit, l'on est obligé de se coucher, neuf jours après le remède. Sensibilité de la tête au froid. Deux jours après le remède, le cerveau a l'air de s'engourdir lorsque l'on reste à l'air libre. Enflure du front, sans inflammation ni douleur, avec violent mal de tête au-dessus des yeux, au bout de quarante-huit heures. Démangeaison au cuir chevelu, à la face et au cou. *Croûtes au cuir chevelu, avec démangeaison*, au bout de huit jours. Petites bosses au cuir chevelu, qui sont douloureuses comme les furoncles. Eruption humide et rongeante à la tête. Dans les premiers jours, après le remède, *les cheveux tombent*. Trois heures après le remède, et plusieurs jours de suite, la peau du front semble se retressir; on éprouve de l'anxiété.

Tension des tégumens de la face, douleur à ses os, éruption à la figure. Eruption granuleuse au front et au menton. Boursoufflement de la face. Pâleur extrême de la face, huit jours après le remède. L'aspect de la face change d'une manière effrayante, elle est tombée, et couleur de terre; les yeux s'enfoncent, et se cernent de bleu, six, sept heures après avoir pris le remède. *Démangeaison aux paupières*, très-souvent pendant le jour. Les paupières sont douloureuses, et les yeux sont tiraillés. Pression sur les yeux. Elancemens derrière les yeux. *Larmoiement en plein air*, onze jours après le remède. *Inflammation*, brûlure et démangeaison *aux yeux*, quelques heures après le remède. Chassie aux angles des yeux. Le matin, rougeur, brûlure, et suppuration des yeux. Gonflement des paupières. La conjonctive prend une couleur jaune. Faiblesse, fatigue et somnolence dans les yeux, le matin, au réveil; le lever calme ces symptômes. *Trouble de la vue, on ne voit que comme au travers d'une gaze.* Danse de points noirs devant les yeux. *Voile noir devant les yeux.*

Éruption vésiculaire derrière les oreilles. Vésicules avec douleurs brûlantes dans la conque de l'oreille. Sentiment de tension dans la parotide, et de sécheresse dans les oreilles. Dureté de l'ouïe. Elancement dans l'oreille. *Forte démangeaison dans les oreilles.* Pulsation, chant, cris, dans les oreilles. Sensibilité extrême de l'ouïe, on ne peut ni parler, ni entendre parler haut. *Bruissemens, bourdonnement dans les oreilles.* Détonation subite dans une oreille, suivie de bruissement; l'ouïe s'assourdit, et bientôt après il en sort une matière jaune, dont l'écoulement dure plusieurs semaines, vingt-huit jours après le remède.

Démangeaison au nez. Gonflement du nez, on ne peut le toucher sans souffrir. Rougeur et douleur à une aile du nez. Écoulement muqueux abondant par le nez; faux catarrhe nasal; écoulement d'une matière jaune par le nez. Ulcération des narines. On mouche un mucus sanguinolent. Chute de quelques gouttes de sang par le nez. *Hémorragie nasale*, immédiatement après le remède, et dix-sept jours après l'avoir pris. Violente hémorragie nasale, sept jours après le remède; elle se répète fréquemment.

Couleur bleue des lèvres ; chaque matin, les lèvres sont gonflées. Dartre sur la lèvre supérieure. Ulcération des commissures des lèvres, treize jours après le remède. Éruption de boutons, de dartres aux commissures des lèvres. *Fissure profonde au milieu de la lèvre inférieure.* Douleur brûlante à la partie rouge de la lèvre inférieure ; à sa surface interne, vésicules blanches qui causent une douleur brûlante, onze jours après le remède. *Ulcération douloureuse à la surface interne de la lèvre inférieure.*

La bouche se remplit de sang, vingt et une heures après le remède. *Saignement des gencives, dès qu'on les touche.* Gonflement des gencives, surtout au-dessus des dents gâtées. *Sensibilité douloureuse des gencives*, qui empêche de manger, il s'y forme de petits ulcères. Démangeaison, pulsation aux gencives. L'impression de l'air frais provoque dans les dents du battement, du tiraillement, des élancemens ; la douleur cesse dès qu'on rentre dans l'appartement, et que l'on couvre la joue. Ébranlement des dents, surtout des incisives inférieures, que l'on pourrait extraire avec les doigts. Douleur de dents nocturne, qui cesse au lever. Douleur des dents, accompagnée du gonflement de la joue. Tiraillement dans les dents, dès que les mains et les pieds se refroidissent, dix-huit jours après le remède.

Tumeur à l'intérieur d'une joue. Chatouillement insupportable au palais. Sensation brûlante au palais. Au palais, vésicules, qui s'ouvrent et suppurent. Crispation, rides douloureuses au palais. Sensation de rudesse à la gorge, qui est plus rouge que de nature. Au cou, au-dessus du menton, tumeur de la grosseur d'une noisette, douloureuse au toucher. Gonflement des amygdales, qui gêne la déglutition et le mouvement du cou. Empâtement de la gorge, *quelque chose gratte la gorge*, après midi et le soir. On arrache de la gorge, un mucus qui est salé, et en grande abondance. Le soir, crachement d'une salive fétide, quatre heures après le remède.

Le matin au réveil, goût pâteux et mauvais à la bouche. Salivation abondante. Alternative de sécheresse et d'humidité de la bouche, trente-cinq heures après le remède. *Sécheresse extrême de la bouche*, soif violente, on a beau boire, la bouche reste pâteuse, trente-huit heures après le remède. Salivation vermineuse le matin, après midi soda, les premiers jours après le remède. Sensation de brûlure au gosier et dans l'estomac. Hoquet fréquent. Renvois fréquens, l'estomac semble être distendu par l'air. *Renvois qui ne peuvent s'accomplir*, ils causent de la douleur à la poitrine et à la gorge, onze jours après le remède. Après le repas, renvois d'air, *qui rapportent le goût des alimens*; il semble qu'il ne se fasse point de digestion. Renvois, le plus souvent acides. Le matin, *amertume à la bouche*, le premier jour après le remède. Absence de la faim, de l'appétit, au bout de trois jours. *Saleté de la langue*, on ne peut savourer le pain, qui a la saveur du levain; on trouve peu de goût aux alimens et aux boissons. Absence de la soif.

La nuit, faim canine, que le manger n'assouvit point, on ressent de la lassitude, de la chaleur, de la sueur, auxquelles succède un frisson avec tremblement. Vif désir de boire de l'eau, maux de cœur, avec soif vive, que le boire apaise. Avant midi, le soir, mal de cœur jusqu'au vomissement, à la défaillance. Maux de cœur continuels, onze jours après le remède. Nausées, mal de cœur jusqu'au vomissement et à la défaillance; pendant ces accidens, l'épigastre ne supporte aucun attouchement, quarante-cinq heures après le remède. Le matin, nausées, qui finissent au déjeûner. *Retour des alimens à la gorge*, sans aucun mauvais goût. Après le repas, maux de cœur, renvois; la bouche se remplit d'eau, qui vient de l'estomac. Le soir, vomissement des alimens; si l'on se baisse, la bouche se remplit de bile. Vomissement bilieux, toute la nuit. Chaque jour, après le repas, malaise de l'estomac. C'est toujours au repas que commencent à se faire sentir les douleurs, elles durent aussi longtemps que l'on mange.

Chaque jour au dîner, douleur à la tête. Après le dîner, la tête est si vide, que l'on peut à peine penser. Après le repas, somnolence. Après le repas, poids à l'estomac, quatre jours après le remède. Aussitôt après le repas, poids à l'estomac, pulsation à l'épigastre. Compression à la poitrine, courte haleine, anxiétés. Après le repas, malaise du bas-ventre, avec gonflement de cette région; après un très-petit repas, angoisses, agitation du sang. Après le repas, rudesse à la bouche, lassitude; on ne peut marcher, le froid se fait sentir, on est désaccordé, vingt-cinq heures après le remède. Après le repas, la faiblesse augmente, surtout dans la partie souffrante. Avant et après le souper, crampe d'estomac, qui gagne les deux côtés de la poitrine. Après le repas, efforts violens pour aller à la garde-robe. Crampes d'estomac, avec renvois acides, sept jours après le remède. On ne peut aller en voiture, sans ressentir des tiraillemens et de la tension dans l'estomac. Le matin *l'estomac est sensible au toucher. Poids à l'épigastre, constant,* même à jeûn, huit jours après le remède. Le matin, le soir, poids à l'estomac. Plénitude de l'estomac, il est relâché, et ne peut digérer les alimens les plus légers. Chaque soir à dix heures, douleur lancinante à l'estomac, qui arrête la respiration, et qu'un renvoi fait cesser. *Sensation brûlante dans l'estomac*, dix jours après le remède. Douleur brûlante et tranchante à la région de l'estomac. Brûlure à l'estomac, et le long du canal intestinal.

Le matin, chaleur au bas-ventre et à la face. Sensation de froid dans les intestins, au-dessus du nombril, au bout de dix jours. Accumulation des vents sous les fausses côtes, dont la poitrine est gênée. Elancemens à l'hypocondre gauche, qui causent de l'angoisse. Quelque chose monte du bas-ventre vers le cou, qui ressemble à des vents, un renvoi y met fin. Incarcération des vents, avec froid du corps, chaleur à la face. *Plénitude du ventre. Ballonnement du bas-ventre.* Soulèvement du ventre, les deux premiers jours après le remède. La région du foie est sensible, douloureuse au toucher, on ne saurait se coucher sur le côté droit. Le matin au lit, poids et crampes au bas-ventre près des os pubis, vingt-cinq heures après le remède. *Toute la matinée, poids au bas-ventre*, également le soir, après avoir mangé, cinq jours après le remède. Tranchées qui passent comme un éclair de l'estomac au nombril. Tranchées fréquentes dans les intestins, le soir surtout. Pincemens, élancemens dans le fond du bas-ventre, le matin au lit. Colique semblable à une crampe, d'abord dans le côté droit du ventre, puis en arrière vers le dos; elle descend au testicule droit, et remonte vers la région de l'estomac; le malade sue, gémit, a la figure toute décomposée, sept jours après le remède.

Douleur de colique, comme si le dévoiement voulait s'établir, elle dure peu et se renouvelle souvent. Grouillement dans tout le ventre, comme si la diarrhée se préparait, quarante-huit heures après le remède. *Borborygmes intelligibles*, au bout d'une heure. Émission abondante de flatuosités, au bout de quatre heures. Sentiment de faiblesse au bas-ventre et dans le dos, on ne peut quitter le lit. Les vents font effort vers les anneaux inguinaux, comme pour former hernie. A l'aine, une grosse tumeur, qui se convertit en abcès, avec une douleur brûlante. Furoncles au bas-ventre. Démangeaison au nombril, qu'aucun grattement ne peut apaiser, six heures après le remède.

Selle molle, avec effort et tranchées dans les gros intestins, deux jours après le remède. *Après une selle molle*, faiblesse extrême dans le bas-ventre, trois jours après le remède. *Après une selle molle, brûlure au rectum, à l'anus, et débilité extrême*, treize jours après le remède. Plusieurs jours de suite, selle verte, chez un enfant, dont la nourrice avait pris le phosphore. Les premiers jours après le remède, selle molle, qui vient en son temps.

Retard des selles, pendant vingt-quatre heures après le remède. Constipation qui dure six jours, on éprouve un poids à l'épigastre. Après le repas, le ventre se gonfle de flatuosités. Chaque deux jours seulement, selle dure. *Dureté des selles*, les quatre premiers jours après le remède. Selle dure formée de nœuds. Selle dure, recouverte de glaires et de sang. *Difficulté de la selle*, vingt-quatre heures après le remède. Selle qui écorche l'anus. Tranchées au rectum et à l'anus, le soir surtout, six jours après le remède. *Elancemens dans le rectum*, hors de la garde-robe. *Elancemens à l'anus*. Brûlure à l'anus. Pendant une selle molle, fourmillement, démangeaisons, coupures à l'anus. *L'anus est crispé, on y ressent une douleur traumatique, malgré la mollesse de la selle*, qui dure quelques heures et finit par gagner le bas-ventre. Sortie violente des tumeurs hémorroïdales du rectum. Plusieurs jours de suite, élancemens aux tumeurs hémorroïdales, on ne peut être assis ou couché, vingt-cinq jours après le remède. Démangeaison rongeante à l'anus, quatre jours après le remède. Envie fréquente d'uriner et d'aller à la selle.

Envie fréquente d'uriner, jour et nuit, les quatorze premiers jours après le remède. Emission involontaire des urines. *Urines avec sédiment laiteux*. Odeur ammoniacale de l'urine, elle se trouble et dépose un sédiment blanc, six jours après le remède. Urines brunes, avec sédiment rouge, trois jours après le remède. Elancemens dans l'urèthre et à l'anus. Le soir au moment de s'endormir, élancemens depuis le cou de la vessie jusques au pénil. Pissement de sang. *Sensation de brûlure dans le canal de l'urèthre, ténesme de la vessie, le soir*. Après avoir uriné, douleur mordante au gland, trente-deux heures après le remède.

Tiraillemens douloureux dans les testicules, gonflement de l'épididyme. Irritation insolite dans les organes génitaux. Sept jours après le remède, un vieillard, peu sujet aux érections, en ressentit de fortes; il demeura ensuite vingt-deux jours sans en éprouver, mais elles devinrent plus violentes jusques au quarante-troisième jour. Violent appétit vénérien. Erections jour et nuit. Désir invincible du coït. Absence des désirs vénériens, vingt jours après le remède. Impuissance complète, vingt-cinq jours après le remède. (Effet consécutif du remède.)

Accélération de l'époque du flux menstruel, neuf jours après le remède. Retard du flux menstruel, vingt-deux et quarante-un jours après le remède. Apparition des règles à deux reprises, entre une période et l'autre, elles ont coulé pendant deux jours. Pendant la fonction menstruelle, douleur de ventre, frisson; les mains, les pieds sont glacés. Démangeaison lancinante aux tumeurs hémorroïdales pendant la période menstruelle. Douleurs sourdes dans l'intérieur de la vulve, comme si elle renfermait un ulcère. Fleurs blanches glutineuses, tenant lieu de règles, vingt jours après le remède. *Leucorrhée abondante*, sept jours de suite, neuf jours après le remède.

Enchifrènement sec. Catarrhe nasal, avec beaucoup de chaleur dans la tête, au bout de huit jours. Catarrhe humide, il est violent, la tête est prise, l'appétit manque, le malaise est général, quarante-huit heures après le remède. Catarrhe et mal de gorge, vingt-quatre heures après le remède. Le matin, raucité de la voix. Le matin, catarrhe de la poitrine. Resserrement de la poitrine, courte haleine. Le soir, difficulté de respirer, trois jours après le remède. Poids à la poitrine, on respire difficilement. A la montée, respiration râleuse. Le matin au lit, constriction de la poitrine, pendant une demi-heure, vingt-quatre heures après le remède. Tiraillemens, crampe dans la poitrine. Refoulement du sang vers la poitrine. A chaque émotion de l'ame, congestion sanguine dans la poitrine, tiraillement et crampe entre les épaules. Après le repas, refoulement du sang vers le cœur, palpitation. Le matin au lit, le soir après s'être couché, battemens de cœur violens.

Elancemens dans les côtés de la poitrine, et dans les régions hypocondriaques; dans la toux et hors de la toux, on est forcé de tenir ces régions avec les mains, quarante-huit heures après le remède. Irritation à la gorge, qui provoque la toux. L'air frais excite la toux, cinq jours après le remède. Les boissons chaudes et froides provoquent la toux. On ne saurait lire à haute voix, sans tousser sèchement. On est éveillé quatorze jours de suite dans la nuit, par une toux sèche et violente, qui rend la poitrine douloureuse. Toux sèche, qui fend la tête, accompagnée d'enchifrènement. Toux sèche, qui brise l'épigastre et empêche de dormir. Toux qui brise le bas-ventre.

Toux d'irritation. *Bouillonnement dans la poitrine,* toux asthmatique, expectoration glaireuse, au bout de huit jours. On est, le matin, éveillé par la toux et le besoin de cracher des phlegmes. Toux creuse, sonore, le plus souvent le matin au lit et dans la nuit, qui empêche de dormir. Après avoir beaucoup toussé, on crache du sang, mais sans douleur, un jour avant, et pendant la période menstruelle. *Crachemens de sang et de phlegmes*, trente-six heures après le remède. Filets de sang dans les matières expectorées, quatre jours après le remède. Expectoration de flocons purulens, avec douleur d'érosion, et sensation brûlante derrière le sternum.

Douleur à la poitrine, elle est comme brisée quand on se baisse, qu'on se remue, ou qu'on la touche. Démangeaison dans l'intérieur de la poitrine, et derrière la fossette du cou, que la toux ne fait point cesser, douze heures après le remède. Fatigue de la poitrine, douleur aux muscles pectoraux. Erysipèle boutonneux à un des deux seins, avec enflûre, brûlure, élancemens; il se convertit en ulcère suppurant. Gonflement inflammatoire du côté gauche de la poitrine, qui passe, dix jours après, à la suppuration.

Douleur, comme de la présence d'un abcès, aux tubérosités ischiatiques. Douleur des lombes, faiblesse de cette région quand on a été long-temps assis; on peut à peine se lever, douze jours après le remède. Douleur insupportable aux lombes, et qui revient périodiquement, elle empêche de marcher. Violens élancemens dans les muscles du dos, et au-dessus de la hanche gauche, sept jours après le remède. Poids douloureux entre les épaules.

Pesanteur, compression à la nuque. *Raideur de la nuque* et de l'occiput. Raideur de tout le cou.

Craquement dans l'articulation des épaules, deux jours après le remède. *Déchiremens dans l'épaule gauche, la nuit surtout, et au lit.* Douleur rhumatismale depuis l'aisselle droite jusqu'aux vraies côtes, pendant une heure, sept jours après le remède. Douleur rhumatisante dans le bras droit, après un refroidissement. Douleur de luxation à l'épaule, qui empêche de lever le bras. *A l'aisselle droite, vive démangeaison,* gonflement des glandes de cette région. Tiraillemens dans les muscles, depuis l'épaule jusqu'à la main. Engourdissement des bras, surtout lorsque l'on est couché dessus, huit jours après le remède. Lassitude des bras, on ne peut les remuer, seize jours après le remède. Fatigue des articulations du bras, les veines des mains sont gorgées. Démangeaison, éruption de petits points rouges à l'articulation du coude. *La main tremble,* est comme paralysée, on laisse tomber une cuiller; il s'y joint de la douleur, comme s'il y avait blessure. Tiraillemens, élancemens, déchiremens à l'articulation du coude. Douleur profonde dans les os du bras, six heures après le remède. Gonflement de l'articulation de la main; on y sent du battement, comme dans un abcès, des déchiremens jusque dans les doigts, après s'être un peu refroidi. Tiraillemens dans les mains, le plus souvent la nuit et au lit. Le pouce semble être luxé, lorsque l'on veut saisir quelque chose. Les doigts d'une main sont comme morts, tandis qu'à l'autre, ils sont endormis. A l'air un peu frais, un doigt pâlit, et semble mourir. De temps en temps, crampe dans les doigts. *Mouvemens convulsifs des doigts.*

Faiblesse des jambes, qui expose à tomber. *Inquiétude extrême dans les jambes*; les mains sont glacées, le soir surtout. *Si l'on reste assis long-temps, les fesses deviennent douloureuses, comme si elles couvraient des abcès*, quarante-huit heures après le remède. *Douleur à l'articulation de la hanche droite.* A la hanche droite, un violent élancement, qui se rend dans la poitrine, cinq heures après le remède. Tiraillemens çà et là dans les cuisses, dans le sommeil de l'après-midi. Sensation de brûlure dans les chairs des cuisses, que le toucher augmente. Démangeaison aux cuisses et aux jarrets. Tiraillemens dans les genoux, dans la marche. Tremblement des genoux. *Tiraillemens depuis les genoux jusqu'aux pieds.* Raideur, raccourcissement des tendons du jarret. Entre le gras des jambes et le genou, il paraît subitement une enflure, avec rougeur, inflammation et douleur mordante, les premiers jours après le remède. Elancemens dans les genoux, la nuit surtout, quarante-huit heures après le remède. Crampe aux gras de jambes; saccade de cette partie quand on veut l'étendre. Dans la marche, brisure des os des jambes. Déchiremens, élancemens dans les pieds, qui, la nuit, empêchent de dormir. *A la marche, douleur à l'articulation du pied, comme si elle était luxée;* on ne la ressent point dans le repos ni au toucher. Faiblesse paralytique des extrémités inférieures, huit jours après le remède.

Sueur aux pieds. *Pesanteur des pieds*, comme s'ils étaient enflés. *Le soir enflure des pieds*, au bout de sept jours. Elancemens dans la partie des pieds qui est gonflée. Sensibilité douloureuse, rougeur de la plante des pieds. Crampe à la plante des pieds, trois jours après le remède. Disposition constante à la crampe, à la plante des pieds et aux orteils. Elancemens, déchiremens dans la plante des deux pieds. La nuit, douleur pulsative dans les talons. Le matin au lit, fourmillement, raideur dans les talons. Réveil de la douleur dans les parties du pied, où l'on a éprouvé des engelures, surtout quand on est chaussé ou que l'on marche, quarante-huit heures après le remède. Douleur violente et lancinante dans un gros orteil. Douleur aux cors des pieds, qui répond jusques dans les os des jambes. D'anciens cors insensibles redeviennent douloureux, et les doigts où ils étaient placés, se gonflent. Formation d'engelures dans le mois de mars, au bout de neuf jours. Brûlure à une verrue, le soir, après le coucher.

Sensation brûlante dans tous les membres ; à différentes parties du corps, il se forme des plaies, qui semblent venir d'écorchure, avec rougeur, douleur mordante ou lancinante. Furoncles à la nuque, sur la poitrine, sur les cuisses ; élancemens çà et là dans tout le corps, neuf jours après le remède. Piqûres par toute la peau, comme par des épingles. Démangeaison cuisante aux bras, aux jambes, sur le dos, au bas-ventre, douze jours après le remède. Le grattement y fait naître des lignes rougeâtres, au bout de vingt-six jours. Toute la nuit, démangeaison générale, avec chaleur et sécheresse de la bouche, douze heures après le remède. Eruption urticaire sur tout le corps, sans excepter la face. Les cicatrices d'anciennes plaies deviennent douloureuses. Sensibilité extrême au froid, à l'humidité de l'air; renouvellement des douleurs par les variations de l'air. Pesanteur de tous les membres avant l'orage. *Facilité extrême de se refroidir*, il en résulte des pincemens au ventre, sous les fausses côtes; de la raideur du cou, des bras; ou des maux de dents: quelquefois les yeux larmoient, le hoquet en est la suite, ou bien on ressent des tranchées, des élancemens dans l'épigastre, du mal de tête; les joues sont brûlantes et les pieds froids et humides. Une petite promenade donne l'enchifrenement. A-t-on les pieds froids et humides, de suite lassitude générale, chaleur brûlante aux mains, douleur à la tête, il faut se coucher, le catarrhe nasal est là, le lendemain, vingt jours après le remède.

A-t-on sué un peu la nuit, on se refroidit au lever, et les dents commencent à faire mal. Bouillonnement du sang. Ascension du sang vers la poitrine et la tête, quarante-huit heures après le remède. Si l'on s'éveille la nuit, le sang bouillonne, on a froid, du tremblement et du malaise dans les intestins. Hémorragie dans différentes parties du corps, telles que le nez, la poitrine, les dents, les oreilles. Tous les membres sont en état d'entorse, dès que l'on fait un mouvement un peu vif. Sorte d'hystérie; on devient si las, qu'on ne peut remuer les membres, on a des baillemens, des renvois, de l'anxiété à l'épigastre et dans la poitrine. Douleur générale des membres, ils tremblent, comme après avoir pris du café très-fort. Courbature, faiblesse, somnolence, pâleur extrême; néanmoins on a de l'appétit. Pesanteur insolite de tout le corps, *les pieds, les mains sont lourds comme du plomb*, quatre jours après le remède. C'est surtout le matin et avant midi que les membres sont pesans, *paresseux*.

Fatigue extrême, causée par la marche, elle donne le mal de tête. Aux environs de midi, sans aucune cause visible, on se sent tout-à-coup fatigué, au point d'être obligé de se coucher. *Détente de l'esprit et du corps*. Il semble que la poitrine et le ventre s'affaissent. Le corps entier semble paralysé, on se sent universellement malade. *Le soir, difficulté de s'endormir, et si l'on s'éveille la nuit, impossibilité de se rendormir*. On ne peut s'endormir, les yeux ne peuvent se fermer, et si on les ferme, tout commence à tourner dans la tête. Quatre nuits de suite on ne peut s'endormir avant une heure, parce que l'on a les pieds glacés. La nuit, tiraillement dans les bras et les jambes. La nuit, sentiment pénible du dérangement de l'estomac. La nuit, renvois d'œufs gâtés. La nuit, poids à l'estomac, nausées. La nuit, on s'éveille étourdi et en état de vertige. La nuit, agitation extrême, réveils en sursaut et d'épouvante. Réveils pleins d'angoisses. *La nuit, réveils fréquens, causés par une grande chaleur, sans pouvoir suer*, seize jours après le remède. La nuit, réveillé par des songes effrayans, on est saisi de froid, de tremblement par tout le corps, surtout au bas-ventre; le sang bouillonne, la poitrine est oppressée, la respiration gênée, on peut à peine se lever, dix jours après le remède. *La nuit, sommeil agité, rempli de rêves*. La nuit, discours, cris; *on voit en rêves des bêtes féroces*, des voleurs, des incendies; on fuit, on crie, on frappe autour de soi.

Somnolence diurne, au bout de dix jours. Après la promenade, après le dîner, somnolence, au bout de vingt-quatre heures. Sommeil long, comateux. Le matin, on ne saurait se lever, on n'a jamais assez dormi. *Le matin après le lever, on est comme paralysé*, six jours après le remède.

Frisson, qui parcourt le dos, au bout de huit heures. Les premiers jours après le remède, on éprouve très-souvent du froid. Frisson, le soir après s'être couché. Chaque soir, frisson, tremblement, sans soif, mais avec sécheresse de la gorge. Plusieurs jours de suite, après midi, on éprouve du froid pendant l'espace d'une heure; quelquefois on ressent à l'épigastre et dans le dos une chaleur, comme si de l'eau bouillante coulait dans ces régions. La nuit, selles diarrhéiques; frissons suivis de chaleur et de sueur. Fièvre après midi, de cinq à six heures, frisson vif, on ne peut se réchauffer; vient ensuite la chaleur et la soif, pendant lesquelles on conserve le sentiment d'un froid intérieur, qui finit par s'effacer, et faire place à la sueur, qui dure toute la nuit. Accès de chaleur fugitive, le soir surtout, agitation fébrile, la paume des mains est brûlante. Fièvre après midi, plusieurs jours de suite. Anxiétés, chaleur. La nuit, chaleur qui provoque le réveil. Chaque matin, sueurs débilitantes. *Sueurs nocturnes* six nuits de suite.

Humeur chagrine, irascibilité; pour le plus léger sujet, on s'emporte. Une petite contrariété donne de la chaleur, un poids à l'estomac, des maux de cœur, et ôte l'appétit. Quelquefois on tombe dans la fureur. (L'or en est l'antidote.) Exaltation de tous les sens. Pense-t-on à quelque chose de désagréable, ou s'attache-t-on fortement à une idée, l'anxiété s'empare de l'épigastre, on tombe dans une chaleur excessive, il semble que de l'eau bouillante coule sur le corps. Mysanthropie. Dégoût de la vie [1].

[1] Le lecteur n'a pas manqué de remarquer combien volumineux est le tableau des phénomènes médicinaux du phosphore. Il doit en conclure l'importance extrême de ce remède. En effet, il ne saurait représenter un aussi grand nombre d'images de nos maladies naturelles, sans être propre à leur traitement. A quelle distance la médecine homœopathique ne

SEPIA OCTOPEDA, SUCCUS SEPIÆ.

Ce suc, de couleur noirâtre, dont jusqu'ici on n'a fait usage que dans l'art du dessin, est renfermé dans le bas-ventre d'un mollusque maritime, qui le répand autour de lui, sans doute, pour mieux saisir sa proie, comme aussi afin d'éviter

laisse-t-elle pas derrière elle, à cet égard, l'antique et savante allopathie ? bien que l'usage de cette substance médicinale ait déjà quelque ancienneté dans l'école ancienne, on ne lui connaît presque qu'une seule indication thérapeutique. On la considère comme un stimulant du premier ordre. C'est au système nerveux déprimé à l'extrême qu'on se plaît à l'adresser, et l'on a raison. Il n'est point de remède qui soit plus dynamique. Les doses infiniment ménagées, auxquelles on l'administre, ne permettent point de penser à une influence quelconque sur la partie humorale de l'organisme. Cependant on n'a jamais eu beaucoup à se louer de son emploi. Ici revient l'importante distinction de deux effets successifs de tout médicament : le primitif et le consécutif. Le premier de ces effets est toujours ressorti avec plus ou moins de satisfaction pour le malade, comme pour le médecin. On voit le malade sortir plus ou moins de son assoupissement, et les anomalies du système nerveux se corriger jusqu'à un certain point; mais on ne manque pas non plus de remarquer le peu de durée de ce mouvement curateur, en dépit même de la continuation de l'usage de ce remède et même de l'augmentation de ces doses. Que dis-je ? il n'arrive que trop souvent que le malade, ainsi électrisé, ranimé pour quelques instans, retombe plus profondément dans son ataxie, pour en devenir plus sûrement et plus promptement la victime. C'est que le second effet du médicament est inséparable du premier, auquel il doit nécessairement succéder.

plus aisément son ennemi. La mer Méditerranée en est remplie. On sèche la vessie qui le contient et on l'envoie à Rome aux dessinateurs. Il est soluble dans l'eau, mais il résiste à l'esprit de vin, qui ne peut le dissoudre.

Cet effet secondaire, qui n'est que la réaction de l'organisme, est diamétralement opposé à l'effet primitif, et dans sa force, rigoureusement mesuré sur la force de son antagoniste. Si donc la maladie a résisté à cette première force, il est de toute nécessité qu'elle redevienne le sujet de la seconde, c'est-à-dire, qu'elle soit empirée par l'addition des symptômes consécutifs du médicament, qui sont en tout semblables aux symptômes dont la maladie est composée.

Si l'on objecte que cet effet primitif est efficace dans beaucoup de cas, qu'on l'a vu, et qu'on le voit encore chaque jour enlever la maladie, je répondrai que le médecin se fait souvent illusion dans ses prétentions à la connaissance de la cause interne des maladies, en attribuant à la débilité nerveuse, des affections qui reconnaissent pour cause une irritation secrète et invisible. C'est dans ces diagnostics erronés, familiers à un art conjectural, que ce médicament a, comme beaucoup d'autres, reçu les honneurs de la guérison, Il faut bien qu'il en soit ainsi. Ce n'est que de cette manière qu'on peut expliquer son entière inefficacité, dans les cas en apparence semblables, où l'on ne peut le faire réussir.

Pour qui aura lu attentivement la série des symptômes médicinaux du phosphore, il reste démontré que l'une et l'autre école ont raison de ne voir en eux que des effets d'une puissance éminemment stimulante. L'allopathie, ou plutôt la médecine énontiopathique, fidèle à la loi des contraires, ne doit penser, dans le choix qu'elle fait du remède, qu'à mettre le degré de la force en rapport avec le degré de la faiblesse pathologique, autrement dit, le besoin d'excitation

On applique à la préparation de ce remède, le procédé que j'ai indiqué pour toutes les préparations des remèdes anti-psoriques, c'est-à-dire, que, par sa combinaison à la dose d'un grain avec cent grains de sucre de lait, on se procure des fractions

Elle a rempli tout son objet. Il n'en est point de même avec l'homœopathie. La nouvelle méthode curative, qui ne généralise rien, individualise l'irritation. Elle est forcée de lui reconnaître des espèces nombreuses, qui n'ont rien de commun entr'elles que les médicamens, dont chacun a la propriété de désaccorder l'organisme, d'une manière qui lui est propre. C'est cette spécialité qui rend le médicament de l'allopathie si avantageux, tandis que l'homœopathie détermine à point nommé, celui qui convient à la maladie, puisqu'il lui est signalé plus ou moins évidemment par la conformité de ses symptômes avec ceux du mal à guérir. C'est dans cette analogie de symptômes que se caractérise la spécialité de l'irritation.

Ainsi donc les symptômes du phosphore, réunis et bien étudiés, offrent une espèce d'irritation à nulle autre substance commune. Un observateur attentif y verra tout de suite les espèces de maladies auxquelles il convient. On y voit dessinée avec un degré de ressemblance, une espèce de phtysie pulmonaire, fort commune chez la jeunesse; je veux dire, celle qui attaque les constitutions fleuries. A cette terrible maladie, se trouve communément uni le symptôme du relâchement du ventre, que Hahnemann invite soigneusement le médecin à prendre en considération. On voit l'étroite affinité du système cutané avec l'organe pulmonaire. On a vu, dans l'histoire des symptômes du phosphore, son action, en quelque sorte psorique, sur la peau. Faut-il s'étonner de son efficacité dans les maladies de poitrine, qui le plus souvent sont engendrées par le vice *psorique répercuté sur cet organe.*

centièmes, puis des fractions dix-millièmes, enfin des fractions millionièmes. A partir de cette fraction, on substituera l'esprit de vin au sucre de lait, et l'on atténuera le remède jusqu'à la fraction décillionième.

Cette substance médicinale tient un des premiers rangs parmi les remèdes anti-psoriques. Elle est si active, qu'on ne doit se permettre de l'administrer qu'à la plus petite dose. La fraction décillionième est trop forte encore, c'est pourquoi l'on se contentera de toucher avec le bouchon de la fiole humecté de cette dernière délution, deux ou trois petites boules de sucre de lait, qui seront suffisantes, et dont l'action s'étendra jusques à la durée de quarante à cinquante jours.

Je ne saurais recommander assez d'éviter trop de précipitation, l'impatience de passer, dans le traitement, de l'administration d'un remède à celle d'un autre. La mesure est dans la continuation de l'amélioration du malade, quelque lente qu'elle soit. Cette impatience, partagée par le malade, sera satisfaite, en dépit de mon observation. L'expérience seule pourra corriger, comme elle m'a corrigé moi-même, qui ne crains pas d'avouer avoir commis cette faute. Ce n'est que lorsque l'amélioration s'arrête, et que l'on voit reparaître plusieurs symptômes, même avec quelque différence dans leurs formes, et qu'ils semblent s'aggraver, ce que l'on reconnaît dans l'espace de deux jours; ce n'est qu'alors que l'on est assuré que le remède a épuisé son action, et que l'on doit songer à en administrer un autre.

Un privilége de cette substance médicinale, est de pouvoir être employée à plusieurs reprises, mais non d'une manière immédiate, dans le traitement des maladies chroniques. Elle le doit à la grande analogie de ses symptômes avec un grand nombre d'états pathologiques, avec lesquels elle se trouve en rapport homœopathique, ce qu'on ne peut dire de beaucoup d'autres médicamens anti-psoriques.

On administrera ce remède avec beaucoup d'efficacité, lorsque le malade offrira quelques-uns des symptômes suivans.

Vertiges; paroxismes de douleur de tête perforante, qui arrache des cris, et s'accompagne de vomissement, ce que l'on a coutume de nommer mal de tête arthritique; douleurs de tête avec pulsations à l'occiput; la tête est entreprise; on n'est point propre au travail intellectuel; ascension du sang vers la tête, en se baissant; démangeaison au nez, aux oreilles, à la tête; chute des cheveux; dans la nuit, impossibilité d'ouvrir les paupières; pesanteur des paupières, elles tombent; un voile est tiré devant les yeux; danses de points et taches noires devant les yeux; suintement des yeux qui se collent dans la nuit; bruissemens dans les oreilles; exaltation de l'ouïe; sensibilité extrême et douloureuse au son de l'harmonie; dureté de l'ouïe; couleur jaune de la face; sécheresse incommode de l'intérieur du nez, sans obturation; *perte de l'odorat*; gonflement des gencives; ulcération des gencives; saignement des gencives; douleurs des dents, lancinantes; ulcération de la pointe de la langue; blancheur de la langue; sécheresse de la bouche; le matin, soif; contraction convulsive du cou.

Le matin, crachement de phlegmes; *renvois*; salivation vermineuse après le boire; acidité à la bouche, après le repas; répugnance pour les alimens; les alimens ont de la peine à descendre; dégoût pour la viande et le lait; appétit démesuré, faim canine; pulsations à l'épigastre, douleur au creux de l'estomac, en marchant; douleur à l'estomac, après le souper; on sue, en mangeant; sensation brûlante à l'estomac et au bas-ventre; douleur perforante aux hypocondres.

Sentiment de vide dans le bas-ventre; sensation de plénitude et de dureté du bas-ventre; épaississement du bas-ventre chez les femmes mères; développement, incarcération des vents; grouillemens, borborygmes, après le repas; tranchées du bas-ventre lorsqu'on se meut, ou après le mouvement; fourmillement à l'anus; démangeaison à l'anus; abord du sang à l'anus; *chute de l'intestin rectum quand on va à la garde-robe*; saillie des tumeurs hémorroïdales du rectum; suintement glaireux du rectum; selles tardives; mollesse extrême des selles; tenesme de la vessie; envie fréquente d'uriner pendant la nuit; incontinence d'urines pendant le premier sommeil; couleur sombre des urines; déchiremens dans l'urèthre pendant l'émission des urines; sensibilité du scrotum; faiblesse des organes génitaux. Démangeaison aux organes génitaux; suppression du flux menstruel; leucorrhée aqueuse, jaunâtre.

Enchifrenement, rhume de cerveau, avec obturation des narines; raucité de la voix; fermentation dans la poitrine; sensation de blessure au milieu de la poitrine; douleur à la poitrine quand on se meut; resserrement de la poitrine; élancemens dans le côté gauche de la poitrine; élancemens dans la poitrine, lorsque l'on travaille de tête; points de côté, dans l'inspiration et dans la toux; le matin, le soir, toux; expectoration de phlegmes salés; expectoration difficile.

Douleur à l'épine du dos; sensation du froid au dos; au dos, éruption avec démangeaison; crampes, tiraillemens dans les muscles du dos; raideur de la colonne épinière; raideur de la nuque; sueur des aisselles; raideur, fatigue dans un bras; élancemens à l'articulation du poignet, dans le mouvement; la paume des mains est brûlante.

Faiblesse paralytique des extrémités inférieures; froid des jambes et des pieds; tiraillemens douloureux dans la jambe et le gros orteil, saccades convulsives des pieds dans le sommeil de l'après-dînée; crampes au gras de jambes; enflure des jambes et des pieds; sueur des pieds; les pieds sont brûlans; fourmillement, engourdissement de la plante des pieds; engourdissement des quatre extrémités, surtout après un travail; douleur d'entorse aux articulations de la main, du genou, du pied; abcès aux jointures des doigts, des orteils.

Inquiétudes, pulsations dans tous les membres;

sensation brûlante dans plusieurs régions du corps; paroxismes de chaleur fugitive : fermentation du sang ; accès de chaleur, dans la session et dans la marche ; sueur dans la session ; sueur abondante, au plus léger mouvement du corps ; défaut de chaleur naturelle; facilité à se refroidir; on ne saurait faire un effort, lever quelque chose, sans se faire mal ; faiblesse accompagnée de tremblement ; paresse, difficulté de se mouvoir ; lassitude extrême, au réveil ; tout le jour, somnolence ; causerie fantastique, dans le sommeil ; fréquence des rêves ; songes pleins d'anxiétés, de frayeur ; sueur nocturne ; angoisse, le soir après s'être couché ; sueur matinale, acide ; anxiétés, craintes accompagnées de bouffées de chaleur fugitive ; horreur pour ses propres occupations; indifférence pour ses proches; découragement, mélancolie.

On remédie avec les acides végétaux aux impressions médicinales trop vives de cette substance. Néanmoins, son plus sûr antidote est dans l'odeur de l'antimoine sulfureux, et même d'une solution de tartre stibié. Mais si le pouls est accéléré, qu'il y ait un mode inflammatoire, c'est la teinture d'aconit qu'il faut faire respirer au malde.

Symptômes médicinaux de la sepia.

Vertiges, en marchant, les objets sont dans un mouvement continuel. Vertige, soit qu'on se baisse, ou que l'on regarde en haut. Accès de vertige, de la durée de deux ou trois minutes, en marchant dans l'air libre. Le matin, au lever, vertiges, on est prêt à tomber, vingt-trois jours après le remède. Chaque après-midi, de trois à cinq heures, vertiges, tout tourne, soit que l'on soit en marche, assis ou couché. Assis et buvant un verre d'eau, on chancèle, comme si on allait être frappé d'apoplexie : cet état dure cinq minutes, est suivi d'une chaleur qui parcourt tout le corps. Le matin, au sortir du lit, la tête est nébuleuse. La tête est prise et vacille, les muscles de la nuque et du cou ont de la raideur, la pensée est difficile. *Faiblesse de la mémoire*, au bout de vingt à quarante-huit heures. *On pense, on dit ce qu'on ne voudrait ni penser ni dire ; on entreprend ce qu'on ne veut pas faire, on est avec soi-même en opposition*, et dans une agitation d'esprit et de corps, vingt-quatre heures après le remède. Tournoiement dans la tête, elle est troublée, pendant quatre jours, quatorze jours après le remède. La tête est étourdie, la poitrine serrée, et la faiblesse générale, au bout de vingt-quatre heures. Le front et l'occiput sont pris quelques heures après le remède. Si l'on frappe du pied, le cerveau en est ébranlé.

Refoulement du sang vers la tête, au bout de cinq jours. De cinq en cinq minutes, il monte à la tête une forte chaleur; on craint une hémorragie nasale, douze jours après le remède. Battemens douloureux au sommet de la tête, au plus léger mouvement. Le soir, de sept à huit heures, et pendant une heure, compression douloureuse au front, qui est brûlant, quatre jours après le remède. Tout le jour, violente douleur de tête, avec vertiges, humeur pleureuse, et catarrhe nasal. Pression aux tempes et au front, les vaisseaux de la tête paraissent gorgés. Mal de tête latéral; poids au centre du cerveau, qui pèse sur les dents molaires. Poids et tension au front et dans les yeux; on y sent une chaleur brûlante. Douleur de tête, il semble qu'elle aille éclater, les yeux sont comprimés de dedans en dehors. Douleur de tête lancinante; elle est continuelle au-dessus des yeux, s'aggrave par le mouvement dans la chambre, s'apaise dans l'exercice en plein air. Elancemens çà et là dans la tête, *surtout au front*; la nausée s'y joint, on est soulagé, si l'on se courbe. Le soir, mal de tête lancinant dans les deux tempes. Tiraillemens douloureux à diverses parties de la tête, la nuit spécialement; ils se font sentir jusqu'à l'oreille, et dans les dents, six jours après le remède. Déchiremens à la tête, au-dessus des yeux, depuis deux heures après midi jusqu'au soir. Douleur à l'occiput, la nuit surtout, lorsque l'on est couché sur cette partie, où il semble que se trouve un ab cès. Douleur au front et au sommet de la tête, il s'y joint de l'angoisse à l'épigastre, du tremblement, qui finissent par une hémorragie nasale. Douleur à la racine des cheveux, quand on y touche, trois jours après le remède. *Forte démangeaison au cuir chevelu*, quatorze jours après le remède. Chute des cheveux, au bout de quatre jours. *Enflure à la tête, au-dessus de la tempe*, au bout de quarante-huit heures. Enflure au front, au bout de quatre jours. *Eruption boutonneuse, rouge au front*, il en est rugueux, les premiers six jours après le remède.

Fréquens maux de tête et des yeux, avec chaleur dans ces derniers. Les yeux sont comprimés, dès qu'on est au grand jour, onze jours après le remède. Passage d'étincelles, danse de points noirs devant les yeux, les premiers jours après le remède. Trouble de la vue, au bout de huit jours. La lecture, l'écriture fatiguent les yeux, les angles internes deviennent douloureux, et la conjonctive rougit au bout de dix-sept jours. Les yeux prennent l'aspect du verre. Soir et matin, *larmoiement. Au réveil, les paupières sont douloureuses, pesantes, on a de la peine à les ouvrir*, six jours après le remède. Fourmillement, démangeaison, palpitation aux paupières. Le matin les yeux sont *brûlans et faibles*. Rougeur et gonflement des paupières supérieures. Tache dartreuse à une paupière, qui s'effeuille. Inflammation d'une paupière, qui porte un grain d'orge. Ophtalmie inflammatoire, rougeur de la conjonctive, pression, élancemens dans l'œil. Collement des paupières par une matière puriforme.

Rétraction de la peau de la face, au front surtout. A la tempe gauche une légère titillation, on y sent la peau s'élever comme sous une ventouse. *Jaunisse de la face* et du blanc de l'œil, tout un jour. Taches jaunes aux pommettes et sur le nez. Pâleur de la face, au bout de vingt-quatre heures. *Gonflement de la face*, quatre jours après le remède. Chaleur fugitive, rougeur de la face, au bout de deux heures. Le matin, chaleur; le soir, pâleur de la face, au bout de cinq jours. A midi, chaleur et rougeur de la face, avec les pieds froids. Démangeaison à la face. Eruption boutonneuse à la face, avec démangeaison. Douleur de crampe aux os de la face. Tiraillemens douloureux à la face, avec gonflement de la joue. Tiraillemens douloureux dans les mâchoires et à leur articulation.

Douleur déchirante à l'oreille gauche. Elancemens dans les oreilles. A l'entrée du conduit auditif, gonflement, qui cause une douleur lancinante quand on y touche. Elancemens à la parotide. Dureté de l'ouïe. Fourmillement dans les oreilles. *Démangeaison dans l'oreille malade, chaque jour. Bruissemens dans les oreilles*, où il s'accumule un cérumen puriforme. Ecoulement d'un pus liquide par les oreilles, avec démangeaison. Sensibilité excessive au bruit. Tintemens d'oreilles fréquens, au bout de vingt-quatre heures. Bourdonnement dans les oreilles, immédiatement après avoir pris le remède. On entend, quoiqu'il semble que l'on ait les oreilles bouchées.

Démangeaison à la pointe du nez, il s'y forme une éruption. Gonflement inflammatoire très-douloureux du nez; ulcération, suppuration des narines. Absence de l'odorat. *On mouche du sang, hémorragie nasale*, six, sept, neuf jours après le remède. Violente hémorragie nasale, douze jours après le remède.

Jaunisse du contour de la bouche. Eruption dartreuse à la lèvre supérieure. La même éruption à l'inférieure. Douleur lancinante aux commissures des lèvres ; il s'y forme une éruption boutonneuse. Sensation de brûlure aux lèvres. A l'intérieur de la lèvre inférieure, ulcération que l'eau froide soulage, quelques heures après le remède. Le matin, gonflement de la lèvre inférieure. Croûtes dartreuses autour de la bouche. Eruption au menton, douleur d'ulcération quand on y touche. A la mastication, raideur du mouvement des mâchoires, on y entend un craquement. Crampe douloureuse aux muscles de la mâchoire inférieure et du cou. Douleur aux glandes submaxillaires, au bout de vingt-quatre heures. Apparition d'un gros furoncle au cou, près de la mâchoire, il cause une douleur lancinante.

Elancemens aux gencives. Vésicules brûlantes et lancinantes aux gencives. *Gonflement douloureux des gencives. Saignement des gencives, dès qu'on les touche, il arrive aussi spontanément*, quatre jours après le remède. Vacillation des dents incisives inférieures, elles s'allongent. Emoussement des dents, pendant sept jours, huit jours après avoir pris le remède. La nuit douleur des dents. Tiraillemens douloureux dans les dents, lorsque l'on boit ou l'on mange chaud ou froid. Après midi saccades douloureuses dans les dents avec salivation abondante. Douleur sourde dans les dents molaires, ainsi que dans les glandes sub-maxillaires. Douleur rongeante dans les dernières dents molaires. Elancemens dans les dents, dans la mâchoire et dans l'oreille, qui empêchent toute la nuit de dormir et ne cessent point au jour. Douleur des dents; c'est une pulsation lancinante, tantôt dans une dent, tantôt dans une autre, accompagnée d'un sentiment de brûlure dans les gencives; elle se renouvelle lorsque l'on passe de l'air frais dans la chambre; la mastication l'augmente lorsque l'on mange chaud : cet état dure l'espace de huit jours, après quoi la dent noircit et se creuse. *On voit les dents se creuser très-vite pendant l'usage de ce remède.*

La langue est douloureuse, comme si elle était blessée, dix-sept jours après le remède. Eruption de vésicules à la langue, elle souffre comme de la brûlure. Même état du palais. Gonflement de tout l'intérieur de la bouche, qui empêche de manger. Sensation brûlante à la bouche et à la gorge. *Saleté de la langue.* Le matin, au réveil, *sécheresse extrême de la bouche et du gosier*, la langue est collée au palais, on peut à peine parler. Tout le jour, sécheresse de la bouche, soif vive, treize jours après le remède. Grattement à la gorge, elle est pleine de phlegmes épais, que l'on expulse avec peine.

Mal de gorge, enflure des glandes du cou. Compression au cou, région des amygdales, comme si le cou était trop serré par un mouchoir. Pression dans le cou, comme lorsque l'on a avalé quelque chose qui ne veut pas descendre. Sentiment de la présence d'un peloton dans le cou. A la déglutition, douleur au cou, comme s'il y avait une blessure. Angine ; l'amygdale gauche s'enflamme, se gonfle et suppure, onze jours après le remède.

Puanteur de l'haleine, saveur acide à la bouche, avec constipation, onze jours après le remède. Goût acide, amer, au bout de cinq jours. Renvois amers avec nausées. Renvois d'œufs gâtés. *Fréquence des renvois*, au bout de vingt-quatre heures. Soulèvemens fréquens de l'estomac, au bout de vingt-quatre heures. Le matin, renvois, pincemens à l'estomac, élancemens dans les côtés et entre les épaules. Renvois qui font monter du sang à la gorge. Alternative de renvois et de hoquet, un quart d'heure après le dîner. Sensation de quelque chose de brûlant qui monte de l'estomac. Soda, avant et après le dîner, la gorge se remplit d'acides brûlans, douze jours après le remède. A jeun, salivation vermineuse, que les alimens font cesser. *Plusieurs jours de suite, le matin à jeun, maux de cœur, nausées*. Le matin, nausées ; le ventre est en rumeur. Vertiges, angoisses, vomissement. Vomissement qui se répète plusieurs fois dans la nuit, avec douleur à la tête, douze jours après le remède.

Chaque jour, deux paroxysmes de resserrement dans les hypocondres, avec nausées ; la douleur passe dans le dos, où l'on éprouve des élancemens qui se communiquent à la poitrine; on baille beaucoup, enfin l'on vomit des alimens et de la bile. Absence de la soif, au bout de huit jours. Défaut d'appétit; la pensée seule des alimens donne des nausées, sans avoir néanmoins de mauvais goût à la bouche. Appétit médiocre, soif vive, au bout de trois jours. Horreur de la viande. Désir vif des acides. Faim canine féroce, la bouche se remplit de salive, si on ne la satisfait. Appétit désordonné, on ne peut se rassasier. Grande lassitude après le repas, il y a rumination. Le soir, faim vive.

Vide de l'estomac, et néanmoins on se trouve mal, à la pensée seule de manger. Renvois, soit que l'on mange ou qu'on boive. Après le repas, sécheresse de la bouche, blancheur de la langue, soif vive. Après le repas, mouvemens fébriles. La digestion provoque de la chaleur et des palpitations de cœur, trois jours après le remède. Aussitôt après le repas, la tête se prend; toute espèce de coiffure la comprime douloureusement. Après le repas, paresse, lassitude, toux sèche. Après le repas, le bas-ventre se gonfle de vents. Après le repas, poids à l'estomac.

Pression à l'épigastre, au bout de deux jours. La nuit, poids à l'épigastre, plusieurs jours de suite. Il semble que l'on ait une pierre sur l'estomac. Le plus léger toucher à l'estomac y cause une grande douleur. Poids à l'épigastre, qu'un mouvement de fermentation dans le bas-ventre fait cesser. *Sensation brûlante dans tout l'épigastre.* Elancemens à la région épigastrique et dans les hypocondres. Elancemens subits comme l'éclair, d'un côté du bas-ventre à l'autre. Alternative d'élancemens et de pincemens dans les intestins. Les paroxysmes durent dix minutes. Elancemens sourds à la région du foie, au bout de trois heures. Douleur à la région du nombril, dans la toux et la flexion, quatre jours après le remède. Depuis midi jusqu'au soir, douleur dans le milieu du ventre, où l'on sent un grand poids.

Dans les deux côtés du bas-ventre, sensation douloureuse, comme de la présence d'un corps dur qui rend la flexion presque impossible. Le matin, tension du bas-ventre. Ballonnement du ventre, le soir surtout. Incarcération des vents, borborygmes. Colique venteuse, les vents semblent être dans la poitrine, et ne peuvent s'échapper. La nuit, tranchées violentes, ainsi que le matin. Tout le jour, pincemens dans le bas-ventre, revenant par accès, de la durée d'un quart d'heure, et pendant trois jours de suite; on n'a qu'une selle dure chaque jour, quarante-huit heures après le remède. Crampe du bas-ventre. Constriction douloureuse, revenant par accès dans le côté droit du ventre; elle est remplacée par une crampe du rectum, qui finit par monter à la poitrine, et se termine par des renvois. Violente douleur du ventre, qui force de se fléchir en avant, au bout de trois jours. Douleur brûlante à la région du nombril, à celle des reins, et dans le fond du bas-ventre. Forte émission de flatuosités fétides.

Contraction douloureuse du rectum, qui s'étend jusqu'à l'utérus, au bout de six jours. Resserrement spasmodique de l'anus, très-douloureux, qui se termine dès qu'une courte fermentation a lieu dans le bas ventre, au bout de trois heures. Avant et pendant la selle, douleur vive au rectum, semblable à une crampe, quatre jours après le remède. Douleur traumatique dans le rectum, qui fait effort pour sortir, on l'éprouve même couché, et par accès, d'heure en heure, les tumeurs hémorroïdales se montrent, et sont douloureuses au toucher. Le soir au lit, inquiétude dans le rectum, qui empêche de dormir. Déchiremens au rectum, pendant la selle, qui est teinte de sang. Élancemens sourds à l'anus, huit jours après le remède. *Démangeaison au rectum et à l'anus. Sensation brûlante à l'anus*, pendant la selle et hors de la selle, au bout de vingt et un jours. Chute de l'anus. Sorties des tumeurs hémorroïdales, à chaque selle, au bout de quatre jours. Huit jours de suite, ouverture des hémorroïdes, à chacune des selles. Sortie des vers ascarides. Tranchées, avant une selle régulière, quatre jours après le remède. La selle est suivie de l'écoulement d'un mucus sanguinolent. Les premiers jours après le remède, dévoiement qui laisse une grande faiblesse. Tranchées qui accompagnent des selles bilieuses. Diarrhée glaireuse, accompagnée du gonflement du bas-ventre. *Envie fréquente d'aller à la selle*, qui est très-médiocre. Effort inutile pour aller à la garde-robe, on ne rend que des vents et des glaires, il semble que le rectum renferme un peloton. Difficulté de rendre des excrémens moux et liquides, vingt jours après le remède.

Sur la fin de l'action du remède, la selle devient ferme, noueuse et incomplète. Selle dure, difficile à rendre, et mêlée de glaires. Selle ferme, qui cause des tranchées au rectum.

Rareté des urines, les sept premiers jours après le remède. Forte envie d'uriner, le matin on fait des efforts long-temps infructueux, avant que l'urine ne vienne. Forte et fréquente envie d'uriner, quarante-huit heures après le remède. Urines rares, soif vive, au bout de trois jours. Le premier jour après le remède, après avoir éprouvé de la chaleur, de la rougeur et du gonflement à la face, suivie d'une pâleur qui dure plusieurs heures, on ressent de l'impossibilité de rendre les urines, cette retention dure quatorze heures, après lesquelles on est obligé à chaque quart d'heure de faire un peu d'urine. La nuit on se lève pour uriner, et l'on éprouve de la soif. Abondance des urines, au bout de quatre jours. La quantité des urines l'emporte sur celle des boissons, au bout de trente-six jours.

Sensation de brûlure, dans la partie antérieure de l'urèthre, neuf jours après le remède. Morsures dans l'urèthre, dans l'émission des urines. Douleur mordante à l'entrée de l'urèthre, hors de l'émission des urines. Démangeaison dans le canal de l'urèthre. L'urine est d'un jaune pâle, et ne forme aucun sédiment, les premiers jours après le remède. *Trouble et puanteur des urines avec sédiment blanc*, depuis le premier jusqu'au quatrième jour. Urine rouge comme du sang. Dépôt sanguinolent des urines.

Tiraillemens rhumatiques dans les testicules, aux côtés du scrotum, et à la partie supérieure des cuisses. Chaleur, pincemens dans les testicules. Forte sueur des parties génitales, au bout de trois jours. Élancemens dans le pénil, le gland est brûlant, il démange, et le prépuce est douloureux. Points rouges sur le gland. Humidité puriforme de l'intérieur du prépuce.

La nuit, érection permanente; au bout de seize heures. Après le coït et des pollutions, permanence de l'érection. Pollution nocturne, douze heures après le remède. Cessation de l'érection et des pollutions, quelques jours après le remède. La pollution laisse de la fatigue, une grande sensibilité à l'air frais; elle est suivie du trouble des urines, de vertiges et de constipation. Érection imparfaite, au bout de vingt jours.

Douleur de ventre, comme à l'approche des règles, quatre jours après le remède. Au milieu des douleurs du ventre, on éprouve une pression forte sur la matrice, comme si elle faisait effort pour sortir; il paraît alors un écoulement jaunâtre qui vient de la vulve, dix, vingt heures après avoir pris le remède. Accélération du flux menstruel, de l'espace de six jours, dix jours après le remède. Apparition des règles, quinze jours avant leur époque, au bout de huit jours. Au bout de dix-huit jours, éruption des règles supprimées depuis quatre mois. *Retard de l'époque menstruelle*, dix-neuf jours après le remède. Les règles paraissent cinq jours plus tard, au bout de vingt-deux jours.

Violente douleur de ventre, à laquelle se joint la défaillance, avant l'apparition des règles. Deux jours avant l'éruption des règles, horripilations continuelles. Pendant le cours des règles, douleur des dents, pulsations aux gencives. Pendant le cours des règles, agitation générale, tiraillemens douloureux au bas-ventre et aux cuisses, borborygmes ; on est forcé de rester au lit ; le deuxième jour, battemens de cœur plusieurs jours de suite, oppression de la poitrine, neuf jours après le remède. Pendant le cours des règles, poids considérable au front, écoulement d'une matière épaisse et fétide par le nez. Pendant les règles, tiraillemens dans les dents, gonflement de la joue. Pendant les règles, hémorragie nasale, qui se renouvelle trois jours de suite, le soir.

Echauffaison des grandes lèvres, du périnée et du pli de la cuisse. Elancement à la vulve, au bout de trois jours. Fleurs blanches, avec démangeaison dans le vagin, trois jours après le remède. Leucorrhée sanguinolente. Fleurs blanches jaunâtres, au bout de vingt-quatre heures. Leucorrhée limpide comme de l'eau, vingt-deux jours après le remède.

Epaisseur du mucus des narines, au bout de

vingt-quatre heures. Excrétion par les narines du mucus d'un jaune vert, mêlé de sang, quatre jours après le remède. Sécheresse et gonflement d'une narine, sans enchifrenement, on mouche un mucus très épais. *Obturation des narines* pendant sept jours, huit jours après le remède. *Catarrhe nasal, sec et violent,* quatre, six jours après avoir pris le remède. Catarrhe nasal avec mal de tête, surtout au front et dans les yeux, excitation à la toux, le jour ainsi que dans le sommeil. Fièvre d'enchifrenement, accompagnée de lassitude dans les jambes et de tiraillemens dans les bras. Rhume de cerveau, qui dure plusieurs semaines, commence sept jours après le remède. En expirant un peu fort par le nez, écoulement d'un fluide jaune, on éprouve une douleur tranchante au front. Eternûment, fourmillement, avec catarrhe nasal humide, l'occiput est douloureux, on a des tiraillemens dans les hanches et les cuisses, pendant l'espace de deux semaines.

Catarrhe nasal humide, raucité de la voix, au bout de sept jours. *Raucité de la voix, accompagnée d'une toux sèche,* causée par une irritation de la gorge, au bout de cinq jours. Sentiment de sécheresse du canal de l'air, trois jours après le remède. Le matin, irritation à la gorge, toux sèche. Toux spasmodique. Toux qui fatigue la poitrine et l'estomac. Toux sèche, qui vient de l'estomac et quelquefois du bas-ventre. Toux diurne, sèche, qui oblige de se coucher; le jour et le matin, on ne tousse plus, dès qu'on est couché. Toux sèche, qui soulève l'estomac et fait vomir de la bile, le soir au lit. Toux, qui ébranle tout le corps, l'échauffe et le fait suer.

Toux souvent sèche, asthmatique, avec douleur à l'épigastre, acrimonie et rudesse au gosier; elle cesse la nuit, reprend le matin avec opiniâtreté; elle devient humide avec râlement et expectoration. Grouillemens dans la poitrine, le plus souvent le soir après le coucher, la toux tourmente plus fortement. Le soir après le coucher, toux courte qui amène du sang pur, huit jours après le remède. Chaque matin crachement de sang sans douleur à la poitrine. Expectoration blanche, muqueuse, quatorze jours après le remède. *La nuit, on est réveillé par la toux.* Jour et nuit, toux qui brise l'épigastre. Toux qui brise la tête. Toux qui cause des élancemens dans les deux côtés du ventre. Expectoration de mucus gris et jaune. Goût salé et corrompu des matières de l'expectoration.

Courte haleine, engorgement muqueux de la poitrine, oppression. Forte oppression de poitrine, râlement. Toux violente, expectoration abondante de pus; on perd haleine au plus léger mouvement, vingt-trois jours après le remède. *Resserrement de la poitrine matin et soir.* On ne saurait marcher sans perdre la respiration. La nuit on s'éveille avec la poitrine très-resserrée, on respire difficilement et profondément, pendant une heure, deux jours et demi après le remède.

Asthme nocturne : on est couché, la tête fléchie sur la poitrine, qui est serrée, on respire avec beaucoup de peine, pendant une heure ; vient ensuite la toux suivie de l'expectoration d'un phlegme épais, quatre jours après le remède. Les émotions de l'ame provoquent la palpitation du cœur et l'oppression de la poitrine. Le matin on s'éveille couvert de sueur, avec une forte oppression de poitrine, qui dure l'espace de quatre heures, onze jours après le remède. Poids dans la poitrine, le soir au lit. *Elancemens dans diverses régions de la poitrine, dans la toux*, six jours après le remède. L'intérieur de la poitrine semble être blessé. Sensation brûlante dans la poitrine. Bouillonnement et abord du sang vers la poitrine, comme dans les avant-coureurs d'une hémophtysie.

Le matin de bonne heure, pulsations à l'épigastre, puis bouillonnement dans la poitrine, palpitation du cœur, chaleur brûlante générale, à la face surtout qui est rouge, sans soif, mais terminée par la sueur. Le soir, battemens de cœur pendant un quart d'heure, accompagnés d'anxiétés et du tremblement des mains et des jambes.

Douleur aux lombes, au bout de cinq jours. Douleur aux lombes, on est comme déhanché, après midi et le soir au lit. *Pression aiguë à l'os sacrum*. Taches rouges, d'apparence dartreuse sur les hanches. Derrière et au-dessus de la hanche, élancemens pendant quatre jours, on ne peut être couché sur cette région sans souffrir, ni la toucher sans éprouver une douleur d'abcès. Raideur de la colonne épinière, on peut à peine se redresser. Tiraillemens rhumatismaux dans les muscles du dos, de la nuque. Poids, tension, raideur entre les deux épaules. Tiraillemens entre les épaules, comme après le refroidissement. Elancemens entre les épaules. Douleur brûlante, avec constriction, autour des épaules, de la poitrine et du cou, le soir.

Tiraillemens dans l'épaule droite et tout le côté. *Douleur déchirante dans l'articulation de l'épaule gauche*, trente-trois heures après le remède. Douleur vive dans les deux épaules. Saccade dans les épaules et les bras. Tiraillemens, élancemens dans la nuque, qui est gonflée. Raideur de la nuque, au bout de quarante-huit heures. Démangeaison sous les aisselles. Gonflement des glandes de l'aisselle. Porte-t-on le bras en arrière, on éprouve de la douleur à l'insertion du muscle pectoral, et à la tête de l'humérus, ainsi qu'au toucher. Raideur du bras, il est froid, comme privé de sang, quoiqu'il soit chaud au toucher. Faiblesse paralytique des bras, ils s'engourdissent. Sensation de brûlure aux deux bras, à la surface interne, comme après l'application du synapisme, deux heures après le remède. *Tiraillemens le long des bras* jusques aux doigts, au bout de vingt-quatre heures. Raideur de l'articulation du coude, comme si les tendons étaient trop courts. Démangeaison dans le pli du coude. Au coude, taches brunes de la grosseur d'une lentille, entourées d'une peau dartreuse. Enflure rouge à l'avant-bras, on y éprouve de la douleur, comme s'il renfermait un abcès. Douleur déchirante depuis le poignet jusques à l'aisselle, qui empêche de remuer le bras; si on le laisse tomber, il bleuit et se raidit; ces accidens arrivent le plus souvent dans la nuit. Tiraillemens, élancemens dans l'articulation de la main. Eruption verruqueuse aux mains. Dépouillement de l'épiderme de la paume des mains. A l'intérieur des poignets il paraît une tache ronde et rouge, qui cause une vive démangeaison, que le grattement ne fait point cesser. Vésicules sur le pouce droit, avec démangeaison. Elancement dans les articulations des doigts. Douleur arthritique dans les articulations des doigts. Piqûres à la pointe des doigts, au bout de trois jours. Picotemens sous les ongles de quelques doigts, trente heures après le remède. Formation d'un panaris, à l'extrémité du doigt indicateur, avec battement, élancemens, au bout de vingt-trois jours.

Tout le jour, tiraillemens, depuis la hanche droite, jusqu'à la plante du pied, au bout de huit jours. Après être resté quelque temps assis, les jambes s'engourdissent et se raidissent, on y éprouve un fourmillement. Raideur des extrémités inférieures, au bout de dix-sept jours. Douleur à l'articulation de la cuisse avec le bassin, surtout lorsque l'on veut se lever; elle se calme un peu en marchant. A la marche, saccades, *crampe dans les muscles de la cuisse*, quatre jours après le remède. Douleur sourde, le long des os de la cuisse. *Les chairs des cuisses sont douloureuses au toucher, comme si elles étaient meurtries*, et raides dans la marche. Dans la marche, élancemens dans les cuisses, qui les paralysent pour un instant, en même temps on y sent du froid. Le soir, après s'être couché, douleur violente, mais de courte durée, dans la cuisse droite, sur laquelle on reste couché, jusqu'à ce qu'on puisse la remuer; cet accident se répète seize jours de suite, et commence le troisième jour après le remède. *Furoncle sur les cuisses*, au bout de dix-sept jours. *Chaque soir, inquiétude dans les jambes*, et fourmillement; tiraillemens arthritiques dans les genoux. *Dès qu'on éprouve du froid, les genoux éprouvent des déchiremens.* Raideur des genoux. Faiblesse extraordinaire dans les genoux. Élancemens dans les genoux. La nuit, les genoux sont froids. Froid des jambes depuis avant midi jusqu'au soir, au bout de six jours.

Tiraillemens douloureux dans une jambe jusqu'au talon, où l'on ressent des élancemens. Sensation brûlante dans la moitié inférieure des jambes; la nuit, au lit, on est forcé de les découvrir. Raideur des gras de jambes, quatorze jours après le remède. Gonflement des deux jambes au bout de treize jours. L'enflure des jambes augmente dans la station et la session, et diminue pendant la marche. La nuit, crampe des gras de jambes, après avoir senti du froid. La nuit au lit, forte crampe aux gras de jambes, lorsque l'on étend les jambes, et le lendemain tout le jour; douleur aux mollets, comme s'ils étaient trop courts. Éruption boutonneuse aux jambes. Sueur aux jambes, pendant le jour, sueur fétide des pieds. La nuit les pieds sont brûlans. *Le soir froid excessif des pieds,* remplacé par celui des mains. *Les pieds sont glacés, le soir au lit, et ne se réchauffent que difficilement.* Fourmillement, élancemens, crampes à la plante des pieds. Élancemens au talon, la nuit et le jour. Élancemens brûlans dans les articulations des orteils. Crampe dans les orteils. Douleur brûlante dans les cors des pieds. Aggravation des symptômes dans le repas, le mouvement les soulage, la voiture exceptée.

Tiraillemens dans tous les membres, immédiatement après le remède. Douleur arthritique dans les articulations des genoux et des doigts, au bout de seize jours. Les cicatrices anciennes sont tiraillées, et deviennent douloureuses. Élancemens, qui frappent de paralysie momentanée, les parties qui les éprouvent. Élancemens et saccades çà et là dans tout le corps. Élancemens, brûlure dans les ulcères, la nuit surtout. La partie malade se gonfle, devient brûlante et douloureuse. Le soir au lit, piqûres d'épingles dans toute l'étendue de la peau. La peau est douloureusement sensible au plus léger heurtement. On a mal aux parties sur lesquelles on est assis ou couché. Douleur dans tous les membres, spécialement aux hanches, deux jours après le remède. Inquiétude dans tout le corps, vingt-quatre heures après le remède. Agitation générale, on ne trouve point de bonne place.

Fermentation générale du sang, il se porte à la poitrine et à la tête, au bout de seize jours. On sent le battement des vaisseaux dans tout le corps, spécialement au côté gauche de la poitrine, sept jours après le remède. Après la promenade, chaleur vive à la tête et à la face, au bout de cinq jours. Chaleur fugitive au plus léger mouvement. Aux orteils du pied gauche, chaleur subite, d'où naît comme une étincelle électrique, qui parcourt tout le côté gauche jusqu'à la tête, et laisse une faiblesse fatigante ; cette scène ne dure qu'une minute.

Forte sueur dans la marche. La température du corps n'est point naturelle ; ou l'on a froid, ou beaucoup de chaleur et de sueur. Sensibilité extrême au froid de l'air, facilité extrême à se refroidir. Au bout de quarante-huit heures, gonflement de tout le corps, sans soif, mais avec une forte oppression de poitrine; cet état dure trois semaines, pendant lesquelles on a de la fièvre tous les deux ou trois jours, des alternatives de froid et de chaud, même la nuit, et des sueurs abondantes. Un verre d'eau a donné du frisson et un dévoiement glaireux, au bout de trois heures. Le soir enflure du poignet et de l'articulation du pied ;

le lendemain, sensibilité douloureuse de ces parties, au toucher.

Aux articulations, des mains surtout, éruption vésiculaire, deux jours après le remède. Quelques heures après le remède, éruption sur toutes les articulations, spécialement à celle du coude; le soir et le matin plus sensible que dans le jour. Vésicules et petites tumeurs à la face, aux mains et aux pieds, avec démangeaison. Après 2, 20, 23 et 28 jours, *démangeaison à la face, aux bras, aux mains, au dos, aux hanches, sur les pieds, le ventre, et aux parties génitales*. Conversion de la démangeaison en brûlure.

Desquammation de l'épiderme par taches rondes plus ou moins étendues, spécialement aux mains et aux doigts, quelques jours après le remède.

La piqûre d'une mouche à miel produit une affection pourprée générale, de l'inflammation aux yeux, une grande sueur de la face, pendant quelques minutes.

A chaque mouvement du corps, on se trouve mal jusqu'à vomir, et si faible, que l'on est obligé, hors de chez soi, de se coucher par terre, le ventre se ballonne de flatuosités.

Le matin, en se promenant, la vue s'obscurcit tout d'un coup, on se trouve mal, et l'on éprouve depuis midi jusqu'à six heures du soir, des tiraillemens dans tous les membres, et des maux de cœur continuels; le soir, on devient faible jusqu'à la défaillance; on devient sombre, tout irrite les nerfs, et donne de la frayeur; la nuit, on rend une grande quantité de vents infects. Cette scène se passe quatre jours après le remède.

Avant midi, après une promenade, trouble de la vue, malaise, on a de la chaleur, de la douleur dans les membres, l'appétit manque, les maux de cœur paraissent, la tête fait mal, et l'on se sent si faible, qu'on se croit près de la défaillance ; on s'irrite et l'on s'effraie pour de légers sujets.

Crampes dans diverses parties du corps, maux de nerfs tout le soir, une semaine entière, avec pouls faible et concentré. Rien ne soulage plus que l'immobilité du corps. Vertiges, jusqu'à la défaillance, courte haleine, vingt-quatre heures après le remède. Brisure des jambes, chaque nerf y est douloureux, surtout au toucher; se met-on à danser, tout mal se dissipe. Pesanteur des membres, des pieds surtout, quelques heures après le remède. Paralysie d'une jambe pendant l'espace de deux heures. Peu d'heures après s'être levé gaîment, on défaillit jusqu'à tomber, on perd connaissance, le malaise est tel, qu'on est obligé de se coucher.

Le jour, avant et après midi, paresse, pesanteur, *somnolence*, deux jours après le remède. *On dort presqu'aussitôt après s'être assis. Baillemens, pendiculations*, tout le jour. Le soir, si l'on ne se couche de bonne heure, on ne peut s'endormir que très-tard, et l'on s'éveille de bonne heure. Sommeil agité, *on s'éveille souvent,* six jours après le remède. Sommeil rempli de *rêves effrayans ; on parle, on crie, en songe*, on s'agite, on frappe des pieds et des mains. La nuit, anxiétés continuelles, au bout de six jours. *La nuit, fermentation du sang dans toutes les parties du corps*, agitation extrême. La nuit, dès qu'on ferme les yeux; on voit des fantômes qui disparaissent dès qu'on les ouvre. On s'éveille à minuit avec du frisson, de l'angoisse, des saccades, crampes et tiraillemens dans les membres, la poitrine et les mâchoires ; cet état dure une demi-heure. *On s'éveille au milieu de la nuit, que l'on passe jusqu'au jour, sans pouvoir se rendormir*. Réveil à deux heures après minuit, on ressent de violentes tranchées dans le ventre, au-dessus et autour du nombril, et un tremblement terrible du cœur, sans palpitations, mais avec un pouls plein et le sentiment d'une grande fatigue; cet accès se renouvelle pendant trois nuits consécutives, et s'accompagne d'une grande sécheresse de la bouche.

Sommeil prolongé qui ne délasse point, au bout de quinze jours. La nuit, courbature générale qui cesse dès qu'on est levé. Sommeil troublé par la toux et des douleurs dans les pieds. Le matin, au réveil, courbature des quatre extrémités. *Absence totale de la soif*, pendant onze jours.

Froid continuel, jour et nuit, avec pincemens dans le ventre, plusieurs jours de suite. Au lit, plusieurs nuits de suite, sentiment de froid. Plusieurs jours de suite, on ressent un froid intérieur dans une chambre chaude. Le soir, froid accompagné de la soif, puis on sue pendant tout e la nuit

Alternatives de chaud et de froid. Alternatives de chaleur à la tête, et de froid aux jambes, au bout de treize jours. Une heure de suite, froid avec tremblement, suivi de chaleur, avec délire, vers le soir, sueur abondante, urines rouges et d'une odeur forte, le premier jour après le remède. Le matin, de bonne heure, léger frisson, puis tout le jour, chaleur à la figure et aux mains, malgré la pâleur de la face, sans soif ni sueur, six jours après le remède. Fièvre avec douleur de tête, serrement des tempes, oppression de la poitrine, et vive chaleur interne, elle dure toute la nuit; le lendemain, au matin, lassitudes dans les jambes, soif, défaut d'appétit, somnolence; le reste du jour, horripilations fébriles, mal de gorge, gonflement des glandes sub-maxillaires. *Sueurs nocturnes abondantes*, sept jours après le remède. Sueur matinale abondante. *Sueur nocturne, d'une odeur acide*, au bout de sept jours.

Apathie complète, indifférence, on ne prend part à rien, six, sept, huit jours après le remède. Paresse d'esprit, au bout de six jours. Irritabilité excessive, tout donne de l'humeur, neuf jours après le remède; colère, fureur, désespoir. *Tristesse extrême*, accès de larmes, que l'on ne peut retenir, au bout de huit jours. Dégoût de la vie, désir de la mort, on est disposé à se la donner, vingt-quatre heures après le remède. Alternative de ris et de larmes, au bout de deux jours.[1]

1 Il serait difficile de trouver un remède plus fécond en

SILICEA TERRA, TERRE SILICEUSE.

On se procure la terre siliceuse par le procédé suivant :

Une demi-once de cristal de roche, plusieurs fois chauffé, jusqu'à l'incandescence, et éteint autant de fois dans l'eau froide, ou bien encore le

phénomènes pathologiques, de la nature de ceux qui appartiennent aux maladies chroniques. C'est un portrait bien ressemblant des affections que la médecine a qualifiées du nom générique DE MAUX DE NERFS, dans l'impuissance où elle est d'en opérer une exacte classification. Mais on ne voit pas trop ce que ce mot dit à l'esprit du théoriste, ainsi qu'à celui du praticien. Le premier, suivant la diversité des opinions physiologiques régnantes, y voit des fibres, ou trop tendues, ou trop relâchées, ou bien du stimulus ou de l'atonie; il y joint encore un défaut d'accord, une desharmonie que l'on a essayé de rendre plus claire, en la surnommant anomalie nerveuse. Le second, puisant ses indications thérapeutiques dans ces deux manières d'envisager le mode d'action de ce grand et important organe, en tire, comme conséquence légitime, la nécessité de détendre ou de remonter la fibre sensible, et de neutraliser le stimulus qui la fait sortir de son état d'harmonie.

Tout en rendant hommage et justice aux travaux et à la bonne foi des auteurs de ces spéculations ingénieuses, m'est-il permis de demander pourquoi ces idées, si propres à reposer l'imagination et à satisfaire le désir de tout expliquer, laissent dans l'impuissance presque absolue d'être utile à ses malades, l'homme de l'art qui les contemple dans son cabinet avec tant de ravissement, et les professe en chaire avec tant d'assurance? On ne me contestera pas, sans doute, cette nullité pratique d'une science si parfaite dans ses théories. Je l'ai déjà dit quelque part, il faut enseigner. On élève à la méde-

même poids de sable blanc, lavé avec du vinaigre très-fort, doit être mêlé avec deux onces d'alkali déliquescent. Cette combinaison se fait dans un creuset, et lorsque toute fermentation est terminée, on verse cette masse sur une surface de marbre. Cette masse vitreuse de la transparence

cine un édifice fait à l'instar de celui que l'on a fondé pour les sciences exactes. A défaut de bases prises dans la nature, on les cherche, on les trouve dans les lois générales qui régissent le monde, auxquelles on soumet l'organisme humain, sans égard aux lois exceptionnelles qui font de l'homme un petit monde à part. La nature, que l'on peut violenter, mais qu'on ne changera pas, se riant de toutes ces savantes conceptions, et suivant la marche tracée par son auteur, donne le démenti à ces solutions tant appréciées du problème de la vie. N'importe, on ne se lasse pas. A une hypothèse abandonnée succède une nouvelle hypothèse, dont on espère un meilleur succès. La science s'enrichit de nombreuses archives, son histoire s'étend, la vie la plus longue ne suffira bientôt plus à son étude. Mais on se targue de ces fausses richesses, enchassées, comme le sont les faux diamans, dans une entablure symétrique que la science partage avec les autres sciences, et que ne désavoue point l'architecture systématique moderne. Le système est complet; on ne peut en disconvenir. La nature humaine est vraiment son objet. Telle est fidèlement la pensée de ceux qui y ont travaillé. Ils n'ont, dans cette œuvre, à la fois si méritoire et si sincère, oublié qu'une chose, c'est de l'avoir appelée au conseil où l'on rédigeait le code de ses lois, qu'elle se plaît chaque jour à promulguer d'une manière contradictoire à celles auxquelles on l'a soumise.

Qu'on ne dise pas que l'humeur ou l'esprit de parti ont dicté ces réflexions! Je me plains, et j'en ai le droit, de voir journellement confirmé dans la pratique du sectateur de ces

du cristal, doit être ensuite placée dans un vase de verre, avec quatre fois son poids d'eau distillée. On la couvre avec du papier. Cette solution ne tarde pas à laisser tomber au fond du vase la terre siliceuse blanche comme de la neige. Elle est entièrement séparée de l'alkali, qui s'est saturé de

idées systématiques, le refus que la nature fait de les sanctionner. N'est-elle pas prononcée, la confirmation de ce refus, dans la marche inverse qu'il se décide à faire, pour soustraire les maladies chroniqnes à l'incurabilité où les a laissées la théorie transcendante qui en explique si clairement les causes? Le succès a souvent couronné de semblables infractions, sans que pour cela, on ait voulu pressentir qu'il était une voie de guérison autre que celle que l'on avait préjugée. Et comment se serait-on déterminé à explorer cette route nouvelle, lorsque l'on refuse obstinément d'en reconnaître l'existence, lorsqu'elle est trouvée? Oui, elle est trouvée; oui, en dépit et des aveugles nés, et de ceux qui se ferment les yeux pour ne point la voir, elle est trouvée et pratiquée. Elle s'élargit davantage de jour en jour, et deviendra, sous les auspices de la vérité et de l'humanité, qui l'ont ouverte et veillent à sa conservation et à son prolongement, la grande route du salut du genre humain. Je n'en veux d'autre garantie que la fidélité de ressemblance des maladies médicinales avec nos maladies naturelles. Quel esprit un peu juste pourrait ne pas voir dans cette similitude de symptômes, celle de leur mode désorganisateur? L'identité des causes n'est-elle pas marquée dans l'identité des effets. En d'autres termes, le désaccord produit par la maladie naturelle n'est-il pas le même que celui produit par la maladie médicinale? Et bien! voilà cette cause interne, qu'il faut désespérer de trouver ailleurs que dans ses effets. Et quel besoin pourrions-nous avoir de la connaître autrement, quand l'inspection

l'acide carbonique contenu dans l'eau et dans l'air, saturation qui a permis à la terre siliceuse de tomber. Tout le liquide n'est plus que de l'alkali délayé dans de l'eau. On lave ensuite la terre siliceuse avec de l'eau mêlée d'un peu d'esprit de vin, puis on passe au papier filtre, et le résidu doit être parfaitement séché, ce que l'on opère en le comprimant à plusieurs reprises entre des feuilles de papier brouillard, à l'air ou dans une chambre chaude.

Après avoir trituré un grain de cette substance avec 100 grains de sucre de lait, pour former des fractions centièmes, on continue toujours par le même procédé, l'atténuation avec le même sucre, jusques à la fraction millionième. Alors on substitue l'esprit de vin au sucre, et l'on poursuit la

simultanée de ses effets suffit à son enlèvement? Qu'on essaye, comme on l'a proposé déjà tant de fois, d'ajouter un peu à ce désaccord, en administrant un remède capable de le produire sur l'homme sain, et l'on verra ressortir la santé de l'opposition de ces deux maladies semblables.

Mais je reviens au remède dont j'ai offert le tableau : il n'avait servi jusqu'ici qu'à offrir au dessinateur une couleur, précieuse à la vérité : quelle étonnante métamorphose! introduit prudemment dans l'organisme humain, le voilà devenu lui-même le dessinateur d'un grand nombre de nos maladies les plus opiniâtres. Le lecteur en a lu l'esquisse; je me dispense du soin de les lui signaler; je me contente de le prévenir que cette substance, si innocente sur le papier, qu'il noircit, jouit de la plus étonnante activité, lorsqu'il a pénétré dans les profondeurs de l'organisme.

division jusques à la fraction décillionième. Je tiens de l'expérience, que la dose de un ou deux globules imbibée de cette dernière fraction est suffisante dans les maladies chroniques où l'irritabilité domine. En l'absence de cette disposition, la fraction sextillionième peut être administrée sans aucun danger.

Si toutefois l'aggravation était trop vive, ou que ce remède eût été administré sans rapport homœopathique, on y remédierait en faisant respirer au malade le foie de soufre en poudre, qui en est l'antidote assuré. Le camphre ne possède contre ses accidens, qu'une vertu palliative insignifiante.

A cette dose extrêmement ménagée, la terre siliceuse est un des remèdes anti-psoriques les plus efficaces, un présent inestimable de la Divinité. On en jugera par le grand nombre des symptômes des maladies chroniques naturelles auxquels les symptômes de cette substance répondent. Son efficacité se manifeste particulièrement en présence des phénomènes suivans, qui en sont les principaux :

Vertiges, on chancèle jusqu'à tomber, si l'on ne se tient à quelque chose ; défaut de mémoire ; la lecture, l'écriture fatiguent la tête ; le soir, trouble de l'esprit, comme dans l'ivresse, vide de la tête, sorte de stupidité. Chaleur à la tête ; *douleur qui s'étend de la nuque jusqu'au sommet de la tête*, le sommeil en est empêché ; *mal de tête*, tiraillemens au front, accompagnés de chaleur, dans la matinée ; *mal de tête, qui dure depuis midi jusqu'au soir ;* le front est lourd, comme si quelque chose voulait s'en détacher ; tiraillemens douloureux au front ; douleur de tête, il semble qu'elle aille éclater ; douleur de tête pulsative ; mal de tête latéral, tiraillemens, élancemens de dedans en dehors, au-dessus de l'oeil et dans les os de la face ; *le soir, sueur à la tête ;* croûtes humides à la tête avec démangeaison, sorte de teigne ; tumeurs rondes et mobiles dans le cuir chevelu ; chute des cheveux.

Gerçure de la peau de la face, elle se fend ; *presbiopie ;* éblouissement au grand jour ; *taches noires mobiles devant les yeux ;* obscurcissement de la vue, qui semble voilée d'une toile grise ; goutte sereine ; étincelles devant les yeux ; faiblesse des yeux, les caractères se brouillent et se confondent en lisant ; pendant la lecture, la face pâlit ; accès momentané de cécité, de la durée de quelques minutes ; *larmoiement en plein air ;* rougeur des yeux, avec douleur dans les angles ; ophtalmie.

Bruit dans les oreilles ; tintemens d'oreille, *obturation de l'oreille*, qui s'ouvre quelquefois avec un grand bruit ; douleur perforante dans les oreilles ; élancemens dans l'oreille de dedans en dehors.

Hémorragie nasale ; sensation incommode de sécheresse dans le nez ; perte de l'odorat ; éruption boutonneuse dans le nez ; gonflement de l'os de la mâchoire inférieure ; la nuit, tiraillemens, élancemens dans la mâchoire inférieure ; ulcération de la partie rouge de la lèvre inférieure; dartres au menton; gonflement des glandes submaxillaires; nuit et jour, douleur perforante dans les dents et toute la joue; ulcérations de la langue; *perte du sens du goût;* phlegmes continuels à la bouche.

Renvois: renvois qui rapportent le goût des alimens; le matin mal de cœur; *nausées continuelles et vomissemens;* nausées à la suite de chaque mouvement qui échauffe un peu; nausées après le repas; le boire excite chaque fois le vomissement; chaque matin mal de cœur, accompagné du mal de tête et de douleur dans les yeux lorsqu'on les roule; salivation vermineuse avec horripilation; *soif vive;* toute espèce d'alimens répugne; répugnance pour les alimens qui ont subi la coction; *dégoût pour la viande;* l'enfant à la mamelle dédaigne le sein et vomit après avoir tété; *poids à l'estomac;* on ne saurait boire vîte, sans éprouver à l'instant même un poids à l'estomac; *douleur à l'épigastre quand on y touche;* depuis plusieurs années *alternativement poids à l'estomac, salivation vermineuse, vomissemens;* plénitude après le repas.

Chez les enfans, dureté, tension du bas-ventre; grouillemens du ventre à chaque mouvement du corps; *incarcération des flatuosités*; hernie douloureuse; pincemens dans le bas-ventre; tranchées; *tranchées au bas-ventre sans dévoiement;* coliques et dévoiement; le jour, selles fréquentes, semblables à de la bouillie ; dureté des selles ; constipation ; retard des selles ; ténesme sans pouvoir rien rendre.

(N. B. *Ces alternatives sont familières à la terre siliceuse.*)

Désir extrême du coït ; affaiblissement du flux menstruel ; suspension des règles pendant plusieurs mois ; retour de la menstruation pendant l'allaitement ; écoulement de fleurs blanches pendant le cours des urines ; leucorrhée laiteuse, précédée de douleurs ventrales autour du nombril ; démangeaison à la vulve.

Besoin d'éternuer, qui ne peut être satisfait ; *éternûmens fréquens ; obstruction des fosses nasales, depuis plusieurs années ; enchifrenement sec ;* enchifrenement continuel ; catarrhe nasal humide, fréquent ; catarrhe nasal humide, qui lève une obstruction des narines déjà ancienne ; raucité de la voix.

Courte haleine ; resserrement de la poitrine, dans le repos ; oppression, courte haleine, au plus léger travail des mains ; difficulté de respirer, dès que l'on marche un peu vîte ; râlement, dès que la marche est accélérée ; gêne et suspension de la respiration, lorsque l'on est couché sur le dos ; même symptôme, dès que l'on se baisse ; même symptôme en courant, en toussant ; toux suivie d'expectoration puriforme ; *toux*, suivie d'expectoration glaireuse ; toux nocturne suffocante ; expectoration purulente ; *poids à la poi-*

trine ; poids dans la poitrine, dans la toux et l'éternûment; pulsation sous le sternum; élancemens qui de la poitrine se rendent au dos; élancemens sous les côtes à gauche.

Douleur à l'épine du dos, surtout quand on y touche; tiraillemens sous forme de crampes à la colonne épinière, qui ne permettent pas de se lever, on ne peut être que couché; élancemens dans le dos; déchiremens dans le dos, on est comme roué; dans la session, dans la supination, élancemens dans les flancs, immédiatement au-dessus du bassin. *Engourdissement des bras,* lorsqu'on les pose sur la table, ou bien lorsque l'on s'appuye sur eux; *engourdissement douloureux du bras,* sur lequel on est couché; accablement et tremblement du bras droit, au plus léger travail; tiraillement douloureux à un bras, douleurs déchirantes dans les extrémités supérieures; éruption de verrues sur un bras; commencement de paralysie des avant-bras, la main laisse involontairement tomber ce qu'elle tient; la nuit, élancemens au poignet, qui se font sentir jusqu'au bras; fourmillement dans les doigts.

Douleur comprimante dans les muscles de la cuisse; gonflement des genoux; tiraillemens dans les jambes; engourdissement des gras de jambes; le soir, engourdissement des pieds; le soir, crampes au gras de jambes après le travail corporel; élancemens aux malléoles, en montant; *froid des pieds; sueur des pieds ;* suspension de la sueur des pieds, à la suite de laquelle les jambes sont glacées, le retour de la sueur leur rend leur chaleur naturelle; puanteur des pieds ; gonflement des pieds ; le plus léger grattement à la plante des pieds, provoque une telle démangeaison, que l'on en est hors de soi, cet état est tout près de la fureur, élancemens dans les cors des pieds.

Fermentation du sang, soif vive, après avoir bu très-peu de vin; on ne saurait lever le plus léger fardeau, sans prendre un effort; sueur, à la marche la plus tranquille; refroidissement, dès que l'on découvre ses pieds; *facilité à se refroidir;* extrême sensibilité au froid; sorte d'exostose; exhaussemens de la surface des os des jambes; puanteur des ulcères ; ulcères aux jambes, accompagnés de la consomption de la face; ulcères aux jambes et a .x malléoles, avec une vive démangeaison ; la nuit, élancemens dans les articulations; douleurs déchirantes aux extrémités; engourdissement des membres; le soir, faiblesse paralytique des membres; le soir, courbature universelle ; faiblesse générale; défaillance, dès que l'on se couche sur les côtés; baillemens fréquens ; le soir au lit, difficulté de s'endormir; la nuit, sommeil léger, on n'est qu'assoupi; la nuit, songes et réveils fréquens; *songes effrayans;* secousses du corps, la nuit dans le sommeil; songes avec délire, on parle, on s'effraye; *sueurs nocturnes;* la nuit, sueur aigre, puante ; aigreur du caractère.

Symptômes médicinaux de la terre silicée.

Vertiges continuels, tout tourne, même dans la

session, moins lorsqu'on est couché. Vertiges effrayans, on ne sait plus où l'on est, quand on marche on est prêt à tomber. Au réveil, on chancelle. Chaque matin, une demi-heure après le lever, douleur de tête, qui dure une ou deux heures, elle est vertigineuse, soit qu'on soit assis ou que l'on marche. On n'ose se baisser, sans s'exposer à tomber. Plusieurs semaines de suite, on a la tête vertigineuse. Vide de la tête; sorte de stupidité, on ne sait ce que l'on dit, immédiatement après avoir pris le remède. Sans éprouver aucune douleur à la tête, on est comme hébêté, ainsi qu'il arrive, quand il monte trop de sang à la tête, six jours après avoir pris le remède. Il tinte dans les oreilles, on ne sait où l'on en est, on va de côté et d'autre, tout près de tomber. Absence de la mémoire. On est comme ivre.

Pesanteur de la tête, il s'y porte beaucoup de sang, battemens au sommet et au front. *La tête est si lourde, qu'il semble qu'on ne puisse pas la porter.* Grande chaleur dans la tête; *pour peu que l'on marche fort, ou qu'on heurte du pied, on éprouve de l'ébranlement dans le cerveau. Douleur au milieu du front, où l'on ressent des coups, si l'on se tourne vîte, si l'on se fléchit, ou que l'on parle un peu vivement,* dix jours après le remède. Sensation incommode, comme si quelque chose de vivant se remuait et tournait dans la tête. Le moindre travail d'esprit cause de la compression au front, trois jours après le remède. Douleur perforante au front, plusieurs jours de suite. Tiraillemens à la tête, comme si elle devait éclater, son sommet bat, on éprouve un froid intérieur et extérieur ; en la serrant un peu fort, on se sent soulagé. L'après-midi, chaque jour, depuis deux heures jusqu'à sept, déchiremens à la partie antérieure de la tête. *Élancemens dans les tempes* et le front, au bout de quelques heures. Sensibilité de tout l'extérieur de la tête, toute coiffure gêne et blesse. Horripilation au cuir chevelu, hérissement des cheveux. Démangeaison, éruption au cuir chevelu, de petites tumeurs, ainsi que sur la nuque.

Chaleur brûlante à la face. Eruption boutonneuse au front, sur le nez et aux sourcils, au bout de six jours. Chaleur dans les yeux. Gonflement de la glande lacrymale et de son sac, six jours après le remède. *Suintement puriforme des yeux*, la nuit : les papières en sont enflammées. Crampe aux deux yeux, ils en sont si contractés, qu'on ne les ouvre qu'avec peine, huit jours après le remède. Larmoiement, les yeux sont obscurcis. Accès momentané de cécité, en plein jour. Démangeaison aux paupières.

Sécrétion abondante du cérumen, au bout de neuf jours. *Démangeaison à l'oreille externe*. Croûtes galeuses derrière les oreilles. *Les oreilles semblent être bouchées*, huit jours après le remède. Crampe, compression dans le conduit auditif. Gloussement dans l'oreille droite, il semble que l'on frappe sur le tympan; on en est étourdi et inquiet. Battemens mesurés dans les oreilles. Bruissemens, tintemens dans les oreilles, la nuit; on est forcé de se lever, au bout de cinq jours. Roulemens comme ceux du tonnerre, dans l'oreille gauche, trente-six heures après le remède. Sensibilité extrême au bruit, qui va jusqu'à faire tressaillir. Enflure et dureté des parotides. Brisure de l'articulation des mâchoires, on ne peut ni mâcher, ni y toucher.

Hémorragie nasale, les premiers jours après le remède. En se baissant, le sang sort par le nez. Sécheresse des narines; dès qu'on y met le doigt, le sang en sort. Ecoulemens par le nez d'une eau âcre, sans qu'il y ait enchifrenement, les narines en sont excoriées, quelques heures après le remède. Elancemens aux ailes du nez, au bout de quatre jours. Amas de croûtes dans le nez, qui causent de la douleur. Excoriation douloureuse au plis de l'aile du nez et de la joue.

De temps à autre, taches blanches sur les joues, il s'y forme un furoncle, au bout de quelques jours. *Eruption boutonneuse à la lèvre supérieure*, avec élancemens. *Ulcération des commissures des lèvres*, de la durée de quelques jours, vingt-quatre heures après le remède. Gonflement considérable de la lèvre inférieure, deux jours de suite. Au menton, furoncle lancinant, au bout de quatre jours.

Gonflement des muscles du cou, d'un côté, on ne peut remuer la tête, quarante-six heures après le remède. Compression au côté gauche du cou, comme si les veines en étaient gonflées. Sensibilité douloureuse des glandes sub-maxillaires, sans aucun gonflement. *Gonflement des glandes du cou*, au bout de cinq, vingt-cinq jours. Gonflement des muscles du cou, au bout de cinq jours. Elancemens dans les muscles du cou, au bout de quarante-quatre heures.

Gonflement des gencives, au bout de six jours. Tiraillemens dans les gencives. Les dents de la mâchoire inférieure paraissent s'être alongées. Douleur constante aux dents, que l'acte de manger fait cesser, qui reprend et dure toute la nuit. Tiraillemens, élancemens dans les dents creuses, seulement lorsque l'on mange, dix jours après le remède. Douleur lancinante aux dents, avec chaleur aux joues; on ne peut mettre ni chaud ni froid dans sa bouche. Douleur brûlante dans plusieurs dents, aussitôt après le repas ; elle augmente dans la nuit, il s'y joint de la chaleur à la tête et aux joues.

Sensation sur la langue, comme de la présence d'un cheveu, au bout de vingt-huit heures. Gonflement non douloureux d'une moitié de la langue. Ulcération au palais. Prolongement de la luette avec sécheresse à la bouche, au bout de trente heures. Crachotement continuel d'eau qui remplit la bouche. Mal de gorge, empâtement du gosier par les glaires. Sensation de la présence d'un peloton à la gorge, qui cause de la douleur dans la déglutition. Elancemens dans le gosier.

Après chaque repas, saveur acide à la bouche, au bout de trois jours. Après chaque repas, renvois acides, dont on conserve la saveur jusqu'au repas suivant. Soif vive, cinq jours après le remède. Défaut complet d'appétit, au bout de trente heures. On n'a de goût que pour les alimens crus. Faim vive, on mange beaucoup, mais on se plaint d'avoir le gosier fermé. Faim excessive, on ne peut se rassasier. Renvois, sorte de rumination, les alimens remontent. *Soda*, après le repas, *le gosier semble brûlé*, sept jours après le remède. Le matin surtout, au lever, mouvement douloureux à l'épigastre, qui monte jusqu'à la poitrine, et dans le cou; la nausée suit, avec palpitation de cœur; on vomit de l'eau amère; on se trouve bien de manger un peu, et l'on ne vomit point les alimens. *Poids à l'estomac*, au bout de quatorze jours. Sensation brûlante à l'estomac. Après le repas, douleur de crampe à l'estomac. Après le repas, forte chaleur à la face. Après le repas, la tête est nébuleuse, les yeux, comme éblouis, on ne peut les ouvrir, dix jours après le remède. Après le repas, lassitude, somnolence.

Ballonnement incommode du bas-ventre, les vents ne s'échappent que par le haut, cinquante heures après le remède. Tranchées à la région du nombril, de temps en temps, au bout de deux jours. Tranchées au bas-ventre, causées par l'incarcération des vents, on sent douloureusement chaque pas que l'on fait. Sensation brûlante dans les intestins. Douleur violente au bas-ventre, on en est raidi, les mains jaunissent, et les ongles deviennent bleus, au bout de cinq jours. *Borborygmes continuels dans le bas-ventre. Fétidité des vents*, le deuxième jour après le remède. Pression aux aines, comme s'il voulait se former une hernie. Le soir et le matin, contraction du bas-ventre, avec efforts qui compriment le rectum et les parties génitales.

Douleur de ventre, accompagnée de la constipation. Les premiers jours après le remède, constipation, selle très-dure. Les jours suivans, selle facile et molle. Constipation, pendant les trois premiers jours; les quatre jours suivans, selle journalière, mais dure et incomplète. Treize jours après le remède, selles molles, fréquentes, sans dévoiement. Dévoiement, jour et nuit, plusieurs jours de suite, sans douleur de ventre, au bout de sept jours. *Elancemens dans le rectum*. Pendant la selle, douleur à l'anus, qui semble être crispé. Sortie des tumeurs hémorroïdales pendant la selle, elles rentrent difficilement, et l'anus suinte des glaires sanguinolentes, au bout de cinq jours. Douleur vive aux tumeurs hémorroïdales. Elancemens à l'anus.

Les urines charient un sable graveleux, les premiers jours après le remède. Neuf jours après le remède, envie fréquente d'uriner, plusieurs jours de suite. Envie d'uriner fréquente, mais vaine, douze jours après le remède. Pendant le cours des urines, morsures dans l'urèthre, au bout de deux jours.

Démangeaison au prépuce, rougeur, excoriation à la couronne du gland. Excitation de l'organe génital, pendant les huit premiers jours. Jour et nuit, érections fortes et longues, vingt-trois jours après le remède. L'érection est tardive et lente. Absence complète d'érections, plusieurs jours après le remède.

Accélération de l'époque des règles, douze jours après le remède. *Augmentation du flux menstruel.* Au bout de deux jours, apparition des règles supprimées depuis trois mois. Avant et pendant l'écoulement des règles, constipation opiniâtre ; pendant le cours des règles, sensation de brûlure et de blessure aux parties génitales, éruption dans le pli des cuisses. Leucorrhée mordante, surtout après l'usage des acides.

Fréquente envie d'éternuer, qui ne peut s'accomplir, vingt-huit heures après avoir pris le remède. *Obstruction complète des narines*, on ne peut respirer que par la bouche, douze heures après le remède. Ecoulement abondant de mucus par le nez, sans enchifrenement. *Catarrhe nasal humide*, au bout de cinq jours. Violent enchifrenement, au bout de quelques heures. On ne peut se débarrasser du catarrhe nasal qui est tantôt sec, tantôt humide. Raucité de la voix, avec toux sèche fréquente, trois jours après le remède. *Toux sèche fréquente, qui blesse la poitrine*, au bout de cinq jours. Toux violente et continuelle, avec expectoration abondante d'un mucus transparent. Toux qui dure cinq semaines, commencée douze jours après le remède. A la langue, et jusque dans la poitrine, sensation de la présence d'un cheveu, qui fait tousser, au bout de dix jours. Le soir, deux jours de suite, commence une toux qui dure toute la nuit, avec de la fièvre; elle cède à des applications chaudes sur le bas-ventre. Toux nocturne. Le matin, à la suite d'une forte toux, crachement de sang, sept jours après le remède. Refoulement du sang vers la poitrine. Le matin, au réveil, resserrement de la poitrine. Oppression de poitrine, le cou semble être serré, surtout après le repas, on ne peut respirer profondément. Elancemens dans les côtés de la poitrine.

Le matin, au réveil, douleur aux lombes. Raideur de la colonne épinière, au bout de treize jours. Tiraillemens dans le dos, avec sentiment de froid, suivi de douleur et de pesanteur à la tête, et d'une grande chaleur dans cette partie, les premiers jours après le remède. Déchiremens dans le dos, tout le jour, huit jours après le remède. Chaleur brûlante à l'épaule gauche, au bout de quatre jours. Accès de tiraillemens douloureux aux omoplates, la nuque et la tête se prennent peu après. Pesanteur aux épaules, le matin, surtout, plus dans le repos que dans le mouvement; il semble que ces régions soient gonflées; on ne peut respirer lorsque l'on appuie le dos. Eruption boutonneuse, furonculeuse à la nuque, vingt-quatre heures après le remède. *Raideur*, pulsations *à la nuque*, quelques heures après le remède.

Douleur compressive à l'épaule, qui s'étend jusques à la main, quelques momens après avoir pris le remède. La nuit, on ne peut se découvrir les épaules, sans y ressentir une douleur compressive. Le soir, saccade à l'articulation de l'épaule droite, qui soulève le bras, sept jours après le remède. Tiraillemens dans les deux bras. Au bras droit, pulsation dans les muscles, on la peut sentir en y posant l'autre main, dix jours après le remède. Inquiétude et tremblement dans le bras droit. Pesanteur extrême des bras. Eruption de furoncles aux bras. A l'avant-bras droit, depuis le poignet jusqu'au coude, éruption de petites tumeurs blanches, semblables à des ampoules sur un fond rouge, avec démangeaison brûlante, elles ne durent qu'une nuit, trente-six heures après le remède. Raideur rhumatismale au bras gauche, douloureuse au mouvement. Douleurs déchirantes au poignet. Tiraillemens dans les mains, au bout de treize jours. *La nuit, engourdissement des mains.* Douleur à un doigt, comme s'il renfermait une épine. Accès fréquens de panaris. Douleur picotante, tantôt dans un doigt, tantôt dans un autre, quelquefois aussi dans le bras. Sensibilité de l'extrémité des doigts, comme s'ils renfermaient des abcès. Vésicule rongeante, accompagnée d'une vive démangeaison.

Démangeaison aux fesses. En se baissant, douleur à la hanche gauche, qui dure un quart d'heure. Tiraillement douloureux à l'articulation de la cuisse, on ne peut remuer la jambe, seize jours après le remède. Se lève-t-on de sa chaise, les jambes sont comme paralysées, la marche leur rend leur liberté. Tiraillemens le long des extrémités inférieures, au bout de huit jours. Eruption de furoncles à la partie interne des cuisses. Douleur de ligature aux genoux. Le soir, tiraillemens dans les jambes, qui se terminent par un soubresaut de ces parties. Tremblement des jambes pendant une heure, le quinzième jour après avoir commencé le remède. Froid des jambes jusqu'aux genoux, dans une chambre chaude. *Démangeaison aux jambes.* Eruption purpurine avec démangeaison aux jambes. Crampe des gras de jambes. Sur le tibia droit, tache rouge très-sensible. *Gonflement des pieds jusqu'aux malléoles*, il y a rougeur, et le doigt y laisse une impression blanche. Douleur d'entorse à l'articulation du pied. Sensation brûlante aux pieds, la nuit. Puanteur insupportable des pieds, sans sueur de ces parties, tous les jours le soir, au bout de trois jours. *Sueur âcre des pieds et entre les orteils, qui en sont corrodés.* Au talon, plaie rongeante, accompagnée de beaucoup de démangeaison. Elancemens au talon et dans le gros orteil, soit qu'on soit debout ou assis. *Crampe à la plante du pied, après une longue promenade*, deux jours après le remède. Raideur des orteils, on ne peut les fléchir. Douleur lancinante sous l'ongle du gros orteil. Elancemens violens dans les orteils. Elancemens dans les cors des pieds. Au gros orteil il se forme un cor qui cause une douleur brûlante.

Inquiétude par tout le corps, on ne peut rester en place. *On est sensible à toutes les variations de l'air*. Pesanteur de tout le corps à l'approche de l'orage, il n'est plus possible de marcher. Le matin, lassitude qui porte au sommeil; tout le jour, *sensation de froid à chaque mouvement*. On éprouve du froid dans la chambre et du tremblement, si l'on sort, trente-deux heures après le remède. Se refroidit-on un peu, de suite froid intérieur, même la nuit; on manque d'appétit, et la tête est brûlante avec élancemens.

Démangeaison au dos, aux omoplates et aux cuisses. Eruption générale de boutons semblables à la fausse variole, avec démangeaison violente. Eruption de taches rouges, de la grosseur d'une lentille, sur la poitrine, le dos et les cuisses. Les ulcères, les cicatrices deviennent plus douloureux. *Si on lève quelque chose d'un peu lourd, on ressent des élancemens à l'epigastre*, du vomissement, et pendant la nuit des tranchées dans le bas-ventre, causées par l'incarcération des vents. Etat douloureux de toutes les parties du corps, vingt-quatre heures après le remède.

Sensibilité exagérée de la peau, au toucher, au bout de quatre jours. Paroxysme : on pâlit, on devient faible, on se plaint en pleurant d'éprouver un violent élancement dans l'oreille; le vomissement arrive, les mains deviennent si faibles, que l'on ne peut porter une tasse à sa bouche, cinq heures après le remède. Paroxysme : d'abord une sensation désagréable aux parties génitales, qui monte des deux côtés du tronc, où l'on ressent des pincemens; elle gagne les aisselles et les bras, qui s'engourdissent; cette scène se répète à chaque quart d'heure du jour, le plus souvent dans la station ou la session, mais point la nuit, quatorze jours après le remède. (La pleine lune favorise le développement des symptômes de ce remède.)

Insomnie nocturne. Sommeil inquiet, mais sans douleur. La nuit, ascension du sang vers la tête. La nuit, bouillonnement du sang, on sent la pulsation de tous les vaisseaux. La nuit, soif vive, sécheresse extrême de la bouche, quarante heures après le remède. La nuit, réveils fréquens, causés par la frayeur, on est tout tremblant.

On s'éveille après minuit, avec une sensation brûlante à l'estomac, et des envies de vomir. Accès d'épilepsie : le soir après le coucher et déjà assoupi, on se met à battre des pieds et des mains, les yeux sont fermés, on ronfle très-fort, la bouche est écumeuse; à cet état succède une immobilité absolue, on est comme inanimé, seize jours après le remède. La nuit, refoulement des vents vers la poitrine. Songes effrayans, toute la nuit. Accès de somnambulisme. On rêve de voleurs, d'assassins; on voit des spectres, des fantômes, on est poursuivi par des serpens, on croit tomber dans l'eau. Accès de cauchemar. Songes voluptueux, trente-six heures après le remède. Très-souvent dans le jour, on éprouve des horripilations suivies de chaleur à la tête et à la face. Le soir, fièvre : après le coucher, froid vif, on ne peut se réchauffer, et l'estomac est douloureux, seize heures après le remède. Quatre jours de suite, fièvre : chaleur forte à la tête, la face est d'un rouge foncé, on a de la soif; cela dure depuis midi jusqu'au soir. Plusieurs jours de suite, le soir, chaleur à la face et aux oreilles. Les premières nuits après le remède, transpiration générale.

Anxiétés fréquentes, on ne peut rester en place. Irritabilité. Irascibilité. Mysanthropie, dégoût de la vie.

AMMONIUM CARBONICUM, CARBONATE D'AMMONIAC.

Pour obtenir ce sel, on prend égale partie de sel ammoniac et de natrum crystallisé, et l'on sublime ce mélange à une chaleur modérée. On le dépouille du plomb qu'il peut contenir par le procédé suivant, infiniment simple.

Mettez une once de ce mélange dans un vase mal bouché; placez ce vase dans une poële contenant assez de sable, pour que la partie du vase, qui enferme le mélange, en soit enveloppée; chauffez la poële, et le sel ammoniac qui en sera sublimé, s'attachera à la partie supérieure du vase. On brise le vase, pour en séparer le sel.

Sa préparation homœopathique s'opère en suivant ponctuellement le procédé général que je viens de décrire. On se forme des fractions centièmes, dix millièmes et millionièmes avec le sucre de lait, puis, à partir de cette dernière fraction, on substitue l'esprit de vin au sucre, et l'on continue l'atténuation jusqu'à la fraction sextillionième, dernier terme de la division. Avec cette fraction dernière, on humecte deux ou trois boules de sucre de lait que l'on fait prendre au malade, qui en ressent les effets pendant trente-six jours. On atténue son action trop vive sur l'organisme, en faisant respirer au malade une teinture de camphre. Ses phénomènes sur l'homme sain, sont les suivans.

Absence des idées. Mal de tête çà et là, composé de pression, avec élancemens au-dessus du sourcil. Compression au sommet de la tête, de la durée d'une demi-heure, six jours après le remède. Élancemens à la tête, qui durent tout le jour. Le matin au lit, douleur de tête, accompagnée de mal de cœur qui se fait sentir jusque dans le cou, il semble que l'on va vomir; cet état dure deux ou trois heures. Rétraction de la peau du front et de toute la face. Vésicules au front. Bourdonnement dans les oreilles, on entend très-mal, dix-sept jours après le remède. Furoncles autour des oreilles et sur les joues. Sur les joues, taches dartreuses, de la grosseur d'une lentille, qui s'écaillent continuellement. Enflure, sensation de blessure et démangeaison dans une narine; on y éprouve du fourmillement, comme dans le rhume de cerveau continu, elle coule trois jours après le remède.

Éruption à la bouche. On ne saurait toucher les

muscles du cou, sans souffrir. On éprouve, en toussant, de la douleur dans les mâchoires, que l'on ne peut toucher sans souffrir. Tiraillemens dans les dents, qu'on fait cesser en mangeant, six heures après le remède. Émoussement des dents. Pulsations et compression dans les dents, trois jours après le remède. Douleur violente des dents, d'un côté seulement, lequel est brûlant, douze jours après le remède.

On a de la peine à parler, tant on est faible, et cette faiblesse semble venir de l'estomac, trois jours après le remède. La nuit, sécheresse extrême et chaleur de la bouche, douze jours après le remède. Douleur à la gorge pendant la déglutition, comme si une amygdale était gonflée.

Le matin, amertume de la bouche, et tout le jour on éprouve des nausées, dix jours après le remède. Le matin, mal de cœur, la langue est chargée, huit jours après le remède. Saveur aigre, corrompue, à la bouche. Renvois qui rapportent l'odeur des alimens. Renvois continuels. Défaut d'appétit. Faim canine, deux heures après le remède.

Soif continuelle. On ne saurait, au dîner, manger sans boire, dix jours après le remède. Chaque jour aussitôt après dîner, nausées, efforts pour vomir, pendant une heure. Après chaque repas, poids à l'épigastre, nausées, vomissement des alimens, il en reste un goût acide à la bouche; cet état dure cinq jours, et arrive seize jours après avoir pris le remède. Poids à l'estomac, après avoir mangé. Le matin, poids à l'estomac, qui conduit à la nausée et au vomissement. Les vêtemens blessent la région épigastrique. Sensation brûlante à la région de l'estomac. Le soir, élancemens sous la poitrine.

Pression au-dessus du nombril, comme s'il y était renfermé une pelote. Poids au bas-ventre, trois heures de suite, ainsi qu'en dînant, deux heures après le remède. Pression douloureuse à l'aine et à l'articulation de la cuisse. Poids au bas-ventre. Ballonnement extraordinaire du bas-ventre. Le matin à sept heures, violente douleur du ventre. Mal de ventre, composé de contraction et de pincement, d'abord dans le haut, puis dans le bas-ventre; sa violence donne des nausées et la salivation, on est tout près de la défaillance, on éprouve du frisson, douze heures avant l'éruption des règles, et neuf jours après le remède; cette scène a lieu le matin.

Pendant une bonne selle, tranchées violentes au rectum, l'espace de deux minutes. La selle est toujours accompagnée de beaucoup de ténesme. Selle dure, couverte de stries sanguinolentes, vingt-quatre heures après le remède. *Ecoulement de sang par l'anus, pendant et après la garde-robe.* Les tumeurs hémorroïdales sortent fortement pendant la selle, et causent après *des douleurs* qui empêchent de marcher, sept jours après le remède. Démangeaison à l'anus.

Le soir, sueur au scrotum. Forte envie d'uriner, avec tranchées dans la vessie. Après le dîner, l'urine est rouge, et ressemble à de l'eau mêlée avec du sang. Démangeaison au scrotum. Augmentation du poids du scrotum, on est forcé de le soutenir avec un suspensoir. *Douleur dilacérante au scrotum et aux cordons spermatiques ;* on ne saurait y toucher, tant ces parties sont sensibles ; elle est provoquée par une érection spontanée. Erections spontanées. Deux jours de suite, après le coït, pollution. Pollution presque chaque nuit.

Accroissement du flux menstruel. Accélération des règles, elles reviennent le dix-huitième jour, sept jours après le remède. *Fleurs blanches* sept, huit, neuf jours après le remède. Démangeaison à la vulve.

Obstruction des narines. La nuit on ne peut respirer que par la bouche. Après avoir dormi jusqu'à minuit, on s'éveille avec anxiété, parce que le nez est tellement bouché qu'on respire à peine, la bouche ouverte et la poitrine douloureuse, douze jours après le remède. Accès d'oppression, qui dure huit jours ; on ne peut monter un escalier sans reprendre haleine ; l'air libre fait du mal, autant qu'une chambre chaude, où l'on pâlit, et où l'on ne peut que s'asseoir, vingt et un jours après le remède. Fatigue de la poitrine, elle est serrée, comprimée, surtout au lit. Difficulté de la respiration, toux courte. Raucité de la voix, catarrhe, accompagné de surdité, de sentiment de brûlure à l'estomac. Toux nocturne, profonde. Toux, expectoration abondante de glaires, le matin. Elancemens aux dernières vraies côtes dans l'inspiration; une grande partie de la nuit, élancemens au côté gauche de la poitrine, on ne peut y être couché. Sous le côté droit de la poitrine, à la région des fausses côtes, élancemens qui se répètent vingt à trente fois lorsque l'on s'assied dans le lit; le même symptôme se répète à diverses heures du jour. Elancemens violens dans le côté gauche de la poitrine, région du cœur, et qui s'étendent jusques dans le dos, onze jours après le remède. Souvent une petite piqûre au cœur. Eruption pourprée sur la poitrine. Toute la partie supérieure du ventre est rouge comme de l'écarlate.

Douleur de reins que le mouvement et la marche aggravent. Douleur à la colonne épinière, tiraillemens et pesanteur, seulement dans le repos, la session, la station et la supination; elle ne paraît que le jour, et se dissipe en marchant.

A l'articulation droite de l'épaule, tiraillemens douloureux, quatorze jours après le remède. Craquement à l'articulation du coude, dans le mouvement. Pesanteur extrême du bras droit qui est sans force. Dans la nuit, en plaçant involontairement le bras hors du lit, on s'éveille avec une douleur vive dans cette extrémité, qui devient froide et pesante à l'articulation du coude; ce n'est qu'avec l'autre main que l'on peut replacer ce bras dans le lit, et le mouvement du coude et de la main en est très-douloureux. La peau de la paume des mains s'effeuille, quatre jours après le remède.

Démangeaison brûlante aux fesses. L'articulation de la cuisse avec le bassin est très-douloureuse, dans le mouvement. Les cuisses sont comme meurtries, à la marche et au toucher. Craquement des genoux, dans le mouvement. Douleur de luxation dans toute la jambe gauche, dans la marche. Inquiétudes dans les jambes. Crampes aux gras de jambes, au moindre froid. Enflure subite des pieds, qui s'étend jusqu'aux gras de jambes. Froid des pieds. Épaississement et rougeur douloureuse du gros orteil; tout le pied se gonfle; ordinairement l'orteil commence le soir au lit à faire souffrir. A la marche, la protubérance du gros orteil est douloureuse, comme si elle renfermait un abcès. Dans une chambre chaude, et bien couverts, les pieds et les mains sont froids. Piqûres fines aux orteils, à l'extrémité des doigts et à la tête.

Douleur à la nuque, dans la poitrine, les deux omoplates et les côtés. Sensibilité extrême au froid. Après une promenade à l'air libre, violent mal de tête, qui dure jusqu'au soir. La marche à l'air libre saisit le corps, et développe facilement la chaleur. Le pus des plaies devient fétide. Les tendons des muscles des jambes paraissent être trop courts. Tiraillemens rhumatiques dans tous les membres. Tout le jour on est pris, fatigué, sans éprouver ni tristesse ni gaieté, vingt-quatre heures après le remède. Le matin, au sortir du lit, on tombe de lassitude.

Le jour somnolence. Le soir, envie démesurée de dormir ; on se couche, et l'on passe une mauvaise nuit. Plutôt on se couche, mieux on dort ; se couche-t-on tard, d'autant moins on dort. Sommeil inquiet, on se tourne et retourne sans cesse. Le sommeil n'arrive que le matin, on dort pesamment et l'on sue. Sommeil rempli de rêves, deux jours après le remède. La nuit, paroxysme d'angoisses, sueur froide, palpitations de cœur intelligibles, pleurs involontaires ; on ne peut mouvoir les yeux, ni parler, les mains tremblent, dix-neuf jours après le remède. La nuit, vive fermentation du sang. Étincelles devant les yeux, la nuit quand on s'éveille.

Frisson vif, avant de s'endormir. Le soir, frissons fébriles fréquens. La nuit, de neuf heures à minuit ; alternatives de froid et de chaud, agitation, dix jours après le remède. Tout le jour, on ressent du froid, trois heures après le remède. Sueurs matinales. Sueur qui dure toute la nuit, on est, le matin, brûlant.

Le matin, mauvaise humeur. On pleure, on a des idées de mort. Si l'on parle beaucoup, ou que l'on écoute long-temps parler, on est entrepris, les pieds et les mains se refroidissent. Exaltation extraordinaire, épouvantable. Le trouble de l'air, l'obscurité de l'atmosphère, affectent extraordinairement.

Telles sont les spécialités de cette substance médicinale. Hahnemann, instruit par son expérience, les a réduites aux symptômes généraux suivans, qu'il exprime en disant: que ce remède convient au malade qui éprouve : le trouble de la vue, causé par des étincelles; la dureté de l'ouïe avec suppuration et démangeaison aux oreilles, le gonflement des glandes du cou; des démangeaisons à la peau de la face et des éruptions par tout le corps; de la douleur à la nuque, l'ébranlement chronique des dents, le gonflement de l'intérieur de la bouche, surtout après le repas; un défaut d'appétit le matin, des douleurs d'estomac, de la constipation, des hémorroïdes fluantes, trop peu et trop peu de temps des règles, *la leucorrhée*, le catarrhe nasal sec, la courte haleine, l'oppression de poitrine, la toux, des douleurs dans les parties qui ont été autrefois luxées, la main, le pied; les crampes de la plante du pied, une grande lassitude dans les jambes, l'envie de dormir pendant le jour, de l'agitation le soir, le cochemar au moment de s'endormir, du froid vers le soir, des sueurs, des angoisses. [1]

[1] Quoiqu'il soit à croire que Hahnemann ait, dans ce tableau des symptômes de nos maladies chroniques naturelles, précisé la spécificité corrélative de la maladie et du médicament, j'ai cru devoir, attendu la brièveté de cette image, présenter d'une manière complète au lecteur celle des symptômes médicinaux de ce remède. Il trouvera, comme moi, sans doute, que l'extrait offert par Hahnemann est suffisant au diagnostic et à la thérapie de la médecine homœopathique, et que je l'ai servi, sans manquer à la fidélité, première qualité du traducteur.

(*Note du traducteur.*)

CARBONATE DE BARYTE, TERRE PESANTE.

On dépouille la baryte de toute acidité muriatique, en la faisant bouillir pendant quelques minutes avec six parties d'esprit de vin. La poudre qui en sort, sera ensuite dissoute dans six parties d'eau distillée en état d'ébullition, et précipitée à l'aide d'une solution de sel de corne de cerf, dans de l'eau. On avancera ce précipité, en le lavant plusieurs fois avec de l'eau distillée, et on le séchera.

Après avoir formé, à l'aide du procédé connu, les fractions centièmes, dix millièmes et millioniémes avec la poudre de sucre de lait, on procédera à l'atténuation ultérieure par le moyen de l'esprit de vin, et l'on s'arrêtera à la fraction sextillioniéme ($\bar{\text{vi}}$), ce qui donne dix-huit atténuations.

C'est avec cette dernière fraction que l'on humecte deux petites boules de sucre de lait, que l'on écrase ensuite dans un peu du même sucre, pour l'administrer au malade, qui en ressent les effets pendant quarante à quarante-huit jours.

On trouvera dans les archives de l'homœopathie, une description des symptômes de la terre pesante.

Cette préparation de baryte acétique, sans doute n'est pas sans propriétés médicinales. Il faut néanmoins la distinguer de celle dont je vais tracer les vertus, attendu que les acides végétaux altèrent cependant leur vertu médicamenteuse [1].

[1] Le lecteur voudra bien chercher dans mon troisième

On fera bien de soumettre cette substance à de nouvelles épreuves sur l'homme sain, dont elle a grand besoin encore. On recourra au camphre, en faisant flairer souvent une dissolution pour corriger sa suractivité, lorsqu'on l'aura administrée à trop forte dose.

Vertiges, douleur de tête, en se baissant, les nausées s'y joignent. Si l'on fait un faux pas, le cerveau en est ébranlé. Ascension du sang vers la tête, on y sent une congestion, comme si ce liquide ne pouvait circuler. Une tumeur ancienne et indolente au cuir chevelu, grossit, et cause au toucher de la douleur, comme si elle était abcédée.

Obscurcissement momentané de la vue. Danse de points noirs devant les yeux, vingt-quatre heures après le remède. Dans l'obscurité on voit des étincelles. Rougeur de la conjonctive, larmoiement. Le matin, gonflement des yeux ou des paupières. *Démangeaison aux yeux*. Douleur violente, qui de l'œil gauche s'étend à la tempe et à l'oreille, vingt heures après le remède. On ne peut se coucher sur l'oreille gauche, sans entendre un gloussement dans les deux oreilles, qui empêche de dormir, onze jours après le remède. Claquement dans l'oreille, dans l'éternuement, la déglutition et la

volume de l'Examen de l'homœopathie le tableau des symptômes de la baryte acétique. Je ne donnerai ici que celui des phénomènes produits sur l'homme sain par la terre pesante dépouillée de tout acide, cette préparation, selon Hahnemann, différant essentiellement de la première.

(*Note du traducteur.*)

marche accélérée. Déchiremens dans l'oreille, pendant la déglutition. La nuit, quelque chose éclate dans les oreilles. Bruit étourdissant dans les oreilles, deux jours après le remède. Dureté de l'ouïe, les premiers jours après le remède. *Démangeaison dans les oreilles*, vingt-quatre heures après le remède. Élancemens vifs dans l'oreille, pendant deux jours, vingt-huit jours après le remède.

Souvent une joue est rouge et brûlante, l'autre froide. Hémorragie nasale fréquente. Hémorragie nasale qui se répète plusieurs fois le jour, vingt-quatre heures après le remède. Saignement abondant des gencives. Douleur des dents, tantôt à la mâchoire supérieure à gauche, tantôt à l'inférieure, avec salivation abondante; on ne peut se coucher sur ce côté, qui se contracte douloureusement, et parce qu'on éprouve des battemens dans l'oreille. Gonflement de l'amygdale gauche. Mal de gorge, plus vif dans la déglutition de la salive, que dans celle des alimens; on ne saurait toucher les deux côtés du cou, sans souffrir, six jours après le remède. Inflammation de la gorge, qui succède à un accès de froid suivi de chaleur, et de courbature de tous les membres; le palais, les amygdales sont extrêmement gonflés, la suppuration s'y établit, on ne peut ni parler, ni avaler, les machoires en sont fermées; l'urine est d'un brun sombre, il y a insomnie, dix-huit jours après le remède. Élancemens dans la gorge, dans la déglutition. Crachotement continuel. Le gosier et le larynx sont constamment pleins d'un phlegme épais, qui donne de la raucité à la voix, plusieurs jours de suite.

La bouche est pâteuse, la langue chargée, et la saveur corrompue. Amertume du goût, odeur de la bouche. Après midi, goût salé à la bouche et au gosier. Le soir, saveur acide à la bouche. La bouche se remplit de salive, on a des renvois, du malaise, des nausées. L'air fait effort pour sortir de l'estomac, où l'on éprouve une vive douleur. Renvois continuels, sans goût ni odeur. Renvois, depuis l'après-dînée, jusques avant dans la nuit; on ne peut s'endormir. Hoquet. Nausées pendant qu'on marche, le toucher à l'estomac les augmente. Vomissement de glaires fréquent. Défaut d'appétit pendant trois semaines, vingt-six jours après le remède.

Douleur sous les vraies côtes, les pieds et les mains sont froids, les joues rouges et brûlantes, deux jours après le remède. Douleur comprimante à la région du foie, elle augmente dans le mouvement, davantage encore par le toucher. La nuit, douleur de ventre. Ballonnement du bas-ventre. Les vents rendent le bas-ventre douloureux, les hémorroïdes en sont poussées au dehors, on ne peut être assis sans souffrir. Après la selle, les hémorroïdes suintent.

Envie fréquente d'aller à la garde-robe, accompagnée d'un sentiment douloureux dans les reins, et d'horripilations de tout le corps, comme si la dyssenterie allait paraître; on rend à diverses reprises des matières molles, et dans ces intervalles se répète le ténesme dans les reins et dans les flancs. Dévoiement mêlé de sang.

Sensation brûlante au testicule gauche. Pollution abondante et nocturne, quelque temps après le coït, quatre jours après le remède. Erection qui s'opère lentement, neuf jours après le remède. On s'endort au milieu de l'acte du coït, sans avoir éjaculé. Diminution de l'appétit vénérien. Erection toutes les nuits, trente jours après le remède, effet consécutif du remède.

Catarrhe nasal humide, voix rauque, toux sèche, le matin et dans le jour, la nuit est tranquille. Le soir, toux courte et sèche.

Douleur à la colonne épinière, douze jours après le remède. Elancemens dans le dos, plus douloureux dans la session que dans le mouvement, onze jours après le remède. Raideur et tension dans l'épine du dos, plus douloureuses le soir, on a de la peine à se lever, plus encore à se redresser. Mal au dos, comme lorsque l'on a été mal couché. Démangeaison rongeante au dos, nuit et jour. Eruption, démangeaison au dos. Douleur perforante dans les os du cou, indépendante du toucher et du mouvement. Démangeaison éruptive à la nuque, tout près des cheveux, trois jours après le remède.

Les mains ont la sécheresse du parchemin, cinq jours après le remède. *Fourmillement et rongement insupportables dans la paume des mains, que l'on est obligé de gratter continuellement.* Panaris au doigt annulaire de la main gauche, vingt-quatre jours après le remède.

En marchant en plein air, douleur à l'articulation de la cuisse droite. Elancemens violens dans la cuisse droite, qui empêche de marcher, quatre jours après le remède. La nuit, démangeaison vive aux cuisses, onze jours après le remède. Tiraillemens douloureux qui semblent être dans les os des jambes. Le soir, dans la session, on est forcé de se lever et de marcher. Les mêmes tiraillemens dans le pied, en marchant. Douleur de luxation dans l'articulation du pied gauche. Elancemens dans un talon. En étendant les pieds, les orteils se prennent de la crampe. Tiraillemens douloureux dans les orteils, cinq jours après le remède.

Lassitude générale, courbature de tout le corps. Pesanteur, fatigue des pieds. Picotemens dans tout le corps. Démangeaison générale qui, la nuit, empêche de dormir, vingt-neuf jours après le remède. Le soir, au lit, démangeaison, tantôt à la face, tantôt au dos, tantôt aux mains. Disposition prochaine au refroidissement, qui engendre le plus souvent une inflammation de gorge. La plus légère blessure, une piqûre à un doigt, par exemple, une épine que l'on en a tirée, engendrent un abcès.

La nuit, douleur aux jambes, comme après une marche forcée, ou une danse immodérée. On est réveillé vers minuit par des tranchées ventrales. Sommeil agité par des rêves effrayans, presque toutes les nuits. La nuit et le matin, la tête est lourde. On rêve d'incendies, huit jours après le remède.

Frissons revenant par accès, les bras sont glacés, la peau est chair de poule, on baille sans cesse. Frisson qui secoue la tête, hérissement des cheveux, tension de la peau aux pommettes des joues. Sensation de chaleur dans toute l'étendue du dos.

Abattement de l'esprit, pusillanimité du caractère, misanthropie, anxiétés, distraction.

Telle est la sphère d'action de cette substance médicinale sur l'homme sain. Généralement elle convient aux malades chez lesquels se trouvent réunis, en tout ou en partie, les symptômes suivans :

Douleur de tête au-dessus des yeux ; dépouillement de la tête de ses cheveux ; éruption aux oreilles et derrière ces organes ; tumeurs derrière les oreilles ; éruption boutonneuse de l'oreille ; sécheresse incommode du nez ; croûtes sous le nez ; raideur de la nuque ; élancemens à la nuque ; pincemens dans les dents ; élancemens brûlans dans une dent creuse, lorsqu'elle est touchée par quelque chose de chaud. *Sécheresse de la bouche;* Salivation vermineuse; poids à l'estomac, après le repas; douleur à l'estomac, à jeun et après le repas; faiblesse des organes génitaux ; enchifrenement ; état muqueux de la poitrine ; *toux nocturne; mal de reins ;* douleur au delta, en levant le bras ; engourdissement du bras sur lequel on est couché ; engourdissement des doigts; *sueur matinale fétide;* sensibilité au froid, faiblesse générale, sommeil fantastique; oscillation des muscles de tout le corps; *sueurs nocturnes.*

CARBONATE DE CHAUX, CALCAREA CARBONICA.

La terre calcaire la plus propre à la préparation homœopathique de ce remède, est celle qui compose l'écaille de l'huître. On brise, en conséquence, une de ces écailles, pour prendre la substance renfermée entre les deux surfaces. Elle est la plus tendre, et d'une blancheur égale à celle de la neige. On broie pendant trois heures un grain de cette terre avec cent grains de sucre de lait, ce qui donne les fractions centièmes. On conduit avec le même sucre la division jusqu'à la fraction millionième. Alors on se sert de l'esprit de vin, pour obtenir toutes les fractions suivantes, jusqu'à la sextillionième, la plus usitée. Cependant les personnes extrêmement faibles seraient trop vivement influencées par cette dernière fraction, c'est pourquoi je conseille de conduire l'atténuation jusqu'à la fraction décillionième, la seule qui leur convienne.

J'observe qu'il peut arriver que ce remède soit trop fortement dosé pour le malade, malgré la fidélité de son rapport homœopathique. Si l'aggravation des symptômes n'est pas extrême, j'invite le médecin à ne point s'effrayer, ce qui pourrait le faire recourir immédiatement à un antidote. Qu'il laisse s'écouler dix ou quinze jours, après lequel temps, les effets consécutifs du remède apparaîtront comme une compensation qui ne se fait point attendre aussi long-temps, lorsque la dose du remède a été modérée. Une ou deux globules de sucre, imbibées de l'une ou de l'autre de ces fractions, suffisent pour chaque dose. Cependant, quelquefois, des personnes robustes, atteintes de maladies chroniques, ont pris, sans difficulté, et avec succès, huit, dix, et même douze globules imbibées de la dissolution ($\overline{\text{VI}}$). En évitant l'antidote, on évitera de faire au malade un tort difficilement réparable. On fera donc bien de n'employer ce remède que dans la série de la fraction sextillionième à la décillionième.

Je donne la préférence à la terre calcaire pure. L'acétique ne se prête point aussi-bien à la préparation et à l'administration. Cependant comme les effets de cette dernière, sur l'homme sain, sont les mêmes à peu près que ceux de la terre calcaire pure, je réunirai les symptômes de l'une et de l'autre préparation. [1]

[1] Je me dispense de répéter le tableau des symptômes de la terre calcaire, que j'ai offert dans le troisième volume de mon Examen de l'homœopathie. Mais je ne puis me dispenser de faire l'énumération des symptômes des maladies chroniques, auxquels répondent spécifiquement ceux de ce médicament.

Au premier abord Hahnemann semble procéder à la manière de nos auteurs de matière médicale. C'est ainsi, en effet, que les médecins allopathes déterminent les propriétés des médicamens. Qu'on y regarde d'un peu plus près, et l'on reconnaîtra tout de suite que ces auteurs n'ont rien de

La terre calcaire convient spécialement au traitement des maladies chroniques, composées des symptômes suivans :

Vertiges en montant un escalier, plus marqués en raison de l'élévation du lieu où l'on se rend.

commun avec le fondateur de l'Homœopathie. C'est avec le même ton d'assurance que l'un et les autres parlent. Cependant il n'est qu'un côté où se trouvent la raison et la certitude. L'un et l'autre ne peuvent venir que de l'expérience, toujours douteuse, lorsque le médicament est inconnu, et qu'il est adressé à une maladie dont l'essence ne peut se connaître davantage ; toujours fidèle, quand la nature a dévoilé ses vertus, et que son indication est exprimée clairement dans la similitude de son action avec celle du mal lui-même, autrement dit, dans sa spécificité.

Voyez le respect de Hahnemann pour le mystère de la nature, renfermé dans la cause interne ! il ne dit point : le remède est calmant, stimulant; tel autre est béchique, céphalique; tel autre encore est vomitif, purgatif. Il ne veut point préjuger la maladie, encore moins préciser son mode, parce que ces expressions sont vides de réalités, bien que pleines de sens. Mais il dit : tel remède convient à un malade qui accuse tels et tels symptômes, et ce langage est l'expression de la vérité, parce qu'il est l'expression de la nature même qui, tentée par ce remède, dans son état d'harmonie, s'est constituée, sous son influence, dans un état de maladie parfaitement semblable à celui où peuvent la jeter les causes éventuelles.

Je sais qu'on voudrait bien l'accuser d'être, dans ce dernier ouvrage, revenu aux erreurs communes qu'il combat victorieusement dans son bel ouvrage de l'Organon. Mais peut-on, de bonne foi, trouver de la contradiction entre les principes de l'un et de l'autre? Il individualise tout, dit-on, dans le premier de ces ouvrages, et veut, dans le second,

Mal de tête chronique, il semble que l'on ait une planche devant le front. Vide de la tête, tremblement, avant le déjeûner. Mal de tête avec battemens; en revenant de l'air libre, on est forcé de se coucher. Douleur perforante au front, comme

ne reconnaître qu'un très-petit nombre de causes à des maladies innombrables. A ce dernier égard, on pourrait demander pourquoi il a plu à la médecine de multiplier, comme elle l'a fait, les causes de nos maux. C'était mal connaître la nature, que de lui forger un instrument pour chacune de ses œuvres. Hahnemann lui a supposé un peu de l'immense génie qui forme l'attribut du Créateur, dont elle est le premier ministre. Ses vastes connaissances dans la physique et dans la chimie, où l'on voit un petit nombre d'élémens se métamorphoser sous des milliers de formes, lui ont fait entrevoir dans l'homme, que nous nommons le petit monde, l'unité et la simplicité des ressorts qui font mouvoir l'univers. Ces suppositions physiologiques ont reçu le sceau de la vérité dans l'observation attentive de ce qui se passe dans l'homme malade. Ecoutons ce qu'il dit de l'homme en proie à la fureur d'un fléau épidémique, et nous comprendrons qu'un seul et même miasme peut altérer son organisme en cent manières diverses. Pourquoi n'en serait-il pas de même, lorsque ce miasme est de nature chronique? Quoi, avec un peu d'eau, de terre, d'air et de feu, Dieu composa l'univers, et la nature, avec trois miasmes, ne pourrait composer les nombreuses formes pathologiques que nous offrent les maladies chroniques? Pourquoi nous mettre en contradiction avec les vérités que nous révèlent l'anatomie, la physiologie et notre propre pathologie? Cette première science ne nous montre-t-elle pas l'homme physique, comme un composé d'organes divers? la seconde n'attribue-t-elle pas à chacun d'eux des fonctions spéciales? la troisième n'enseigne-t-elle pas qu'un atôme dés'il allait éclater. Bruissemens dans la tête, avec chaleur aux joues. On ne peut ni lire ni écrire sans avoir mal à la tête. Froid glacial à l'un des côtés de la tête. Le soir, sueur à la tête. Chute des cheveux.

Trouble de la vue, il semble que des plumes voltigent devant les yeux. Presbiopie. Dans la lecture, la vue se noircit. Obscurcissement de la vue après le repas. *Pression sur les yeux.* Sensation brûlante aux paupières. Démangeaison aux yeux. Suintement puriforme des yeux. Si on lit à la lumière artificielle, on éprouve de la brûlure dans les yeux. Elancemens dans les yeux. Larmoiement en plein air.

létère, le miasme pestilentiel, par exemple, prend des formes si variées, qu'on le voit rarement deux fois de suite avec la même physionomie. Que ce miasme, au lieu d'être aigu, soit chronique, on accordera facilement que, à l'aide de ce caractère de lenteur, il ait le temps de multiplier ses métamorphoses d'une manière innombrable.

Ainsi, ce n'est donc pas Hahnemann qui généralise, et arbitrairement, comme l'ont fait nos faiseurs de systèmes, mais la nature elle-même, qui, dans son état de souffrance établi par les expériences sur l'homme sain, lui apprit qu'un petit nombre de substances médicinales suffit à la production de cette foule de phénomènes, dont trois miasmes sont les sources.

C'est ici qu'éclate le mérite de l'homme qui imagina de soumettre l'homme sain à une influence pathogénétique du médicament. S'il n'eût déja pressenti cette nombreuse filiation d'effets d'un principe unique, ces expériences lui eussent devoilé ce qu'elles n'ont fait que confirmer.

(*Note du traducteur.*)

Démangeaison, éruption à la face; des taches de rousseur paraissent. *Pulsations dans les oreilles.* Gloussemens, bruissemens, tintement dans les oreilles. Eclats dans l'oreille, dans la déglutition. *Dureté de l'ouïe.* Obturation du nez par une matière purulente et fétide. Sécheresse incommode du nez. Douleur aux glandes sub-maxillaires. Goêtre épais. Difficulté de la dentition. Gonflement des gencives. Douleur aux dents, chaque fois que l'on boit un peu froid. Tiraillemens, élancemens dans les dents jour et nuit; le froid le chaud les renouvellent. Le matin au réveil, sécheresse de la bouche. Crachotement glaireux.

Renvois après le dîner. Renvois amers. Le matin, amertume à la bouche. Salivation vermineuse. Défaut d'appétit. *Soif continuelle*, sans appétit. Faim, même après avoir bien mangé. Le matin, faim canine. On ne peut manger à son appétit, les alimens ne veulent pas descendre. Faiblesse d'estomac, mauvaise digestion. Poids à l'estomac. Poids lancinant à l'estomac après le repas. Pression à l'estomac dans la toux. Crampes d'estomac. La nuit, poids à l'épigastre. Chaleur après avoir mangé.

Epaisseur, dureté du bas-ventre. Gonflement du creux de l'estomac, avec pression dans cette région. *Incarcération des flatuosités.* Tranchées dans le haut ventre. Pincemens dans le ventre, sans dévoiement. Selles molles, fréquentes. Dureté des selles, constipation. Dans le rectum, pendant la selle, sortie des tumeurs hémorroïdales, avec douleur brûlante. Après la selle, détente et courbature.

Sensation de brûlure dans l'urèthre. Envie fréquente d'uriner. Pissement de sang venant du canal de l'urèthre. Pissement de sang. *Hémorragie utérine.* Suppression des menstrues. Pendant la menstruation, tranchées au bas-ventre et douleur aux reins. *Fleurs blanches, avant l'apparition des règles.* Fleurs blanches laiteuses. *Fleurs blanches, accompagnées de démangeaison et de chaleur brûlante.* Démangeaison à la vulve, dans l'écoulement des fleurs blanches.

Eternuemens fréquens. *Catarrhe nasal prolongé.* Catarrhe nasal continuel. Raucité de la voix. *Toux sèche.* Le soir au lit, toux. Toux nocturne, pendant le sommeil. Expectoration jaune et fétide. Suspension de la respiration, quand on se baisse. Chaleur brûlante à la poitrine. *Elancemens dans les côtés de la poitrine, dans le mouvement.* Elancemens dans le côté de la poitrine, en se courbant de ce côté.

La nuit, douleur au dos et dans les bras. Douleur de luxation dans le dos. *Raideur de la nuque.* La nuit, tiraillemens et déchiremens dans les bras. *Lassitude subite des bras, paralysie momentanée.* Chute paralytique de la main, lorsque l'on veut saisir quelque chose. Gonflement des mains. Engourdissement des doigts, même dans la chaleur. Tubercules arthritiques des articulations de la main et des doigts. Fourmillement dans les doigts. Engourdissement paralytique fréquent des doigts.

Élancemens dans les cuisses, à la montée. Pesanteur des jambes. Raideur des jambes. Crampes dans les jambes. Enflure des genoux. Taches rouges aux jambes. Ulcères des extrémités inférieures. Gonflement de la plante des pieds. Sueur des pieds. Sensation de brûlure à la plante des pieds. Sensibilité douloureuse des gros orteils. Le soir, engourdissement des pieds. Douleur aux cors des pieds.

Oscillation de la peau, à la manière des vagues, depuis les pieds jusqu'à la tête, qui s'embarrasse. Engourdissement des membres, état rugueux et pourpré de la peau. Au plus léger emploi des forces, la nuque se raidit, et la tête devient douloureuse. Extrême sensibilité au froid. On se refroidit facilement. Sueur abondante, dans un exercice très-modéré. Fatigue extrême, après une promenade en plein air. Déchiremens dans les membres. Eruption d'excroissances verruqueuses. Embonpoint excessif, épuisement chez de très-jeunes gens. Perte des forces, débilité. Le parler fatigue. Le jour, somnolence. Réveils fréquens dans la nuit, songes effrayans, délire nocturne. Au crépuscule, anxiétés; chaleur, angoisses la nuit. Oppression de la poitrine, nocturne. La nuit agitation, on change sans cesse de place. La nuit, poids à l'épigastre, d'où quelque chose monte vers la gorge et dans la tête. Soif nocturne. Sueur nocturne.

Le soir, accès de fièvre quarte, qui commence par une chaleur à la face, suivie de froid. Anxiétés, pendant la sueur. Les nerfs sont entrepris, on s'effraie, on pleure, l'humeur est chagrine et les jambes lourdes. Accès de désespoir, au sujet du dérangement de la santé.

Je ne saurais trop répéter qu'il est important, en homœopathie, de donner aux remèdes le temps de produire tout leur effet, toute légère que puisse être l'amélioration qu'ils procurent. Ce précepte s'applique rigoureusement à la terre calcaire. On se convaincra ainsi, que sa durée d'action n'est pas moindre que de six à huit semaines, et que ce n'est qu'après ce laps de temps, qu'il faut recourir à un autre remède anti-psorique. Si on l'avait dosé trop fortement, on en affaiblirait la sur-activité, en faisant respirer au malade la teinture de camphre ou celle de l'acide nitrique.

On trouvera dans la terre calcaire un puissant anti-épileptique. Cependant, quel que soit son efficacité dans le traitement de cette maladie, je préviens le lecteur que ce remède ne peut suffire à sa guérison, si les symptômes qui lui sont propres, ne couvrent pas tous les symptômes morbifiques que l'on trouve réunis sur le malade. Il m'est démontré que cette affection nerveuse est d'origine psorique. Ce n'est qu'après l'extinction de la *psore*, que l'on peut espérer sa guérison radicale. Néanmoins, ce remède étant un des plus puissans anti-psoriques, il s'adapte à la majeure partie des symptômes de ce miasme, et je l'ai vu le plus souvent suffire à sa guérison, lorsque toutefois la maladie n'a pas été défigurée par des traitemens vicieux.

GRAPHIT, MINE DU CRAYON.

Le graphit le plus pur est un charbon minéral, auquel se trouve mêlé un peu de fer, sans qu'il entre dans sa composition.

La première pensée de l'employer en médecine appartient au docteur Weinhold, qui, dans son voyage d'Italie, ayant vu les ouvriers d'une fabrique de miroirs s'en servir pour la guérison des dartres, imagina de les imiter. Il écrivit en 1812, un petit ouvrage intitulé : *De la Guérison des Dartres par le Graphit*, où on le voit employé contre cette maladie, à l'extérieur, sous forme d'onguent et d'emplâtre ; à l'intérieur, en pilules ou en électuaire, et quelquefois avec succès.

Je suis allé un peu plus loin, et j'ai trouvé dans cette substance un remède anti-psorique très-efficace, soit que la maladie réunisse ou non à ses symptômes celui de la dartre, je veux dire, dans les cas où les phénomènes du graphit sur l'homme sain répondent aux symptômes de la maladie à traiter.

On pulvérise un grain de la mine de crayon, (en le détachant d'un crayon anglais très-mince.) On en prépare la réduction d'un millionième, suivant à cet égard toujours les principes donnés pour la préparation des remèdes anti-psoriques. La dissolution d'un grain de cette poudre dans de l'esprit de vin mélangé d'eau, s'exécute comme il a été dit aussi, et on obtient successivement les puissances $(\overline{\text{IV}})$, $(\overline{\text{VIII}})$ et $(\overline{\text{X}})$, en donnant chaque fois deux coups de bras à la fiole. On administre un, deux ou trois globules imbibés de l'une de ces dissolutions, suivant les cas.

Sa durée d'action est de trente-six à quarante-huit jours. Il est indiqué, lorsque le malade éprouve les symptômes suivans actuels (et passés).

Bourdonnement dans la tête. On est comme ivre, le matin en sortant du lit. Chute des cheveux. Démangeaison à la tête. Croûtes de teigne à la tête. Sueur à la tête, quand on marche en plein air. Le matin surtout, la tête est prise et comprimée, deux jours après le remède. Le matin au réveil, violent mal de tête, avec vomissement et dévoiement, jusqu'à la sueur froide et la défaillance, vingt-quatre heures après le remède ; le malade a gardé le lit deux jours, ressentant des alternatives de chaud et de froid. Douleur à la tête, dès qu'on monte en voiture. Poids et pression à l'occiput et à la nuque. Raideur de la nuque, avec tiraillemens douloureux à la tête, dans la tête, à la face et jusques dans le cou. A midi, douleur de tête, elle semble ligaturée, surtout à l'occiput, jusqu'à la nuque ; on ne saurait lever la tête sans y éprouver une vive douleur, semblable à de la brisure ; un peu plus tard, la douleur descend dans le dos et embrasse toute la poitrine. Eruption humide du cuir chevelu, douloureuse au toucher. A la face, démangeaison, éruption, qui s'humecte au moindre grattement. Le matin, tiraillemens à la tête, comme dans la fluxion catarrhale.

Après des douleurs de dents et un peu d'enflure, qui depuis quatre mois affectaient le côté gauche de la face, tout-à-coup les muscles du côté droit de la face ont été paralysés, la bouche tirée de côté, son mouvement et la parole extrêmement gênés, dix-huit jours après le remède. *Eruption pourprée aux deux côtés de la face*, suivie pendant un jour de l'enchifrenement et d'élancemens dans les dents. *Chaleur fugitive à la face.*

Sensibilité excessive des yeux à la lumière du jour. Croisement et confusion des caractères, à la lecture. On ne saurait se baisser sans que la vue ne s'obscurcisse. Flamboiement devant les yeux. *Pression, élancemens dans les yeux*, larmoiement. Faiblesse, rougeur des yeux, quelques heures après le remède. Sensation de morsure dans les yeux, *chaleur de ces organes*. Les angles des yeux, les cils se remplissent d'une chassie sèche.

Suppuration croûteuse derrière les oreilles. Chant, tintemens dans les oreilles. A chaque renvoi de l'estomac, cliquetis dans l'oreille, comme si l'air faisait effort contre la trompe. Élancemens dans les oreilles. A chaque mouvement de la tête, gloussement dans les oreilles, trois jours après le remède. En se baissant, grouillement dans l'oreille, la tête s'appesantit, et dès qu'on se relève, le grouillement recommence, comme si quelque chose allait et venait dans cet organe. Cliquetis dans l'oreille, dans le mouvement des mâchoires. Démangeaison dans l'oreille, aux lobes de cet organe et aux joues; si l'on y gratte, il s'en écoule une lymphe qui se durcit. Ecoulement sanguinolent par l'oreille, de la durée de trente-six heures.

D'abord, ascension du sang vers la tête, *chaleur à la face*, dans l'après-dînée. Le soir à dix heures, hémorragie nasale. Hémorragie nasale, qui se répète deux soirs de suite, accompagnée de palpitations de cœur et de douleurs dans le dos, trois jours après le remède. Douleur dans les narines, qui se remplissent de croûtes. Eruption dans l'intérieur du nez, avec démangeaison brûlante. Illusion du sens de l'odorat, on croit sentir les cheveux brûlés, la vapeur du soufre. Oscillation dans les lèvres qui se couvrent, tantôt de vésicules, tantôt de boutons, tantôt de croûtes, avec démangeaison, puis sentiment de brûlure. Eruption aux commissures des lèvres, elles s'ulcèrent. Gerçures des lèvres. Gonflement des glandes sous le menton. Enflure douloureuse des glandes sub-maxillaires, et le long du cou jusqu'à l'aisselle.

Pression douloureuse aux mâchoires et dans toutes les dents, qui dure deux heures pendant la nuit, et se renouvelle le jour, dans la mastication. Enflure des gencives supérieures, on n'ose y toucher, il semble que la joue va se gonfler. Douleur des dents, surtout le soir et la nuit, le palais même est douloureux, il y a chaleur à la face et enflure à la joue. *Elancemens dans les dents,* six jours après le remède. La partie postérieure des gencives derrière les dents, est douloureuse, comme blessée, on n'y peut toucher avec la langue. Saignement des gencives. Tiraillemens douloureux dans les dents. Puanteur de la bouche et des gencives. Douleur brûlante aux gencives, que la chaleur aggrave; elle se renouvelle, dès qu'on se met au lit, et empêche jusqu'à minuit de dormir.

Dans le cou, grattement, vingt-quatre heures après le remède. Le matin au réveil, la gorge est pleine d'un phlegme salé et brûlant. Abord continuel de glaires à la gorge, qui forcent à cracher, plusieurs jours de suite. Dans la déglutition, sensation de la présence d'un corps étranger dans la gorge. Crampes de la gorge, accompagnées de maux de cœur, trois jours après le remède. *Crampe continuelle au gosier, la déglutition en est gênée,* au bout de vingt-quatre heures. Salivation abondante deux jours après le remède. Salivation accompagnée de douleur au palais, aux gencives, de gonflement de la lèvre supérieure, où il paraît un bouton douloureux.

Saleté de la langue, amertume à la bouche, quarante-huit heures après le remède. Le matin après le boire ou le manger, la bouche se remplit d'une eau verte et amère, plusieurs jours de suite. Saveur acide, après le déjeuner, plus souvent après avoir bu. Après le repas, hoquet, trouble de la tête, somnolence. Le soir, hoquet, qui dure une heure, quatre jours après le remède. Renvois continuels, maux de cœur tout le jour, défaut d'appétit. Acidité du goût, faim canine. Avec de l'appétit, on ne saurait manger, sans ressentir, avant, pendant et après le repas, de violens maux de cœur; on vomit de l'eau, point d'alimens, et la salivation est abondante, quelques jours après le remède. Le matin, vomissemens glaireux, malgré l'appétit et la liberté du ventre. Nausées, vomissement, tranchées, deux jours de suite, quelques heures après le remède. Le poisson, la viande, les alimens doux, provoquent le dégoût. Sensation de dérangement de l'estomac, avec un bon appétit. Le matin, soif extraordinaire, plusieurs jours de suite. Douleur comprimante à la tête, pendant et après le repas, vingt-quatre heures après le remède. Après le déjeuner, horripilations, frisson par tout le corps. Sitôt après le repas, brûlure à l'estomac, pesanteur du corps, mauvaise humeur, six jours après le remède. Peu de temps après le repas, *ballonnement du ventre,* comme quand on a trop mangé. Fermentation dans l'estomac, suivi d'éruptions flatueuses; alternatives de tiraillemens, de pression, d'élancemens dans tout le corps, fatigues dans les yeux. Elancemens dans l'estomac et au ventre, fréquemment dans les hypocondres.

Poids au bas-ventre, *dureté du bas-ventre*. Ballonnement flatueux, après le repas. Gonflement du bas-ventre. Sortie du ténia. *Incarcération des vents*. Emission immodérée des vents. Constipation chronique, avec dureté du bas-ventre et de la région du foie. Mollesse chronique des selles. Coliques venteuses. Borborygmes du ventre, pendant le dîner. Crampes nocturnes du bas-ventre, douleur insupportable, suspension de la sécrétion de l'urine. Sensibilité du ventre, on ne peut y toucher, sans éprouver de vives douleurs. Grouillemens continuels dans le ventre, comme à l'approche du dévoiement. Douleur aux glandes de l'aine, sans gonflement.

Démangeaison, élancemens à l'anus, expulsion des ascarides. Gonflement des veines de l'anus. Enflure du pourtour de l'anus. *Ténesme hémorroïdal. Selles sanguinolentes*, morsures à l'anus, au rectum; sortie de beaucoup de glaires blanches, avec la selle. Selles brunes, à demi digérées, d'une odeur insupportable. Dévoiement, sans douleur, vingt heures de suite, suivi d'une grande faiblesse. Les cinq premiers jours après le remède, trois selles par jour, puis deux seulement pendant quelques jours; enfin, chaque jour une évacuation. Constipation habituelle qui se résout en une selle régulière, chaque jour. Mollesse chronique des excrémens, qui disparaît pour faire place à la fermeté des selles. Besoin fréquent d'uriner, la nuit. *L'urine se trouble*, et dépose un sédiment blanc. Désir insurmontable du coït. Ejaculation presque involontaire du sperme, sans érection. Sommeil des organes de la génération. Absence des érections matinales. *Ecoulement faible et pâle du sang menstruel. Retard du flux menstruel.* Crampes au bas-ventre, pendant l'écoulement des règles. Pendant la menstruation, faiblesse; la poitrine fait mal. *Fleurs blanches.*

Enchifrenement. Catarrhe nasal, dès que l'on éprouve du froid. Catarrhe violent, quelques heures après le remède, il dure plusieurs jours. Raucité de la voix, chaque jour le soir. Engorgement catarrhal de la gorge et des bronches, trois jours après le remède. Enchifrenement, catarrhe, toux d'irritation, avec lassitude générale, et douleur de tête, que l'aconit a fait cesser. Serrement de la poitrine, courte haleine. Palpitation violente de cœur, qui fait remuer tout le bras, et donne de l'angoisse. Heurtement du sang vers le cœur, à chaque mouvement du corps. Elancemens dans les côtés, à chaque léger mouvement.

Douleur comprimante entre les épaules. Douleur rhumatique à la nuque. Violente douleur à la partie postérieure du cou. Douleur rhumatismale à une épaule, cinq jours après le remède. Tiraillemens dans les bras. Palpitation dans les muscles du bras. Raideur, engourdissement des bras, l'articulation du coude semble être raccourcie. Douleur de luxation à l'articulation de la main. Erysipèle sur les mains. Eruption graveleuse aux doigts, cinq jours après le remède. Douleur arthritique à l'articulation d'un pouce.

Vessie rongeante au petit doigt, on y éprouve d'abord de la démangeaison, la suppuration s'y forme, il en sort beaucoup de pus qui calme la brûlure et les élancemens. *Sueur abondante des pieds qui commencent à répandre de l'odeur*, au bout de sept jours.

Démangeaison violente à l'anus, aux protubérances ischiatiques; ces parties sont humides, et se couvrent de croûtes. Douleur aux lombes, déchirantes, à la fois dans les bras et les jambes. Elancemens aux lombes, quelques heures après le remède. Poids aux lombes. Furoncles, éruptions de boutons aux fesses. Douleurs arthritiques à la hanche gauche et dans les deux jambes. *Excoriations entre les cuisses, après la marche.* A la partie supérieure de la cuisse, à côté du scrotum, une dartre rouge, rugueuse, avec démangeaison; elle paraît surtout le matin. Eruption des taches rouges, granulation de la peau des cuisses et des jambes, sans démangeaison. Douleur rhumatisante dans les extrémités inférieures. Douleur de crampe çà et là dans les cuisses et les jambes. *Crampe dans le mollet,* toute la journée. Courbature des extrémités inférieures. La nuit, *brisure douloureuse des genoux.* Douleur aux jarrets, qui semblent raccourcis. Oscillations, pulsations dans les gras de jambes. Crampe des gras de jambes, tout le jour. Enflure des jambes, avec élancemens.

Douleur comprimante à la plante du pied. Elancemens, tiraillemens au talon. Douleur au talon, comme s'il renfermait un abcès. Enflure des orteils, et douleurs aux articulations. Douleur à l'ongle du gros orteil. Vésicule blanche à un orteil. Au dernier orteil de chaque pied, une vessie remplie de pus, qui cause des douleurs lancinantes. Douleur aux cors des pieds, spontanée, sans aucune compression extérieure, deux jours après le remède.

Tiraillemens dans les membres, le matin surtout, comme au début d'une fièvre intermittente. *Engourdissement* des parties externes de la poitrine, *des bras, des jambes*. Douleur, au plus léger effort que l'on fait. Suppression chronique de la transpiration insensible. Disposition à la sueur, *on sue au plus petit mouvement du corps*. Difficulté de s'endormir. La nuit, on ne peut que sommeiller. Frayeurs dans le sommeil. *Songes pleins d'anxiétés, d'épouvante*. Le sommeil du matin hébète l'esprit. Le sommeil de la nuit ne fortifie point. Songes, délire, nocturnes. La nuit, on est saisi d'angoisses qui forcent de sortir du lit.

Excitabilité, inquiétudes, agitation. Facilité à s'effrayer. Le matin, irritabilité, violence; après midi, humeur mélancolique. Tristesse, pensées funèbres. Angoisses, tremblement, sueur, nausées. Anxiétés, vertiges, mal de tête, sorte d'égarement. Humeur chagrine, colère.

C'est surtout dans l'extrême chronicité de la constipation, ainsi que dans le retard paresseux du flux menstruel, que l'on trouvera le graphit souverainement efficace. Aucun remède ne peut le suppléer.

IODE, IODIUM.

Tout le monde connaît la préparation de l'iode. Après avoir lessivé les cendres de ce fucus, extrait les sels cristallisables qu'il renferme, on s'empare de l'acide muriatique qui y est contenu, en le mêlant avec de l'acide sulfurique, et en faisant évaporer dans une cucurbite. L'iode se sépare, s'élève en vapeurs violettes, pour s'attacher aux parois supérieures du vase, sous forme d'écailles ou feuilles d'un brun bleuâtre.

La préparation homœopathique de l'iode consiste à conduire, à la faveur du procédé connu, un grain de cette substance, en combinaison avec le sucre de lait, jusqu'à la fraction millionième, après quoi l'on se sert de l'esprit de vin, pour obtenir, conformément au mode décrit, toutes les fractions suivantes, jusqu'à la décillionième.

Je n'ai encore que peu de choses à dire des vertus anti-psoriques de ce remède, n'en ayant pas fait un fréquent usage. Non-seulement je l'ai administré rarement aux malades, mais encore je n'ai pas eu le temps de multiplier suffisamment ses épreuves sur l'homme sain. On lui trouvera de l'efficacité contre les symptômes suivans :

La tête est prise, la pensée difficile. *Répugnance pour les occupations sérieuses, par gêne dans la tête. Douleur vive et comprimante à la partie gauche et supérieure du front.* Douleur de tête frontale, que le moindre bruit, le parler même augmentent. Déchiremens, tiraillemens aux deux tempes à la fois. Douleur de ligature de toute la tête. Chute des cheveux.

Sentiment de fatigue dans le pourtour des yeux, il semble qu'ils soient enfoncés, surtout après midi. Danse de petits cercles obscurs devant les yeux. Passage de rayons de feu; à côté et au-dessus du point de vision, ils sont courbes. Saccades dans les yeux, pression du globe, démangeaison aux angles. Elancemens, morsures dans les yeux. Bourdonnement dans les oreilles, dureté de l'ouïe.

Saignement des gencives. *Çà et là, de droite et de gauche, douleur comprimante dans les dents molaires.* A l'intérieur de la joue droite, près de la dernière dent molaire supérieure, éruption de petites tumeurs qui font souffrir, comme une ulcération; l'une d'elles suppure au bout de quelques jours; le pourtour en est enflammé.

Le matin au lit, fourmillement, titillation dans le cou, dans la région de la gorge. Piqûres fines dans l'intérieur du cou et dans la gorge, sensibles également dans la déglutition. Tiraillemens dans le cou, au-dessus de la gorge, douleur comprimante dans l'intérieur du cou, plus vive hors de la déglutition, qu'en avalant.

Sensation de dérangement de l'estomac, soda par paroxysmes, nausées. Faim canine, on ne peut se rassasier. Malaise à l'épigastre, que les alimens font disparaître. Elancemens, sensation brûlante au creux de l'estomac. Poids aux hypocondres. Serrement, tranchées sourdes à la région du foie.

Le soir, sentiment de brûlure à l'anus. Difficulté des selles. Le matin, pression au bas-ventre, après une selle plus ferme que molle. Douleur au bas-ventre, qui se fait sentir jusqu'à la colonne épinière. La nuit, besoin fréquent d'uriner.

Le matin, toux insupportable, causée par un fourmillement à la gorge, dont on arrache des phlegmes; il s'y joint de la salivation. Dessèchement du corps. Nuit et jour, le corps entier est piqué comme par des milliers de puces. Pendant tout le temps de la digestion, depuis le dîner jusqu'au soir, désaccord général, sensation de serrement au cou et dans la poitrine, comme quelqu'un qui est prêt à pleurer [1].

LYCOPODII POLLEN OU POUDRE DE LYCOPODIUM.

Le *lycopodium* se recueille dans les forêts de la Russie et de la Finlande. On sait que jeté à travers

1 Que ne s'était-on pas promis de la vertu médicinale de cette substance dans le goêtre et les scrophules? Ces propriétés n'étaient qu'imaginaires. C'est un larcin sans doute, que ce remède a fait aux autres médicamens avec lesquels on l'a combiné, selon l'usage. On ne voit rien qui ressemble à ces deux maladies dans les symptômes propres à l'iode. Voilà comme sont faites nos matières médicales.

(*Note du traducteur.*)

la flamme d'une lumière, il s'enflamme à la manière de l'éclair. Les pharmaciens sèchent leurs pilules, en les roulant dans sa poudre, et les mères en soupoudrent l'entre-deux des cuisses de leurs enfans, ainsi que les aisselles, parties toujours humides à cet âge, pour en prévenir l'excoriation. Cette poudre, sans saveur, sans odeur, ne se mêle point à l'eau, et dans son état de crudité naturelle, est privée de toute propriété médicinale.

Il en est tout autrement, lorsqu'on lui fait subir le procédé de la friction, ou broiement avec une substance qui n'est point médicinale. Je ne répéterai point ce procédé qui est connu, mais je dirai, au nom de l'expérience, que les fractions sextillionièmes, octillionièmes et décillionièmes, sont les seules qu'il soit permis d'employer; les dernières suffisent chez les sujets très-irritables. Encore faut-il se contenter d'en humecter deux ou trois boulettes de sucre de lait pour constituer la dose. A ce prix le Lycopodium devient un des anti-psoriques les plus puissans, dans les maladies chroniques, où les symptômes suivans dominent:

Vertiges, surtout lorsqu'on se baisse; irruption du sang vers la tête; chaleur à la tête; pesanteur de la tête; on ne saurait se coucher sans éprouver des tiraillemens à la tête, au front, aux tempes, aux yeux, au nez, jusques dans une dent; déchirement çà et là au front, chaque jour après midi;

la nuit, mal aux parties extérieures de la tête; c'est du tiraillement, du déchirement, de la perforation, de l'écorchement. Douleur comprimante de la tête, avec tension des tégumens, on ne saurait faire un mouvement sans la sentir ébranlée. Le soir, sorte d'ivresse, chaleur aux tempes et aux oreilles. La nuit, douleur à la tête, qui change de place, on ne sait où la poser. Mal de tête latéral, extérieur, la douleur gagne une oreille et les dents, le soir surtout; la lecture, l'écriture l'aggravent, et la moindre pression aux tempes, comme celle des branches de lunettes, l'augmente à un degré insupportable. Immédiatement après le déjeûner, douleur de tête au-dessus des yeux, les deux premiers jours après le remède. Douleur comprimante au sommet de la tête, comme à l'invasion du catarrhe nasal. Battemens dans la tête, le soir après être entré au lit, ainsi qu'après un accès de toux. Mal de tête nocturne, composé de tiraillemens, d'élancemens au-dessus d'un œil, dans une des tempes, à l'occiput. Mal de tête superficiel, au front, au sommet, dans les os des joues, à l'oreille, aux mâchoires; il s'apaise après midi et se réveille le soir. Déchiremens à la tête, qui durent quarante-huit heures, et se terminent par une enflure non douloureuse à la joue. Tiraillemens à la tête et dans d'autres parties du corps, comme la jambe, le pied, l'articulation de la main. Chute effrayante des cheveux. Démangeaison au cuir chevelu. Eruption au cuir chevelu, accompagnée de l'enflure des glandes du cou ; à l'occiput se forme un abcès, la tête se couvre de croûtes que l'enfant gratte la nuit et qu'il fait saigner. Eruption fortement purulente à la tête. Susceptibilité extrême du refroidissement à la tête, l'air frais y cause une sensation tranchante. Les cheveux grisonnent.

Irritation des yeux à la lumière artificielle ; élancemens dans les yeux, le soir à la lumière ; *pression dans les yeux ; morsures dans les yeux ; collement des yeux par la chassie ; inflammation des yeux ; ils se collent la nuit et pleurent dans le jour*. Larmoiement en plein air. Presbiopie. Trouble de la vue, des plumes paraissent devant les yeux ; flamboiement devant les yeux, on voit tout coloré de noir. Sensation brûlante dans les yeux. Elancemens dans les yeux, sans rougeur, tout le jour, spécialement le matin. Eruption de boutons purulens aux paupières. Danse de points et taches noires devant les yeux.

Exaltation de la sensibilité de l'ouïe, on ne saurait entendre ni bruit, ni instrumens de musique. Tintemens dans les oreilles ; *dureté de l'ouïe*. Tiraillemens dans le conduit des oreilles. Démangeaison dans l'oreille. Suppuration, écoulement de pus par les oreilles. Effort du sang vers les oreilles. Bruissement dans les oreilles.

Fréquens paroxysmes de chaleur à la face. Eruption à la face, avec démangeaison. Gonflement de la face, tension de ses tégumens. Sortie de taches rousses à la face. Tiraillemens aux os des joues, au-dessus de l'œil. Palpitation convulsive des muscles de la face.

Douleur traumatique à la cloison du nez. Illusion de l'odorat, on croit flairer ce qui n'existe pas. Exaltation du sens de l'odorat. Démangeaison au nez. Trois jours de suite à deux heures après-midi, hémorragie nasale. Hémorragie nasale, répétée deux fois dans un jour. On mouche du sang, mêlé avec le mucus du nez. Croûte dans le nez. Ulcération des narines.

Eruption autour de la bouche. Les lèvres se couvrent de boutons douloureux. Abcès à la partie rouge de la lèvre inférieure. Pâleur des lèvres. Le matin, gonflement des lèvres. Deux jours de suite, le soir, violente démangeaison au menton. Eruption boutonneuse autour du menton. Gonflement des glandes du cou. Douleur perforante dans les glandes gonflées de la mâchoire inférieure. Eruption de gros boutons tout autour du cou, avec une forte démangeaison. A la surface interne de la lèvre supérieure, taches blanches, avec chaleur âcre.

Gonflement des gencives. Ulcération, abcès aux gencives; saignement des gencives, lorsqu'on les touche, ou lorsqu'on les frotte avec la brosse. Douleur pulsative dans les gencives. Douleur traumatique aux gencives, on ne sait quelle dent souffre, on ne peut s'endormir. Douleur aux dents, la nuit seulement; et le matin, lorsqu'elle a cessé, on ne saurait s'endormir, tant on est irrité, agité. Couleur jaune que prennent les dents.

Boutons à la langue. La langue est comme blessée. Sous la langue un abcès, qui empêche de parler et de manger. Gonflement, prolongement de la luette. Mal de gorge. Inflammation de la gorge, avec raucité de la voix, on ne peut pendant neuf jours, ni boire ni manger, tant on y éprouve d'élancemens. Sécheresse de la bouche et au gosier, sans soif, le soir seulement après le coucher, et plusieurs nuits de suite. La gorge se remplit de phlegmes sanguinolens.

Saleté de la langue. Le matin, *amertume de la bouche*. Amertume constante de la bouche, qui n'empêche pas de trouver du goût aux alimens. La nuit, amertume extrême de la bouche, qui force à la rincer. Soda ; la poitrine brûle, *et la bouche se remplit d'acides*. Renvois acides et brûlans. Renvois imparfaits, ils restent à la gorge, dans le cou, où ils causent une sensation brûlante. Demi-heure après avoir mangé, soda, les renvois sont acides, et l'épigastre est brûlant, on devient faible et la respiration manque. Hoquet, après le repas. Renvois d'air continuels, alternant avec les baillemens. Avant midi, salivation abondante, comme dans *la faim canine*. Après chaque repas, les alimens remontent à la gorge, où ils laissent une saveur puante, la tête se prend. Souvent il arrive que de deux jours l'un, l'épigastre soit crispé, on sent un malaise extrême, on est forcé d'ouvrir largement la bouche, d'où il découle une salive abondante. Chaque matin, à jeun, mal de cœur.

Nausées, chaleur au bas-ventre, froid glacial de la face. Vomiturition, on rend des glaires. Vomissement de sang, et d'une liqueur acide mordante. La nuit, vomissement des alimens et de bile. Défaut d'appétit. On ne saurait manger, parce que l'on est toujours rassasié, et si l'on mange, les alimens répugnent, jusqu'au vomissement. Absence totale de la soif. *Sécheresse de la bouche et des lèvres,* accompagnée de soif, et si l'on boit une gorgée, elle soulève le cœur et ne peut descendre; il en résulte un malaise extrême, de la lassitude.

Poids à l'estomac, après avoir mangé. Après le repas, chaleur à la tête, tache rouge sur une joue. Lenteur de la digestion. On ne peut manger jusqu'à satiété, sans s'exposer à une gêne dans la région du foie et au ballonnement du ventre. On est toujours plus mal après le repas, fatigué; le pouls est fréquent, les renvois portent les alimens à la gorge, mais on ne vomit que de l'eau, et l'on rend abondamment de la salive. Si l'on mange, les alimens semblent arriver à une partie blessée de l'estomac, où l'on ressent un poids. Poids continuel à l'estomac, tension du bas-ventre. Pression à l'épigastre, on n'ose y toucher, tant il est douloureux, après-midi, on ne peut rien soulever, sans y ressentir de la douleur. Crampe de l'estomac, qui s'étend jusques dans la poitrine, depuis le matin jusqu'au soir. La région du foie est sensible au toucher, on y éprouve de la pression, de la tension. Douleur traumatique et comprimante, dans le haut-ventre, sous les vraies côtes, que le toucher aggrave. Elancemens au foie, pendant une heure.

Gonflement incommode du ventre. *Plénitude de l'estomac et du ventre. Incarcération des vents. Grouillemens du ventre.* Indurations dans le bas-ventre. Pincement dans le ventre. Tranchées. Tranchées dans le ventre supérieur. Sensation de brûlure au bas-ventre. Tensions aux hypocondres, ils sont comme arqués. Douleur au foie, après avoir mangé jusqu'à satiété. Palpitation de cœur, pendant la digestion. Le soir, le ventre est extraordinairement tendu. (Le développement d'air et la difficulté de rendre les vents, sont deux symptômes caractéristiques du lycopodium, et les sources de beaucoup d'autres symptômes incommodes.) Elancemens, tiraillemens au siége de la hernie. Eruption avec démangeaison à l'anus.

Elancemens au rectum. Gonflement des tumeurs hémorroïdales, elles font saillie hors de l'anus, sont douloureuses au toucher et dans la session. Sensation brûlante à l'anus, pendant et après la selle. Ténesme, crampe du rectum, rétention des excrémens. Selle peu abondante, avec le sentiment d'excrémens retenus, qui ne peuvent sortir, suivi du développement douloureux de beaucoup d'air, qui remplit le bas-ventre. Sensation semblable au besoin d'aller à la selle, lequel ne va que jusqu'au rectum, quelques heures après le remède. Selle, chaque deux jours seulement, lorsqu'on avait coutume d'y aller chaque jour. *Constipation de deux à trois jours*, suivie d'une selle abondante, le ventre reste libre plusieurs semaines de suite. Chaque jour paraissent quelques selles molles, que l'on ne rend qu'avec beaucoup d'efforts, les vents ne peuvent sortir. Le matin, ténesme; après midi, dévoiement, six jours après le remède. Le plus souvent le matin de bonne heure, à trois, quatre heures, deux selles diarrhoïques, avec douleur au ventre. Le premier jour après le remède, la selle est noueuse, les jours suivans elle est molle et facile. Hémorragie du rectum, même après une selle liquide, quatorze jours après le remède. Après la selle, le ventre se remplit de vents. Après la selle, crampe du bas-ventre et de la matrice, tout-à-fait au fond du bassin, surtout lorsque la selle est molle. Au plus léger effort pour rendre la selle, douleur au sommet de la tête, bruissemens dans les oreilles. Après la selle, grande fatigue. Douleur à l'anus, après la selle. Tranchées au rectum et à la vessie.

Les urines sont sablonneuses. Ténesme urinaire. Les premiers jours après le remède, urines rares; plus tard elles deviennent abondantes. *Envie fréquente d'uriner*, avec ténesme de la vessie. Démangeaison dans le canal de l'urèthre, pendant et après l'émission des urines. Hémorragie par l'urèthre. Tranchées, sensation de brûlure dans l'urèthre. Erection molle du pénis. Défaut d'érections, et de pollutions. Absence complète de l'appétit vénérien. Impuissance de plusieurs années. Répugnance pour le coït. Facilité d'excitation à l'acte du coït, il suffit d'y penser. Chaque nuit, désir insurmontable du coït. Emission trop facile de la liqueur séminale. Abondance et durée démesurée du flux menstruel. Longue suppression des règles, causée par la frayeur. Après des tranchées de bas-ventre, écoulement de fleurs blanches. *Leucorrhée.* Les règles terminées depuis deux jours, déjà reparaissent, seize heures après le remède. Accélération des règles, elles paraissent sept jours avant leur époque, quatre jours après le remède. Retard des règles, du nombre de quatre jours, dix-sept jours après le remède. Retard de trois jours du flux menstruel, dix jours après le remède. Avant l'éruption des règles, ballonnement du ventre, pesanteur des jambes, alternatives de froid et de chaud; malaise général, humeur chagrine, mélancolique. Sorte de délire mêlé de pleurs, un jour avant l'apparition des règles, et le jour de leur éruption, espèce de démence.

Catarrhe nasal humide; enchifrenement et toux. Enchifrenement, avec obstruction des narines. *Obstruction des deux narines.* Toux, après avoir bu. Toux sèche, nuit et jour. Le matin, toux sèche, qui dure depuis plusieurs années; toux avec expectoration purulente. Elancemens dans le côté gauche de la poitrine, sensation brûlante à la poitrine, comme dans le soda. Pression constante aux dernières fausses côtes. Courte haleine, chez les enfans. Constriction continuelle de la poitrine; toute espèce de travail raccourcit la respiration.

Si l'on se baisse, élancemens dans le dos, au moment où l'on se relève. Courbature de l'épine, pendant la nuit. Tiraillemens dans les épaules. Tiraillemens douloureux dans les bras. Contraction subite de la nuque jusqu'à l'occiput. La nuit, douleur dans les os des bras. Engourdissement des bras, même au moment où l'on veut les lever. La nuit, sorte de crampe, qui engourdit les bras. Faiblesse paralytique des extrémités supérieures. La nuit, douleur dans les os du coude. Raideur artritique de l'articulation des mains. Engourdissement des mains. Raideur des doigts, dans le travail. Tiraillemens dans les articulations des doigts. Rougeur, enflure, et douleur arthritique des articulations des doigts. Nodosités arthritiques, qui raidissent les doigts.

La nuit, tiraillemens dans les jambes. Douleurs déchirantes dans les genoux. *Raideur des genoux.* Gonflement des genoux. Sensation de brûlure aux jambes. *Contraction spasmodique des gras de jambes*, dans la marche. Gonflement des malléoles. Crampes dans les pieds. Froid des pieds; sueur froide des pieds. Sueur abondante des pieds. Gonflement de la plante des pieds. Douleur à la plante des pieds, dans la marche. Renversement des orteils, dans la marche. Crampe aux orteils. Cors aux pieds. Douleur dans les cors des pieds.

Le jour, sueur, pendant un travail modéré. Le jour, sueur, au plus léger mouvement, spécialement à la face. *Sécheresse de la peau* des mains.

Gerçures à la peau des mains, elles se fendent. Le jour, dès que l'on s'échauffe un peu, on éprouve de la démangeaison par tout le corps. Le soir, en se couchant, démangeaison. Eruption douloureuse au cou et sur la poitrine. Furoncles. Ulcères anciens aux jambes, ils causent, la nuit, de la démangeaison, de la brûlure, des tiraillemens. Crampes aux doigts et aux gras de jambes. Renversement convulsif des doigts et des orteils. Tiraillemens dans les quatre extrémités. Déchiremens dans les pieds, les genoux et les doigts. Bouffées de chaleur fugitive. *Varices, spécialement chez les femmes enceintes.* Facilité à se faire du mal, en soulevant quelque chose. Défaut de chaleur vitale. Nuit et jour, engourdissement des extrémités. Insensibilité des bras et des pieds. Après une courte promenade, fatigue des pieds, chaleur brûlante à la plante des pieds.

Débilité interne. Lassitude dans les membres. Baillemens fréquens, somnolence. Envie de dormir le jour. La nuit, sommeil agité, on se réveille souvent. Sommeil plein de songes. Songes effrayans. *Songes pleins d'anxiétés.* Le soir, difficulté de s'endormir. Insomnie causée par la foule des idées. Fièvre intermittente quarte, avec vomissement de matières acides; après le frisson, gonflement de la face et des mains.

Susceptibilité physique et morale. Crainte d'être seul; opiniâtreté, exaltation de la sensibilité; anxiétés, mélancolie, larmes, humeur chagrine, colère.

A une dose modérée, ce remède a une durée d'action de quarante à cinquante jours. Le *camphre* est son antidote. Cependant, lorsque sa dose immodérée excite des mouvemens fébriles, la *pulsatille* les arrête.

Lorsque le lycopodium est homœopathiquement indiqué, on se trouvera très-bien de l'administrer après la terre calcaire, lorsque ce *dernier remède aura terminé son action*.

MAGNÉSIE, MAGNESIA CARBONICA.

J'invite les médecins à soumettre à des expériences ultérieures sur l'homme sain cette substance qui n'est point encore assez éprouvée. Elle est un anti-psorique précieux, par sa grande efficacité. Je me suis repenti de l'avoir administrée aux malades dans la fraction quadrillionième. C'est pourquoi je conseille de se borner à la dose de un ou deux globules de sucre imbibés des fractions ultérieures, et même de la décillionième, comme toujours suffisantes.

Je ne répéterai point le procédé homœopathique de sa préparation. Comme dans la manipulation des autres médicamens anti-psoriques, on formera les trois premières fractions avec le sucre de lait, les suivantes avec l'esprit de vin.

Lorsque le médicament a été bien choisi, l'effet salutaire de cette dose dure quarante à cinquante jours.

Ascension du sang vers la tête, cinq jours après

le remède. Les occupations intellectuelles fatiguent la tête. Au plus léger travail d'esprit, pression, resserrement de la tête. Chaque jour, compression à la tête. On ne saurait se trouver en nombreuse société, sans sentir un poids à la tête. Tiraillemens à la tête. Elancemens dans les tempes. Gonflement et rougeur de la paupière inférieure et des angles des yeux. Collement des paupières par la chassie, compression des yeux. Bruissement dans les oreilles, tel, que l'on est obligé de quitter son lit, neuf jours après le remède. Sensibilité extrême au bruit, on en est épouvanté. Le matin, hémorragie nasale, deux, trois jours après le remède.

Croûtes dans l'intérieur des narines, trois jours après le remède. Eruption fine à la bouche, au bout de trois jours. Serrement au cou, comme si l'on était serré par son mouchoir. Douleur des dents, avec gonflement de la joue. Gonflement des gencives, ébranlement des dents. Tiraillemens qui font le tour des dents, les gencives sont rouges et épaisses. Le soir, au lit, douleur des dents, avec sensation brûlante, il semble que les dents se meuvent. Dès que l'on entre au lit, la douleur des dents augmente, et la salive abonde à la bouche. Douleur des dents qui passe d'une dent à l'autre; et de la mâchoire supérieure à l'inférieure; on y éprouve des pulsations, de la brûlure, du tiraillement, qui se calment dès que l'on se meut, et s'aggravent au lit et dans la nuit; le jour, on ne peut manger, mâcher, sans éprouver un renouvellement de douleur. Douleur des dents, qui se porte aux tempes ; elle commence le soir, quand l'on se met au lit, et force, la nuit, d'en sortir, elle se répète plusieurs nuits de suite.

Salive sanguinolente. Saveur acide à la bouche. Renvois étouffés, deux heures après le remède. L'appétit est faible, la soif vive. Dès que l'on veut manger, on est rassasié au premier morceau. Goût vif pour les herbages, horreur de la viande, qui donne de la chaleur et de la sécheresse à la peau. Tiraillemens douloureux à l'estomac. Poids au bas-ventre, il se gonfle. Chaque matin, poids au bas-ventre, que les alimens font disparaître. Coliques violentes et dévoiement, avec ténesme ; chaque jour, sept ou huit selles, pendant l'espace de huit jours, dix jours après avoir pris le remède. Ténesme continuel. Ce n'est qu'avec beaucoup de peine qu'on rend quelques matières qui semblent fermenter. Chaque deux jours seulement, une selle, vingt-quatre jours après le remède. Fatigue, faiblesse, après la garde-robe, sept jours après le remède. Douleur aux tumeurs hémorroïdales.

Diminution de l'appétit vénérien, immédiatement après le remède. Pollution, la première nuit. Pollutions fréquentes, presque toutes les nuits. Démangeaison fréquente à la vulve. Crampes au bas-ventre, suivies de fleurs blanches. Leucorrhée acrimonieuse. Retour du flux menstruel chez une femme qui en était privée depuis plusieurs années;

après avoir traversé l'époque critique, elle a eu des règles abondantes, pendant quatre jours.

Constriction des voies de la respiration, serrement à la fossette du cou. Accès de toux convulsive, toute la nuit. Toux violente avec expectoration difficile d'une matière fluide et salée. Douleur aux muscles pectoraux, dans le mouvement et au toucher, huit jours après le remède.

Douleur subite et perçante aux protubérances ischiatiques. Démangeaison brûlante à l'épine, au-dessus des fesses. Elancemens à la colonne épinière. Douleur de ligature au-dessus des hanches.

Douleur à une épaule, vingt-quatre heures après le remède. Tiraillemens dans un bras, de bas en haut. Le soir, au lit, tiraillement vif autour d'un coude, il semble attaquer les os. Tiraillemens dans l'avant-bras droit jusqu'à la main, dans le repos, comme dans le mouvement; on a de la peine à lever le bras. Tiraillemens dans les mains. Vessies rongeantes sur les mains, avec douleur lancinante. A la dernière articulation du doigt indicateur gauche, une vésicule rongeante qui s'étend, dix jours après le remède. Sensation de crampe dans les articulations des doigts. Gonflement du doigt médius de la main droite; il est rouge, chaud, et se couvre de boutons qui causent de la démangeaison, le jour où la selle a manqué. Gonflement inflammatoire, avec douleur lancinante à une phalange du doigt indicateur de la main.

Douleur aux deux hanches, dans le mouvement,

deux jours après le remède. Douleur aux cuisses, jusqu'au soir. Les genoux sont douloureux, comme lorsqu'on a beaucoup marché, on peut à peine aller sans bâton, quatre jours après le remède. Elancemens à l'articulation du genou. Tiraillement douloureux depuis les genoux jusqu'à la plante des pieds; c'est un fouillement qui semble être dans la moëlle des os. Raideur des jarrets, trois jours après le remède. Crampes aux gras de jambes, très-douloureuses, six heures après le remède. Courbature douloureuse des jambes. Taches brûlantes aux jambes. Le matin, au lit, crampe au talon. Saccades au siége, aux cuisses, aux aisselles, et plus souvent à la face.

Forte éruption boutonneuse çà et là par le corps. Gros boutons, petites tumeurs sous la peau, avec douleur lancinante, spécialement à l'aisselle et aux coudes. Çà et là, piqûres d'épingles avec sensation de brûlure. Vive démangeaison par tout le corps. Le jour, sueur forte, au plus léger mouvement. Le matin, au lit, sécheresse de la peau. Douleur dans toutes les parties du corps. Raideur de tout le corps, le matin, au lever. Relâchement de tout le corps, sept jours après le remède. Grande lassitude des jambes. Le matin, après un bon sommeil, grande fatigue. Au moment de s'endormir, frayeur qui agite tous les membres. Deux nuits de suite, soubresauts de tout le corps, après lesquels, malgré la tranquillité du tronc, les membres sont agités convulsivement pendant toute la nuit ; au réveil, continuation des mêmes saccades des membres, mais sans douleur ; on n'a point de souvenir des élancemens de la nuit. Chaque jour, après midi, depnis quatre heures jusqu'au coucher, froid qui parcourt le dos de haut en bas. Sueur nocturne fétide. Sueur toute la nuit, elle est acide et grasse, et ne quitte pas le linge au lavage. *Sueur nocturne extraordinaire.*

Le soir, humeur aigre, chagrin, six jours après le remède. Abattement général du caractère, de l'esprit et du corps.

MURIATE DE MAGNÉSIE.

Le grain pur de ce sel, amené par le procédé décrit, et à l'aide du sucre de lait jusqu'à la fraction millionième, on continuera son atténuation dans l'esprit de vin jusqu'à la fraction billionième qui m'a toujours suffi, et dont la durée d'action est de quarante jours. On en imbibe trois ou quatre globules de sucre, dont l'action trop vive peut être calmée par l'inspiration du camphre. On prend de l'acide muriatique pur et chaud, obtenu en distillant du sel marin avec un poids égal, au lieu d'acide phosphorique fondu au feu, et tombé ensuite à l'air en déliquescence oléagineuse ; on y dissout autant de magnésie que l'on peut à 80° R ; on filtre la dissolution encore chaude, et on l'évapore jusqu'à siccité, à la même température, afin de pouvoir conserver dans un flacon bouché le sel qui est très-déliquescent.

Je n'ai encore que peu de chose à dire de cette substance médicinale. Mais on peut en attendre d'heureux effets dans les maladies chroniques, quand l'on considère l'étonnante efficacité des bains de mer, dans ce genre d'affections. Sans doute, on doit accorder beaucoup d'influence au voyage qui y conduit, ainsi qu'à l'affranchissement de toute occupation, par conséquent de tous les soucis qui lui sont liés, ce qui rentre dans le régime homœopathique tant décrié par les uns, tant préconisé par les autres. Il faut aussi faire la part des vagues dont la percussion forme un puissant instrument accessoire de la guérison. Mais il n'y a qu'une prévention aveugle qui refuserait de reconnaître que l'action sur les nerfs cutanés, du sel dont nous parlons, constitue l'instrument principal de la cure des malades chroniques, que guérissent les bains de mer. Tout en convenant de l'efficacité de ce moyen de guérison, je ne puis me dispenser d'affirmer que, quelle que soit son efficacité, il ne suffira jamais seul à la cure de la *psore* en état de complet développement. Je partage le caractère d'insuffisance, avec tous les autres médicamens anti-psoriques. Il mérite d'être soumis à de nouvelles épreuves propres à confirmer tout le bien que j'en ai dit, et à faire connaître tous les symptômes qui lui sont particuliers.

Bien que je l'aie employé jusqu'ici à la dose de la fraction billionième, je crois devoir conseiller de se procurer des fractions plus faibles encore, plus analogues à l'exaltation de la sensiblilité et de l'irritabitité de certains malades.

Comme la fortune ne permet pas à tout le monde d'aller prendre des bains de mer, on pourra en remplacer l'usage par celui de ce médicament, auquel on trouvera de l'efficacité lorsque les malades éprouveront les symptômes suivans.

Douleur de tête constante ; pulsations dans les oreilles ; douleur compressive au foie, dans la marche et au toucher, plus vive, lorsque l'on se couche sur le côté droit ; gonflement permanent du ventre, avec constipation ; dureté ancienne et douloureuse de tout le côté droit du bas-ventre ; *crampes hystériques du bas-ventre et de la matrice ;* elles s'étendent jusques dans les cuisses, et sont suivies de fleurs blanches. Selle dure, difficile, imparfaite et tardive, composée de nœuds détachés. Le matin, au réveil, engourdissement des bras, sueur des pieds.

Tels sont les symptômes naturels contre lesquels je trouve ce remède indiqué ; voici la serie de ceux que je lui ai vu produire sur l'homme sain.

Pesanteur de la tête, trois jours après le remède. Pesanteur de la tête, vertiges ; on est en danger de tomber. Poids au front, six jours après le remède. La tête est douloureuse extérieurement, au toucher et à la flexion en avant. Mal de tête extérieur, tiraillemens çà et là jusques dans les oreilles, les dents, la moitié de la face : la tête en est comme vide. Engourdissement de toute la région du front.

Douleur compressive et très-vive dans les os de la face. Couleur jaune prononcée de la face, spécialement remarquable au blanc de l'œil et dans le pourtour de la bouche. Bruissemens dans les oreilles. Eruption de boutons blancs à l'intérieur de la lèvre supérieure, quinze jours après le remède. Chaleur vive, qui monte à la bouche. La sécheresse de la bouche est si grande, que l'on ne peut point manger le pain. Renvois acides-amers, 5 jours après le remède. Fréquens maux de cœur. Nuit et jour, malaise, court à la vérité, tout près de la défaillance, dans la session, la station, la supination et la marche, trois jours après le remède. Faim canine, accompagnée de mal de cœur.

Après le repas, plénitude du bas-ventre. Ballonnement extrême du bas-ventre, vingt heures après le remède. Amas de flatuosités dans le ventre. Constriction douloureuse dans la région du nombril, dix-sept jours après le remède. Sensation de faiblesse dans le bas-ventre, douze jours après le remède. Jour et nuit, au plus léger mouvement, un tiraillement faiblement douloureux dans le bas-ventre, avec l'illusion de quelque chose qui se détache, deux jours après avoir pris le remède. Crampes dans le bas-ventre, avec effort de pression sur le rectum et les parties génitales, disposition à l'humeur aigre, abattement, neuf jours après le remède. Borborygmes continuels dans le bas-ventre.

Dureté du bas-ventre. Il est douloureux au toucher, qui cause à l'instant même le ténesme. Fréquentes envies d'aller à la garde-robe : on rend des matières liquides. Plusieurs jours de suite, selles, d'abord hachées, puis, quelque temps après, molles ou liquides. Un jour, quatre selles dans l'espace d'une heure : la première est ferme, les suivantes diarrhoïques, accompagnées de douleur à l'anus et de coliques ventrales, qui durent jusqu'à la selle prochaine. Après l'évacuation alvine, on conserve du ténesme. Après une selle liquide, grouillemens dans le ventre, qui se font entendre à chaque inspiration, vingt jours après le remède. Après la selle, malaise, abord d'une salive abondante à la bouche, quarante heures après le remède. Après la selle, douleur vive au bas-ventre, à chaque mouvement que l'on fait, douze jours après le remède.

Envies fréquentes d'uriner tout le jour : on ne rend que peu d'urine chaque fois. Démangeaison insupportable aux organes génitaux jusqu'à l'anus : nuit et jour, sueur forte au scrotum : une pollution le premier jour après le remède. La veille de l'éruption des règles, irritabilité excessive, quatorze jours après le remède. Pendant les deux premiers jours de l'écoulement des règles, faiblesse extrême qui touche de tout près à la défaillance; les jambes sont brisées, on ne peut, le soir, s'endormir, quinze jours après le remède. Cinq jours avant l'époque des règles, légère apparition de sang menstruel ; crampes du bas-ventre, suivies de fleurs blanches. Fleurs blanches abondantes, dans le mouvement du corps, neuf jours après le remède. Aprés l'évacuation alvine, écoulement leucorrhéique, douze jours après le remède.

Battemens de cœur, deux jours de suite, dès que l'on s'assied, douze jours après le remède. Elancemens au cœur, qui arrêtent la respiration, douze jours après le remède.

Douleur à l'épine du dos. Douleur à l'articulation de l'épaule, qui empêche de porter la main à la face. Tiraillemens à la main droite, deux jours après le remède. En marchant, l'on éprouve de la douleur dans l'intérieur des os des membres, quinze jours après le remède. Toute la nuit, crampes des gras de jambes, qui laissent assez de douleur, pour empêcher de marcher le lendemain. Tiraillemens le long des os des jambes. Déchiremens au talon.

Le matin, anxiétés, vertiges, suivis de douleur au ventre et d'une selle molle, neuf jours après le remède. Fatigue extrême, trois jours après le remède. Baillemens fréquens, somnolence, répugnance pour le travail. Tout le jour l'on veut dormir. Le soir au lit, dès que l'on veut dormir et fermer les yeux, agitation dans tout le corps, onze jours après le remède. Le soir au lit, il semble que le corps soit couvert de fourmis, on éprouve à la face une horripilation, qui de là passe aux épaules et aux bras, et descend jusqu'aux pieds.

Sommeil inquiet, causé par un poids dans le bas-ventre. Le sommeil laisse le matin une grande lassitude. Humeur chagrine, colère.

ACIDE NITRIQUE, NITRI ACIDUM.

On se procure l'acide nitrique dans son état de plus grande pureté, en plaçant dans une petite retorte bien enduite de terre glaise, et terminée par un col recourbé, une demi-once de salpêtre le plus pur; on y joint une quantité égale d'acide phosphorique, en consistance d'huile, et par la distillation sur le feu d'une lampe, on en retire l'acide nitrique, qui n'est point fumant, et de la pesanteur spécifique de 1,200.

Sa préparation homœopathique consiste à mêler une goutte de cet acide avec cent gouttes d'eau distillée, et de l'agiter un peu. C'est la fraction centième. Une goutte de ce premier mélange, mêlée avec cent gouttes d'esprit de vin affaibli, comme nous l'avons indiqué plus haut, fournit les fractions dix millièmes. Alors on emploie, pour obtenir les fractions ultérieures, qui vont jusqu'à la décillionième, l'esprit de vin sans affaiblissement. La raison de ce changement est, qu'il n'en est pas de cet acide concentré, comme de l'esprit de nitre dulcifié. Le premier ne formerait point d'union intime avec l'esprit de vin que l'eau aurait affaibli.

Les doses d'un ou deux globules de sucre imbibés de ce remède, doivent être tirées des fractions sextillionième, octillionième et décillionième. Cette dernière suffit presque toujours, lorsque le malade est atteint d'une grande faiblesse. On trouvera comme moi qu'il est plus adapté aux constitutions à fibre serrée. On calme l'action trop violente de ce remède, en faisant flairer une dissolution de camphre. Sa durée d'action dans l'organisme est de quarante jours et plus encore. Il est rare que l'on puisse l'employer plus d'une fois dans la cure des maladies chroniques. Une des principales conditions de son efficacité, est que le malade ne soit point sujet à la constipation. Les maladies accompagnées d'une trop grande mollesse des excrémens sont spécialement de son ressort. Il est spécialemnt indiqué, lorsque la maladie, entr'autres symptômes, présente quelques-uns des phénomènes morbifiques suivans :

Vertiges, qui forcent de se coucher. *Vertiges*, pulsations dans la tête, compression dans le centre du cerveau, le soir. Le matin, dès qu'on se lève, lassitude, vertiges, on peut à peine se tenir, et l'esprit s'égare. Si l'on se lève la nuit, vertiges, on ne sait où l'on est. Souvent le fil des idées s'interrompt. Diminution de la force intellectuelle, on n'est point propre aux travaux de l'esprit. Obscurcissement, vide de la tête, quatre jours après le remède. Douleur de tête, accompagnée d'une grande chaleur de cette région, et vertiges en marchant, six jours après le remède. On ne saurait se baisser, sans que le sang ne se précipite dans la tête, dont la pesanteur devient extrême. Ascension du sang vers la tête; plusieurs fois dans le jour, douleur de tête, de la durée d'une demi-heure, elle est pleine, et paraît vouloir éclater. Pesanteur de la tête, accompagnée de maux de cœur. Douleur de tête; *tension dans l'intérieur du cerveau* et dans les paupières, vingt-quatre heures après le remède. *Poids dans la tête; pesanteur aux jambes*, les premiers jours après le remède. Douleur de tête; elle parait comme serrée, ligaturée. Constriction douloureuse de la tête, plus grande à la région frontale, pendant toute une après-midi, deux heures après le remède. Pression comme avec le pouce, au sommet de la tête, aux tempes et aux yeux, neuf jours après le remède. Courbature, brisure de la nuque. *Poids à la partie antérieure de la tête* et sur les yeux, qui deviennent immobiles, sept jours après le remède. Le soir, douleur lancinante, perforante, au sommmet de la tête. Chaque jour après midi, douleur lancinante au sommet de la tête, qui force de se coucher, et empêche de dormir, la nuit. Elancemens dans les tempes, trois jours après le remède. Douleur de tête, élancemens à une bosse frontale, l'œil est forcé de se fermer; elle commence à quatre heures après-midi, s'aggrave le soir, continue la nuit, et empêche de dormir. Douleur pulsative au côté gauche de la tête, qui dure tout un après-midi, huit jours après le remède. Tiraillemens douloureux à la tête, deux heures après le remède. Tiraillemens tantôt à droite, tantôt à gauche de la tête ; ils passent aux orbites et dans la région des oreilles. Tiraillemens, élancemens aux tégumens de la tête. Bruissemens dans la tête. Sensibilité douloureuse de la tête au pas de la marche, au roulement des voitures, treize jours après le remède. Une place de la largeur de la main, au sommet de la tête, où la racine des cheveux est très-sensible au toucher. On ne saurait toucher l'extérieur de la tête sans souffrir, comme s'il couvrait des abcès, vingt-quatre heures après le remède. Sensibilité douloureuse du cuir chevelu, un chapeau, un bonnet même font souffrir, trois jours après le remède. Tension forcée du cuir chevelu. *Chute visible et précipitée des cheveux*, trente-un jours après le remède. Eruption humide et croûteuse au cuir chevelu, avec démangeaison.

Eruption boutonneuse à la face, au front surtout. Douleur aux os de la face, sans qu'on y touche, plus forte en y touchant. Douleur violente aux os de la pommette, comme s'ils devaient s'ouvrir, dix jours après le remède. Tiraillemens aux os des joues et à la mâchoire inférieure. Piqûres d'épingles à la face. La nuit, on est éveillé par un déchirement violent dans les muscles de la face, ou dans le périoste de la pommette. Saccades dans les muscles de la face et des mâchoires, cinq jours après le remède.

Couleur jaune du pourtour des yeux, avec rougeur à la face. Enfoncement des yeux, onze jours après le remède. Le matin après le lever, on a les yeux abattus et jaunes, tout le corps est relâché, neuf jours après le remède. *Le matin il est difficile d'ouvrir et de lever les paupières supérieures.* Danse de points noirs devant les yeux. Voile qui passe devant les yeux. On voit les objets mal et doubles, trente heures après le remède. Sensibilité des yeux à la lumière. Fatigue des yeux. Collement des yeux par la chassie, douleur aux yeux, larmoiement à la lecture. Rougeur de la conjonctive. Elancemens, sensation de brûlure aux yeux.

Elancemens à l'articulation de la mâchoire. Craquement de l'articulation, en mangeant et dans la mastication. Douleur dans les oreilles, il semble qu'elles soient bouchées. Bourdonnement dans les oreilles, dureté de l'ouïe, quatorze jours après le remède. Tiraillemens au conduit externe de l'oreille, quatre heures après le remède. Même tiraillement au conduit interne, six jours après le remède.

Ecoulement par le nez d'un mucus jaune et rongeant. Douleur mordante dans l'intérieur du nez. Ecoulement d'un sang noir par le nez, vingt-quatre heures après le remède. Le matin on mouche du sang.

Vésicules purulentes au menton, quarante-huit heures après le remède. Au menton, boutons entourés d'un cercle rouge et dur, ils sont douloureux, jusqu'à ce que leur sommet suppure, et laissent après eux une dureté et leur cercle rougeâtre. Plusieurs jours de suite, enflure de la joue, au milieu de laquelle paraît une tache rouge et rugueuse; il s'y joint du déchirement dans les dents, dix jours après le remède. Gonflement de la joue et de la lèvre supérieure. Gonflement des glandes du cou, raideur du cou et de la langue. Tiraillemens aux muscles du cou. Le soir, douleur, faiblesse de la mâchoire inférieure. Douleur aux mâchoires, semblables à celle produite par le mercure.

Douleur lancinante aux dents, avec gonflement de la joue, trois jours après le remède. La chaleur de l'oreille aggrave la douleur des dents. Passage de la couleur des dents du blanc au jaune. Les gencives sont blanches et gonflées, huit jours après le remède. *Enflure des gencives*, ébranlement des dents tel, qu'on pourrait les ôter avec la main, cinq jours après le remède.

Sensation de constriction de la bouche. Les glandes sublinguales sont douloureuses et couvertes de petites vessies. *Sur le dos et sur les bords de la langue, vésicules, avec sensation brûlante au toucher*, trois, cinq jours après le remède. Boutons douloureux sur les côtés de la langue. La partie rouge de la langue est douloureuse, comme si elle était blessée. Ulcère rongeant à la luette. A l'intérieur d'une joue, ulcération lancinante. La bouche, le gosier sont parsemés d'ulcères. Ulcération du palais, de la langue et de la partie postérieure des gencives; ensemble les commissures des lèvres, pendant cinq jours, vingt-huit jours après le remède.

Saleté de la langue. Sécheresse de la langue, elle est, le matin, collée au palais. Sécheresse, chaleur dans la bouche. Gonflement et chaleur aux lèvres, le soir et la nuit spécialement. La bouche exhale une odeur de corruption. Salivation abondante et continuelle. Salivation sans affection des gencives. Le matin, la salive est sanguinolente, quarante-huit heures après le remède. *Grattement à la gorge*, où l'on croit sentir un corps étranger qui gêne la parole et la déglutition. Gonflement des amygdales. *Pression au gosier, comme s'il était gonflé*, le jour et le soir, on s'y sent comme blessé. Elancemens aux amygdales, *sensation brûlante au gosier*, derrière la luette. Mal de gorge, avec gonflement et élancemens.

Renvois fréquens, Soda: Sensation brûlante depuis le gosier jusqu'à l'estomac. Acide brûlant, à la bouche et à la gorge. Goût acide à la bouche, quelques heures après le remède. Le matin, après le repas, saveur acide à la bouche. *Renvois acides*. Amertume à la bouche, à la gorge, six jours après le remède. La langue est blanche, le goût amer, vingt-quatre heures après le remède.

Maux de cœur, vomissement, malaise, anxiétés, tremblement, quarante-huit heures après le remède. Souvent on se trouve mal, près de la défaillance ; on a des angoisses, surtout quand on se meut ; viennent ensuite les renvois qui alternent avec la faim canine et le sentiment de vide de l'estomac, comme si l'on avait besoin de manger ; la salive remplit la bouche. Ces paroxismes, de la durée de cinq à dix minutes, se répètent plusieurs fois dans le jour. Mal de cœur, nausées continuelles, plus ou moins pendant tout le jour, et plusieurs jours de suite; on éprouve une grande chaleur depuis l'estomac jusque dans le cou, on ne peut vomir. Les alimens pour lesquels on a du goût, calment ces accidens ; le café les renouvelle. Sans appétit, néanmoins on n'est pas faible, mais dès que l'on mange, commencent le malaise et la faiblesse. Défaut d'appétit. Répugnance pour les alimens sucrés, pour la viande et le pain. Sentiment de satiété avec trouble de la tête. Désir de manger du harengs. Faim canine. Faim vive ; la vie est insupportable, deux jours après le remède. Rumination, comme dans l'indigestion. *Renvois avant et après le repas*. Le goût des alimens reste long-temps à la bouche. Immédiatement après le repas, malaise, chaleur, brisure des membres, tremblement, la tête est douloureuse au-dessus des yeux, on est forcé de se coucher. Soda, après le repas. *Après le repas, chaleur, rougeur à la face, on éprouve une sueur générale*, cinq jours après le remède. Après le repas, fatigue extrême, on a les membres brisés, surtout les coudes et les genoux.

Immédiatement après un repas modéré, l'estomac et le bas-ventre sont gonflés, au point que les vêtemens gênent. Les alimens causent de la douleur à l'orifice supérieur de l'estomac. Pression à l'épigastre, dans la marche en plein air. Douleur à l'estomac, qui empêche de se redresser, soulagée par les renvois. Sensation de chaleur, de brûlure, et d'autres fois de froid à l'estomac. Poids à l'estomac quand on est à jeun; le toucher l'aggrave. Le matin, après le lever, crampe à l'estomac, qui monte jusqu'à la poitrine, et suivie de pincemens dans le bas-ventre. Tiraillemens douloureux à l'estomac, avec contraction du nombril, et gêne de la respiration, vingt-quatre heures après le remède. *Jaunisse* et constipation, quarante-huit heures après le remède.

Poids au côté gauche du ventre. Gonflement à l'hypocondre gauche, la rate semble être enflée. Crampes au bas-ventre. Douleur circonscrite dans un étroit espace du bas-ventre, comme si quelque chose en voulait sortir. Douleur de ventre, le toucher y produit des élancemens. Inquiétudes dans le bas-ventre, avec borborygmes et selles diarrhoïques, de la durée d'une semaine, vingt heures après le remède. *Développement d'air considérable*, tout de suite après le remède, les vents voyagent dans le bas-ventre, et ne peuvent trouver une issue. Coliques venteuses qui ne cèdent point aux lavemens. Mal de ventre, comme lorsque l'on s'est refroidi. Tension violente du bas-ventre, vingt-quatre heures après le remède. Sensibilité extérieure du bas-ventre, trois jours après le remède. Gonflement des glandes de l'aine, elles sont douloureuses. Suppuration des glandes de l'aine, la marche est douloureuse, la jambe de ce côté, comme paralysée, les muscles relâchés.

Pincemens dans le ventre, avant la garde-robe, quatorze jours après le remède. Douleur déchirante au rectum, pendant la garde-robe. *Sensation de brûlure au rectum*. Après la garde-robe, cuisson au rectum et à l'anus. Elancemens au rectum, dans la toux. Tranchées au rectum. *Démangeaison au rectum et à l'anus*. *Poids au rectum*, sept jours après le remède. Pression longue sur le rectum, on ne peut qu'avec peine, rendre des excrémens qui sont mous. Dans la station, pression qui, du dos, se porte sur le rectum. Sortie de tumeurs hémorroïdales qui rendent du sang à chaque selle. Effort des tumeurs hémorroïdales, pour sortir de l'anus. Gonflement douloureux des hémorroïdes. Forte hémorragie du rectum, pendant la selle. Selles dures qui causent de la brûlure à l'anus. Pendant la selle, élancemens au rectum, suivis d'une constriction spasmodique de l'anus, qui dure quelques heures, deux jours après le remède. Excoriation humide de l'anus et de l'entre-fesson, dans la marche.

Selles diarrhoïques deux ou trois fois le jour, les dix premiers jours après le remède. Constipation le premier jour. Constipation indolente, pendant plusieurs jours. Sécheresse du ventre, le bas-ventre se gonfle, les vents ne peuvent sortir, trois, quatre, cinq jours après le remède. Selle dure et médiocre, sortant en forme de nœuds. C'est avec beaucoup de peine que l'on rend des crottes et du mucus, les deuxième et troisième jours après le remède. Sorte de dyssenterie, ténesme, *selle sanguinolente*, douleur de tête, mouvemens fébriles. Il semble toujours que le dévoiement va s'établir, deux heures après le remède, et pendant six heures. Fréquentes selles glaireuses, souvent accompagnées de tranchées et de ténesme, pendant les quatre premiers jours après le remède. Les selles, les flatuosités sont infectes. Selles alternativement dures et fluides. La selle est suivie d'un relâchement général, neuf jours après le remède. Chaque jour, trois ou quatre selles, accompagnées d'horripilations, de malaise aux hypocondres, les treize premiers jours après le remède.

Douleur de crampe et compressive, qui part des reins et se porte à la vessie. *Envie fréquente d'uriner*. On ne rend que très-peu d'urine, la nuit, quatre jours après le remède. *La nuit, on est forcé de se lever souvent pour uriner*. Diabétès, l'urine a une odeur acide et puante, comme celle du cheval. Urines sombres, qui se troublent de suite après leur émission. Sécheresse du gosier, après avoir uriné. Urines qui déposent un sédiment rouge, trente-trois jours après le remède. Urine de couleur brune, qui tache le linge à la manière du café. *Douleur vive et brûlante dans l'urèthre, en urinant*, sept jours après le remède. Sensation de crampe dans l'urèthre, vingt-quatre heures après le remède. Douleur au gland, pendant l'écoulement des urines, sept jours après le remède. L'orifice extérieur de l'urèthre est gonflé, rougeâtre. Ecoulement muqueux, sanguinolent par l'urèthre. Ecoulement d'une matière jaunâtre par l'urèthre. Ulcération du canal de l'urèthre. Le matin au lit, douleur de l'urèthre pendant l'érection. Pendant l'érection, douleur et brûlure dans l'urèthre.

Démangeaison aux organes de la génération, surtout au gland et au prépuce. *La nuit, érections violentes*, pollution, neuf jours après le remède. Erections, elles durent plusieurs heures, sorte de spasme tonique du pénis, quinze jours après le remède. *Disposition constante et soutenue aux plaisirs de l'amour*, dix jours après le remède. Lasciveté, avec écoulement de beaucoup de liqueur prostatique, cinq jours après le remède. Ecoulement de la liqueur prostatique, pendant une selle ferme et dure, trois jours après le remède. Défaut d'érection, *absence des désirs du coït*. (On ne sait pas encore bien si ces deux derniers symptômes ne sont qu'une alternative d'effets, ou bien un véritable effet consécutif.) Le coït, même pratiqué avec un vrai désir, répété après un trop court espace de temps, laisse une faiblesse générale et renouvelle tous les accidens. Tiraillemens au cordon spermatique, sensibilité douloureuse des testicules, au toucher; gonflement d'un testicule, dix jours après le remède. *Démangeaison violente au scrotum*.

L'ouverture du canal de l'urèthre, ainsi que la surface interne du prépuce et son bord, se couvrent de vésicules, qui se rompent, suppurent et forment des ulcères en apparence chancreux; le prépuce se gonfle et prend la forme d'un phymosis, sans beaucoup d'inflammation ni de rougeur; les bords de ces faux chancres sont plats et sans inflammation, mais ils causent une vive douleur, qui s'aggrave le soir, empêche de dormir la nuit, et s'apaise le matin dans l'érection. *Démangeaison au prépuce*, dont plusieurs points de la surface interne suppurent, vingt-huit jours après le remède. Boutons avec démangeaison brûlante à l'intérieur du prépuce. Fréquente démangeaison au gland. Des deux côtés du frein du prépuce, points d'ulcération, jaunes, plats, humides et sans douleur, qui ressemblent à des chancres. Gonorrhée bâtarde. Autour de la couronne du gland, on voit plusieurs petites excroissances charnues, qui, quelques jours plus tard, se rapetissent, en suintant une matière fétide; elles saignent, dès qu'on les touche. Il se forme à la couronne du gland des petits ulcères profonds, de couleur grise, avec des bords très-sensibles.

Accélération du flux menstruel. Pendant les règles, pression au bas-ventre, douleurs de reins, Pression sur la matrice, pendant les règles, et faiblesse telle, qu'on ne peut ni parler ni respirer, on est forcé de se coucher, quarante-huit heures après le remède. *Leucorrhée, la matière en est couleur de lavure de chair et filamenteuse*, vingt-quatre heures après le remède. A l'intérieur de la vulve, une ulcération de niveau avec la peau, la matière en est jaune, elle cause une douleur et une démangeaison brûlante. (Le foie de soufre la guérit.)

Catarrhe nasal, humide et violent. *Eternûmens fréquens*, quelques heures après le remède. *Catarrhe nasal, violent mal de tête*. Enchifrenement, avec sécheresse à la gorge et au nez, les ailes du nez sont enflammées et gonflées, cinq jours après le remède. Enchifrenement, toux, neuf jours après le remède. Raucité, rudesse du gosier, que l'on ne ressent point en avalant; mais en respirant la poitrine est serrée, et les narines coulent. Grattement, fourmillement dans les bronches, neuf jours après le remède. *Raucité de la voix*, quelques heures après le remède. Titillation à la gorge; la toux qui en est provoquée, cause de la douleur à la tête, à la poitrine, des élancemens dans le cou, au dos. On crache et on mouche du sang. Elancemens dans diverses régions de la poitrine. Le matin de bonne heure, pression violente à la poitrine, depuis la fossette du cou jusqu'au creux de l'estomac; crampes dans la poitrine. *Oppression de la poitrine*, respiration courte, pleine d'anxiétés, vingt-quatre heures après le remède. *Respiration sifflante, asthmatique*. Même en marchant lentement, la respiration manque tout-à-coup, et le cœur bat violemment. Sensation de chaleur dans la poitrine. Refoulement du sang vers le cœur, angoisses, douze jours après le remède.

Poids douloureux aux lombes. Douleur au dos, au plus léger refroidissement. Tiraillemens douloureux au dos. Raideur de la colonne épinière. Douleur entre les deux épaules, deux ou trois jours après le remède. Raideur de la nuque, des muscles du cou, vingt-quatre heures après le remède. Craquement des vertèbres du cou. Tension dans les épaules et les bras; ces derniers se serrent contre le corps. Inflammation, gonflement des glandes de l'aisselle, quatorze jours après le remède. Le bras gauche semble être luxé, on ne peut le porter ni en avant ni en arrière, douze jours après le remède. Douleur sourde, et fatigue dans les muscles d'un bras, vingt-quatre heures après le remède. Tiraillemens douloureux dans les deux bras. *Courbature douloureuse dans un bras*, on ne peut le lever*, et la main est glacée*. Déchirement à l'articulation du coude, d'où la douleur rayonne électriquement jusqu'à l'articulation de la main; cet état dure quelques minutes, et se fait sentir quatre heures après le remède. A la suite de l'usage extérieur de ce remède, tremblement non interrompu et durable de l'avant-bras et de la main. Tiraillemens dans les mains. Déchiremens dans l'articulation d'une main, le deuxième jour après le remède. Froid glacial des mains. Tremblement des mains. Gonflement des mains, avec engelures et démangeaison, en fin d'avril. Bosses bleuâtres, taches aux deux mains, avec démangeaison, la nuit surtout. Eruption aux mains et entre les doigts, avec démangeaison brûlante. Enflure d'une articulation du petit doigt d'une main. Elancemens dans l'articulation moyenne des doigts, on ne peut les fléchir sans douleur. A l'air froid, les doigts semblent mourir. Tiraillemens douloureux fréquens dans les tendons extenseurs de l'index.

Douleur aux cuisses lorsqu'on se lève de la chaise. Douleur dans les muscles fessiers. Tiraillemens douloureux depuis le haut des cuisses jusqu'aux pieds. Serrement spasmodique à la partie molle des cuisses, ainsi qu'au-dessous des gras de jambes, comme si ces parties étaient ligaturées. Douleur pulsative dans l'intérieur des cuisses, comme si elles renfermaient un abcès; elle est si vive, qu'on ne peut y toucher; les cuisses sont tantôt chaudes, tantôt froides, six jours après le remède. Sensation de froid dans toute la jambe droite, deux heures après le remède. *Tiraillemens depuis le pied jusqu'au genou. Dans la station,* à la rotule du genou gauche, douleur qui empêche de marcher, onze jours après le remède. Douleur de luxation au genou, surtout en montant un escalier; on y entend un craquement. Tiraillement dans le milieu du gras de jambes, qui se convertit en crampes, il revient par accès, fréquemment, et paraît quelques heures après le remède. La nuit, crampe violente aux gras de jambes, lorsque l'on étend les extrémités inférieures.

Pesanteur paralytique de toute une jambe; on ne sait où la placer; on ne la sent que dans le repos. Froid continuel des pieds jusqu'aux gras de jambes, tout le jour. Tiraillemens, élancemens dans les pieds, onze heures après le remède. Douleur à l'articulation du gros orteil, dans la marche. Douleur d'engelures aux gros orteils. Le soir, au lit, brûlure vive sous l'ongle du gros orteil. Forte sueur de la plante des pieds, qui ulcère les orteils, on y éprouve des élancemens, il semble que l'on marche sur des épingles.

Facilité à se refroidir; il suffit d'un vent frais, pour renouveler toutes les douleurs. La promenade en voitures les dissipe presque toutes. *Tiraillemens dans tous les membres*, qui rendent la pendiculation agréable. Brisure de toutes les articulations. Douleur aux tumeurs arthritiques, auparavant insensibles. Douleur dans tous les membres, que l'on rapporte aux os. Le soir, raideur tonique du dos. Froideur; engourdissement du bras et de la jambe gauches. *Le jour, paroxismes fréquens de chaleur fugitive, et de sueur des mains.*

Deux fois dans le jour, paroxisme de tiraillemens dans le dos; on se sent pris dans les côtés, sous les côtes, à l'épigastre; c'est une rumeur, un bouleversement que quelques renvois font cesser. Plusieurs jours de suite, après-midi, douleur de tête, malaise, anxiétés; la nuit, vomissement, défaillance et dévoiement. Jour et nuit, chaleur augmentée et continuelle de tout le corps, comme si l'on avait bu des spiritueux, avec disposition à la transpiration. Sentiment continuel de chaleur dans tout le corps, sans soif; nuit et jour, on évite d'être couvert, on recherche les appartemens froids. Fermentation dans le sang, grande lassitude des membres. Au plus léger mouvement, palpitation de cœur, sueur, cinq jours après le remède. Sueur aigre, fétide comme celle du cheval.

Eruption boutonneuse. Furoncles nombreux et volumineux aux jambes. Saignement des ulcères au pansement, six jours après le remède. Elancemens dans les ulcères, les premiers jours. Démangeaison piquante sur tout le corps; le grattement fait éclore de grosses échauboulures. Démangeaison sur toute l'étendue du dos, sept jours après le remède. Démangeaison rongeante à la pointe du coude, à la rotule, sur le coude-pied. Démangeaison, piqûres, élancemens dans les verrues. Le matin, au lit, dans le plus grand repos, lassitude, brisure des articulations. Tremblement universel. Assis ou en marchant, fatigue, relâchement général; on est tout brisé, on peut à peine remuer les bras et les jambes. Le matin, après le lever jusqu'à dix heures, épuisement total. Sorte de paralysie de tous les membres, cinq jours après le remède. Détente du corps et de l'esprit. Amaigrissement. On se sent généralement malade, une grande faiblesse dans les articulations, et de la chaleur à la tête, vingt-quatre jours après le remède. Toute une journée, on se sent prêt à défaillir.

Envie de dormir dans le jour, vingt-quatre heures après le remède. Vertige, *somnolence*, on dort debout, en marchant. Plusieurs nuits de suite, on ne peut s'endormir, on n'éprouve que de l'assoupissement. *La nuit, on s'éveille, et ne peut plus s'endormir, sans éprouver aucune douleur.* La deuxième nuit après le remède, on s'éveille d'heure en heure. *Sommeil inquiet qui ne rafraîchit point.* La nuit, on s'éveille pour uriner et pour boire. La nuit, soif vive, treize jours après le remède. La nuit, réveils fréquens, avec mal de tête, on ne se rendort qu'au bout d'une heure. On s'éveille la nuit avec douleur à l'estomac, malaise au bas-ventre. Le matin, au réveil, poids à l'estomac et aux lombes. La nuit, crampes au bas-ventre.

La nuit, élancemens, tantôt dans la poitrine, tantôt dans le dos. La nuit principalement, tiraillemens dans les jambes. La nuit, congestions sanguines vers la poitrine et le cœur. La nuit, immédiatement après s'être endormi, cauchemar. *La nuit, les songes causent une telle anxiété, que l'on sent, au réveil,* la pulsation de toutes les artères. Le matin, au réveil, tremblement de tout le corps. La nuit, au lit, angoisses, battement de cœur, nausées, pendant l'espace de deux heures. Sommeil agité, gémissant. La nuit, chaleur sèche, huit jours après le remède. La nuit, bouillonnement du sang dans les vaisseaux. La nuit, réveils fréquens, causés par une forte chaleur ; on ne peut suer, la soif est vive, le gosier est sec, trois jours après le remède.

Sueur nocturne, vingt jours de suite, dix jours après le remède. Sueur nocturne, tantôt aux pieds, tantôt à la poitrine. On ne sue, la nuit, qu'aux parties sur lesquelles on est couché. *Le soir avant de se mettre au lit, et lorsque l'on y entre, frisson général*, de la durée d'un demi-quart d'heure. Le soir, froid interne constant, malgré que la surface du corps soit chaude; douleur à la tête, comme si elle était ligaturée. Le soir, frisson, tremblement, suivis de bouffées de chaleur fugitive et de sécheresse de la gorge. Le soir, depuis le coucher jusqu'à minuit, frisson, suivi d'une chaleur sèche générale. Fièvre, qui débute après midi par un frisson d'une heure, auquel succède une chaleur générale très-courte, qui se termine par une sueur abondante, de la durée de deux heures; la soif manque dans la chaleur, comme dans le froid, quatre jours après avoir pris le remède. Le soir, chaleur vive à la face, avec les mains glacées, sans soif, trois jours après le remède.

Le matin au réveil, humeur chagrine. On se fâche pour la plus petite chose, même contre soi. Humeur noire, sans éprouver, à proprement parler, des douleurs. Tristesse, pleurs, sans sujet. Mélancolie profonde. Opiniâtreté des idées tristes, on ne peut les chasser [1].

[1] Le lecteur a remarqué que Hahnemann prescrit ce remède dans les maladies chroniques dont les symptômes sont accompagnés de celui du relâchement du ventre. On le trouvera, dit-il, rarement efficace, lorsque le malade sera atteint

NATRUM, CARBONATE DE SOUDE, SEL LIXIVIEL MINÉRAL.

On traitera le natrum, pour sa préparation homœopathique, de la même manière que les autres remèdes anti-psoriques, c'est-à-dire, qu'après avoir choisi un grain de ce sel, sous forme de cristal, on l'atténuera avec le sucre de lait, et suivant le procédé décrit, jusques à la millionième fraction. A partir de cette fraction, on emploiera l'esprit de vin affaibli, pour obtenir les fractions jusqu'à la

de la constipation. Suivent ensuite les généralités indicatives de son usage. Elles sont un fanal, à la lumière duquel le pilote reconnaît celui des points cardinaux vers lequel il doit prendre sa direction. Cette donnée générale ne saurait le dispenser de connaître tous les points de la côte où il doit aborder. Cette géographie spéciale ne se trouve que dans la carte énumérative de tous les accidens du terrain. Son étude peut seule préserver des écueils. C'est en cela, comme je l'ai dit tant de fois déjà, que consiste la différence des deux doctrines, l'allopathique et l'homœopathique.

En effet, combien de spécialités n'offre pas le tableau complet des symptômes propres à l'acide nitrique! A ne s'arrêter qu'à la bouche et aux organes de la génération, ne lui voit-on pas produire dans ces deux régions de l'organisme, des phénomènes semblables à ceux de la syphilis? Ceux du mercure y sont représentés avec non moins de ressemblance. Il n'est pas jusqu'au soufre, dont les symptômes ne soient plus ou moins parfaitement imités par ceux qui sont propres à ce remède. Aussi, le médecin homœopathe les oppose-t-il avec le plus grand succès aux accidens produits par l'abus de ces deux médicamens. Je sais que l'école ancienne l'a depuis long-temps signalé comme un antidote du mercure; on le trouve à côté du soufre, du kina, comme moyens

quadrillionième. Deux, trois ou quatre globules de sucre imbibées de cette liqueur, sont une dose dont l'action dure 32, 36 jours, et davantage, dans les cas où le remède est indiqué.

Je conseille de continuer l'atténuation jusqu'à cette dernière fraction, parce que l'expérience m'a enseigné que les fractions antérieures à celle-là, étaient trop vives.

Quoique je n'aie pas fait encore un grand usage de cette substance en médecine homœopathique,

propres à neutraliser les dangereux effets de ce métal. Des cures ont été tentées et opérées à l'aide de cette substance, en quelque sorte anti-mercurielle. Mais le tâtonnement et l'empirisme en furent les uniques guides. Aujourd'hui que l'épreuve des médicamens sur l'homme sain, a jeté un nouveau jour sur les propriétés médicamenteuses, combien satisfaisant n'est-il pas de voir cette substance médicinale altérer l'organisme sain, de la même façon qu'il est désaccordé par le remède auquel elle sert d'antidote?

Je reporte donc le lecteur aux accidens que la bouche et les organes de la génération contractent sous l'influence des préparations mercurielles. Leur nombre et leur gravité ont déconcerté souvent les praticiens les plus expérimentés, non-seulement lorsque ces accidens sont l'ouvrage du mercure, mais encore, et bien davantage, lorsqu'ils reconnaissaient toute autre cause également possible. C'est qu'il manquait à la matière médicale, cette connaissance inappréciable de la vertu des substances médicinales que l'homme malade ne pouvait point offrir, dont l'homœopathie a fait présent à l'art de guérir, en instituant ses belles expériences sur l'homme sain, qui ont révélé tout à la fois, et le secret de leurs propriétés, et celui de l'usage qu'en fait la nature dans l'œuvre de la guérison. (*Note du Traducteur.*)

cependant le peu que j'en ai observé, a suffi pour me la faire placer au rang des substances anti-psoriques les plus efficaces.

J'ai particulièrement remarqué son efficacité dans une espèce de fausse hypocondrie, dont la tristesse et le malaise sont causés et entretenus par des fautes de régime, chez les personnes dont les organes de la digestion sont dans un état de faiblesse relative constante. On reconnaîtra leur portrait dans l'ensemble des traits pathologiques de cette substance.

Les maladies chroniques, où domineront les symptômes suivans, sont de son ressort.

Vertiges; dérangement causé par les occupations de l'esprit; tiraillemens superficiels à la partie antérieure de la tête, à certaines heures du jour; exposée au soleil, la tête fait mal; douleur de tête, accompagnée d'élancemens aux yeux, de dedans en dehors; impossibilité de lire l'écriture fine; taches jaunes au front et sur la lèvre supérieure; taches de rousseur à la face, dureté de l'ouïe, sensibilité extrême au bruit; douleur des dents, spécialement en mangeant.

Maux de cœur, nausées; malaise continuel de l'estomac; goût amer à la bouche; soif; les boissons froides incommodent, elles causent, par exemple, de la douleur à l'hypocondre gauche; après le repas, poids à l'estomac; crampe de l'estomac avec contraction de l'épigastre; sensibilité de l'épigastre au toucher.

Amas de flatuosités dans le bas-ventre ; ballonnement du bas-ventre ; incarcération des vents ; selles médiocres, en quantité; pression sur la vessie; sensation de brûlure au canal de l'urine, après avoir uriné; douleurs compagnes de la menstruation.

Obstruction des fosses nasales, de deux jours l'un, enchifrenement. Enchifrenement, au plus petit coup d'air, que la sueur fait passer ; oppression, courte haleine ; expectoration d'une matière puriforme salée ; sensation constante de froid dans le côté gauche.

Douleurs déchirantes dans les mains et les pieds ; crampes aux gras de jambes ; froid des pieds ; enflure des pieds ; *disposition prochaine à l'entorse* de l'articulation du pied ; élancemens dans la plante des pieds, en marchant.

Sueur abondante, au plus léger travail ; horreur de l'air frais ; *facilité à se refroidir ;* sécheresse de la peau ; verrues, dartres ; faiblesse chronique ; relâchement de tout le corps ; faiblesse, lassitude extrême, jusqu'à tomber, après avoir marché un peu ; *somnolence dans le jour ;* la nuit, sommeil tardif ; réveils fréquens ; songes ; sueurs nocturnes ; sueur froide continuelle, avec anxiétés ; angoisses, tremblement, sueur, pendant la souffrance ; anxiétés, battemens de cœur ; éloignement des hommes et de la société ; hypocondrie, découragement.

Symptômes médicinaux de la soude.

Vertiges fréquens dans le jour. Vertiges continuels dans la marche, on chancelle. Une cuillerée de vin suffit pour donner des vertiges jusqu'à la défaillance. *Poids au front, la douleur de la tête est sourde et étourdissante*, dans toutes les positions, deux heures après le remède. Douleur de tête non interrompue, on est comme étourdi, ivre; suit une grande chaleur dans la tête; le mouvement et l'air froid soulagent, tandis que le repos et la session aggravent les accidens; cet état dure deux jours de suite, et commence dix jours après le remède. Vide de la tête, qui empêche tout travail d'esprit. *Si l'on tourne avec vitesse la tête, le front est douloureux.* Ascension du sang vers la tête. Tiraillemens douloureux dans la tête. Au sommet de la tête douleur pulsative, chaque jour, spécialement le matin. Au front, crampe violente, qui s'étend jusqu'aux yeux et à la pointe du nez. A l'extérieur de la tête, douleur fugitive çà et là, quarante-huit heures après le remède. L'occiput est douloureux au toucher.

Au front, formation d'un bouton qui brûle et blesse, il suppure à son sommet. Couleur jaune et boursouflure de la face. Pâleur de la face, gonflement des paupières, cercle bleuâtre autour des yeux, vingt-quatre heures après le remède. Sécheresse, sentiment de chaleur et contraction dans les yeux, deux jours après le remède. Larmoiement. Sensibilité du globe de l'œil au toucher, il semble qu'il soit distendu. Trouble des yeux, quarante-huit heures après le remède. Danse de points noirs devant les yeux, quand l'on écrit. Dans la veille, apparition d'éclairs éblouissans devant les yeux.

Sentiment de surdité dans l'oreille droite, qui semble être bouchée avec du coton, l'ouïe est vraiment diminuée, douze heures après le remède. Pression, tiraillemens dans les oreilles. Fort bruissement dans les oreilles, quatre jours après le remède. Bourdonnement dans la tête, pulsation dans l'oreille gauche. Elancemens dans la parotide, sensible au toucher.

Le matin on mouche un peu de sang. Hémorragies nasales, douze jours après le remède. Tumeur à la surface externe de la narine droite, indolente et croissant chaque jour. A l'aile de la narine gauche, éruption boutonneuse purulente ; les boutons sont entourés d'un cercle rouge. Ulcération de l'intérieur des narines. Eruption au nez et à la bouche. Eruption humide avec démangeaison au nez et à la bouche, dix jours après le remède. Eruption boutonneuse à la lèvre inférieure, ainsi qu'aux commissures des lèvres. Douleur rhumatisante à la mâchoire inférieure.

Tiraillemens, déchiremens dans les dents, la lèvre inférieure se gonfle et la douleur cesse, quatorze jours après le remède. Douleur des dents, toute la nuit, elle cesse au jour. Douleur des dents, avec gonflement des gencives et forte fièvre, trois jours de suite, deux jours après le remède. A la mastication, l'intérieur des joues semble être blessé. On ne parle qu'avec peine.

Pâleur de la langue. Pincemens à la pointe de la langue, comme s'il y avait du sel. La salive est salée, et le bout de la langue est pincé, cinq jours après le remède. Sécheresse de la bouche et de la langue, qui porte à boire, sept jours après le remède. Après s'être baissé, on sent une compression au cou, qui laisse une difficulté dans la déglutition, comme si le gosier était malade; on conserve le sentiment d'un corps étranger à la gorge. Elancemens au gosier, avec crachotement abondant de salive.

Goût amer à la bouche. Saveur amère des alimens, qui s'efface après avoir mangé. Goût métallique, après midi. *La langue est très-chargée*, avec saveur acide, quinze jours après le remède. Saveur acide à la bouche, trois jours après le remède. Renvois acides, fréquens, quelques jours après le remède. *Hoquet fréquent*, deux heures après le remède. Renvois nombreux, en mangeant, seize jours après le remède.

Douleur à l'estomac, quarante-huit heures après le remède. Poids considérable à l'estomac, après le déjeûner, après un dîner léger, plusieurs jours de suite. L'estomac est faible, facile à déranger. Quelques heures après le dîner, soif vive pour de l'eau fraîche. Après le repas, il semble que les alimens soient disposés à remonter, ce qui dure trois ou quatre heures, et dans cet état les bras et les jambes sont affaiblis et relâchés.

Immédiatement après le dîner, pincemens dans le bas-ventre, qui sont presque des tranchées. Elancemens à l'hypocondre gauche, qui arrivent jusqu'à l'épigastre, ils se répètent très-souvent dans le jour, dans la session; cette région est douloureuse au toucher. Ballonnement du bas-ventre, surtout après avoir mangé. Tiraillemens, élancemens au-dessus de la hanche droite, où il semble que les vents soient incarcérés, dix-huit jours après le remède. La nuit, douleur au ventre, tension de l'épigastre, tranchées au bas-ventre, avec dévoiement, plusieurs nuits de suite, douze jours après le remède. Incarcération des vents, qui semblent monter à la tête, les muscles de la face sont convulsivement agités, treize heures après le remède. Tumeurs au bas-ventre, formées par les vents retenus dans les intestins. Démangeaison rongeante au bas-ventre, douze jours après le remède.

Douleur de crampe au rectum et au-dessous du nombril. La selle et l'émission des vents sont accompagnées de douleur au rectum, comme s'il renfermait des crotins durs. Sensation incommode au rectum, comme si la selle était insuffisante, avec élancemens. Avant une selle un peu ferme, tranchées aux lombes et au ventre, dix jours après le remède. Après la selle, sensation brûlante à l'anus, trois jours après le remède. Démangeaison à l'anus, vingt-quatre heures après le remède. Les premiers jours après le remède, on ne peut rendre une selle qui n'est pas dure, sans faire beaucoup d'efforts. On ne rend la selle qu'avec effort, et après l'avoir rendue, le rectum est douloureux. Efforts fréquens et vains pour aller à la selle. Fréquemment dans le jour, on fait effort pour aller à la garde-robe, on ne fait rien ou peu de chose, et le ventre paraît toujours plein, quatorze jours après le remède. *Selles légèrement sanguinolentes*. Dévoiement très-fort, les matières sont glaireuses, et il dure quatre jours, puis les matières se teignent de sang, sans douleur aucune, excepté un léger mal d'estomac, qui n'empêche pas d'avoir de l'appétit, du sommeil et de la gaieté, quatorze jours après le remède.

Puanteur des urines. L'urine se trouble et dépose un phlegme jaune. Envie fréquente d'uriner, on rend très-peu d'urine. Emission fréquente d'une urine aqueuse, sans soif particulière, onze jours après le remède. Envie fréquente d'uriner, émission d'urine abondante. *La nuit on urine beaucoup*. La nuit, on urine trois fois, sans avoir beaucoup bu, six jours après le remède. La nuit, cours extraordinairement abondant d'urine, on se lève toutes les demi-heures.

Démangeaison au gland, qui force à gratter, trois heures après le remède. Vibrations dans le canal de l'urèthre. Le matin au réveil, une érection forte et soutenue. Le jour, disposition à l'érection, deux ou trois jours après le remède.

Pollution, sans rêve lascif excitateur. Excoriation entre le scrotum et l'intérieur de la cuisse. Extension douloureuse dans le scrotum et le bas-ventre, vingt-quatre heures après le remède. Le scrotum souffre, comme s'il avait été meurtri. Au testicule et à l'épididyme, une pesanteur et des tiraillemens, plutôt le matin que le soir. Déchiremens sur les côtés de la vulve, six jours après le remède. Leucorrhée. Jour et nuit, accès fréquens de tranchées et de bouleversement autour du nombril, après chacun desquels paraissent beaucoup de fleurs blanches, dans la session, dans la marche et couché, cinq jours de suite.

Enchifrenement sec, six jours après le remède. Catarrhe nasal, humide, onze jours après le remède. *Catarrhe humide, violent, avec froid de tout le corps, les mains glacées, les joues chaudes, et raucité sans soif.* Sensation d'âcreté dans les bronches. Le cou et les bronches semblent être blessés. *Raucité de la voix*, deux jours de suite, dix jours après le remède. Catarrhe nasal et toux, nuit et jour, la poitrine est souffrante, sept jours de suite. Le matin principalement, toux, avec expectoration, moitié salée, moitié fétide, et semblable à du pus. Toux qui gratte la gorge, qui dure des heures entières, mêlée de raucité, accompagnée de chaleur aux mains, quatre jours après le remède. Fièvre catarrhale, toux qui ratisse la poitrine et la blesse ; elle est accompagnée de chaleur brûlante aux mains et à la plante des pieds, de brisure des jambes, défaut d'appétit, malaise de l'épigastre, et la nuit, d'une forte sueur sans soif, il y a de plus de la constipation, deux jours et demi après le remède. Oppression de la poitrine avant midi, huit jours après le remède. Tiraillemens rhumatiques dans les muscles de la poitrine, avec oppression, spécialement le matin et le soir. La nuit, couché sur le côté, on s'éveille avec un battement de cœur, trente-six heures après le remède.

Douleurs lancinantes à l'épine du dos, dans la session. Après une promenade fatigante, douleur aux lombes, en saccades distinctes; tiraillement aux lombes, qui s'étend jusqu'à l'anus, où il se termine par un élancement. Fourmillement dans toute la région du dos. Raideur du cou, comme dans le refroidissement. Gonflement du cou et de ses glandes. Accroissement d'un goêtre, où l'on éprouve de la compression.

Douleur vive à l'épaule droite dans l'articulation, on ne saurait lever le bras de ce côté, deux jours de suite, le matin. Raideur du bras, on ne peut le lever. Courbature du bras supérieur et des muscles pectoraux, aggravée par le mouvement et le toucher. Saccades subites dans les bras, on tressaille. Douleur de crampe à l'avant-bras droit, que le mouvement ni le toucher ne peuvent faire passer, quatre heures après le remède. Mouvemens convulsifs des mains, quand on veut saisir quelque chose. Taches dartreuses aux mains, elles se gercent et se crevassent, treize jours après le remède.

Eruption sèche, qui paraît le matin après le lever, aux fesses et autour de l'anus, avec vive démangeaison. Courbature des jambes, deux jours après le remède. Les jambes fléchissent sous le poids du corps, onze jours après le remède. Oscillations dans les muscles des cuisses, ils sont courbaturés, comme meurtris, dans la marche et au toucher, quatorze jours après le remède. Paroxysmes de tiraillemens dans les muscles des cuisses. Douleur aux cuisses, comme après une grande fatigue, quarante-huit heures après le remède. Sentiment de froid aux jambes, même pendant le jour. Froid glacial des pieds, dix-sept jours après le remède. Tiraillemens depuis le genou jusqu'au pied, inquiétude dans cette région. Démangeaison rongeante aux pieds, la jambe droite s'épaissit, s'enflamme et se couvre d'ulcères avec démangeaison et élancemens. Sueur des pieds, dans la marche, quelques heures après le remède. Crampe au pied, dans la nuit, au bout de quatorze jours. *Crampe et déchiremens au dos du pied, près des orteils*, dans chaque position, quatorze jours après le remède. Démangeaison brûlante aux deux gros orteils. Gonflement des gros orteils, avec douleur vive. Enflure de la plante des pieds, sept jours après le remède. Dans la marche, l'articulation du gros orteil est vivement douloureuse, quatre jours après le remède. Douleur perforante aux cors des pieds.

Démangeaison aux bras et aux jambes, quinze jours après le remède. Boutons et tumeurs au cuir chevelu, sur la poitrine et au ventre. Démangeaison vive au bas-ventre, aux parties génitales et aux jambes, le grattement provoque de petites tumeurs, qui disparaissent bientôt, sept jours après le remède. *Les dartres s'enflamment, grandissent et suintent une humidité purulente.* Les verrues causent de la douleur au moindre attouchement. Chaleur brûlante aux pieds et aux mains, six jours après le remède. Sécheresse de la peau, trois jours après le remède. Sécheresse insupportable de la peau, la nuit, spécialement après minuit. Chaleur fugitive fréquente, dans laquelle on se trouve désaccordé, triste, inquiet et fatigué pendant une demi-heure. Sueur excessive, dans le mouvement, même à l'air frais que l'on redoute, deux jours après le remède. Facilité à se refroidir, le froid donne des coliques et le dévoiement, dix jours après le remède. On ne saurait soulever quelque chose de pesant, sans éprouver à l'instant même une vive douleur aux lombes et une fatigue extrême, douze jours après le remède.

Saccades dans les membres, quarante-huit heures après le remède. Tiraillemens dans les articulations et brisure de ces parties, au réveil, quatre jours après le remède. Contraction douloureuse, qui ressemble presque à un déchirement dans tout le corps, spécialement aux bras et aux jambes; tantôt c'est dans l'avant-bras droit, tantôt dans la cuisse gauche, et comme dans les os mêmes; elle est indifférente au mouvement et au repos, six heures après le remède. Dans le jour, les articulations des bras et des jambes éprouvent des élancemens et des tiraillemens, qui augmentent le soir; on en est souvent réveillé dans la nuit. Après avoir souffert pendant trois jours des douleurs de dents avec fièvre, on conserve pendant toute une semaine une grande lassitude, cinq jours après le remède. Lassitude extrême, somnolence, deux jours après le remède. Le soir, on s'endort difficilement et très-tard, les premiers jours après le remède.

Sommeil rempli de rêves. Songes effrayans. Songes qui laissent beaucoup d'angoisse. Le soir, avant de s'endormir, illusion de l'imagination, on croit sentir son corps extraordinaire, épais et devenu lourd. Nuits très-agitées, songes voluptueux, érections, pollutions. La nuit, inquiétude extrême dans les jambes, on ne sait où les placer, trois jours après le remède. Toute la nuit, agitation extrême, on ne peut s'endormir que le matin, et l'on urine extraordinairement. La nuit, sécheresse de la langue, de la gorge, sans soif. Au moment où l'on s'endort, le corps tressaille, comme d'épouvante. La nuit, à la pleine lune, cauchemar, on est rompu au réveil, dix-huit jours après le remède. On s'éveille une heure après s'être endormi, avec le sentiment d'une congestion à la région de la rate, un resserrement à la poitrine et à l'épigastre, comme effet de l'incarcération des vents, quarante-huit heures après le remède.

Tout le jour, frisson de tout le corps, les mains sont froides, les joues chaudes ; le soir, elles sont glacées, les joues rouges et brûlantes, ainsi que le front, sans soif. Le matin et le soir, on ne peut parvenir à se réchauffer. *Le matin, sueur abondante*, neuf jours après le remède. Le soir, agitation extrême, après avoir un peu travaillé de la tête, après une lecture, par exemple. Chaque événement produit une vive impression, les nerfs tremblent, on se sent défaillir. Un peu de musique que l'on fait, donne de l'angoisse à la poitrine et une fatigue extrême, on reste couché long-temps avant de se remettre, douze jours après le remède. *Inquiétude, agitation*, trois jours après le remède.

Mauvaise humeur, soucis. Abattement de l'esprit, on n'est content ni de soi, ni de personne, ni de rien. Misanthropie. Disposition à la colère, dix heures après le remède. Gaieté de l'esprit, sociabilité. On fredonne sans cesse, pendant plusieurs jours, vingt-quatre heures après le remède. Tout le jour, vivacité extraordinaire, gaieté vive, on parle continuellement. Résignation, patience, courage, chez une personne naturellement craintive, impatiente, pusillanime.

CHARBON VÉGÉTAL, CARBO VEGETABILIS.

De quelque espèce de bois que le charbon soit

tiré, il exerce la même influence médicinale sur le corps humain, pourvu qu'il soit parfaitement éteint, après avoir été complètement brûlé. J'ai coutume de me servir du bois de bouleau.

J'ai placé le tableau des symptômes médicinaux du charbon végétal au sixième volume de ma matière médicale pure, après l'avoir considérablement grossi par l'addition d'un grand nombre de symptômes caractéristiques. Si je les fais reparaître de nouveau dans la collection des remèdes anti-psoriques, c'est que l'expérience m'a signalé sa grande efficacité dans le traitement des maladies chroniques, qui relèvent de la *psore*. J'ai substitué la fraction décillionième au sextillion, que j'ai employé long-temps. Un ou deux globules de sucre qu'on imbibe de cette liqueur, forme une dose suffisante [1].

[1] On sera peut-être tenté de trouver Hahnemann en contradiction avec lui-même, en comparant la dose à laquelle il le prescrivait alors, avec celle qu'on lui voit conseiller ici. Ce n'est pourtant qu'une simple apparence qui s'évanouit devant une considération à laquelle il invite ses lecteurs, je veux dire l'énorme différence qui sépare les affections aiguës des maladies chroniques. Ne l'a-t-on pas vu, en effet, dans le traitement des maladies chroniques, descendre jusqu'à la fraction décillionième des médicamens, fondé sur l'intime conviction que la susceptibilité nerveuse du malade est en raison directe de la chronicité de son mal. Prenons pour exemple le soufre. Ce n'est pas trop d'un dix millième de cette substance, pour opérer la guérison d'une psore récente qui n'a point quitté la peau, et vierge de tout traitement,

Lorsque le charbon exerce une action trop forte, ce qui lui arrive même à petites doses chez un malade fort sensible, on le calme bientôt en faisant flairer plusieurs fois une dissolution de camphre, moyen qui pourrait la faire cesser tout-à-fait si on le répète trop.

Le charbon végétal est particulièrement indiqué et souverainement efficace, lorsque le malade éprouve les symptômes suivans :

tandis que cette même maladie, répercutée et déguisée sous la forme d'une maladie chronique, ne réclame que les fractions minimes de ce remède. C'est pour avoir constamment vu nuire les doses plus fortes de ce médicament, qu'il conseille ses dernières atténuations dans la cure des maladies chroniques.

Ce que je viens de dire du soufre, est également vrai du charbon. Soit prise pour exemple une affection hémorroïdale qui soit du ressort de ce remède, mais dans un état d'excuité, on la guérira promptement et avec douceur, avec la fraction millionième de cette substance médicinale, tandis que cette dose produira une aggravation pernicieuse dans la même affection, lorsqu'elle sera le symptôme marquant d'une psore travestie. Ici se prononce, d'une manière évidente, la différence d'impressionabilité des sujets de ces deux maladies, que le médecin homœopathe ne pourrait perdre un instant de vue, sans compromettre le succès de sa cure. Je l'ai dit et répété dans plus d'un chapitre de mon ouvrage, le thermomètre de la sensibilité du malade est sa seule et unique boussole. S'il est vrai, comme je crois l'avoir prouvé, que les substances médicinales désaccordent l'organisme de la même manière, et par le même mode que le font les causes occasionnelles de nos maladies naturelles. Quel guide, autre que le mode et le degré de l'impressionabilité de son

Pesanteur de la tête. Mal de tête causé par l'échauffement. Pression dans les yeux. Douleur aux yeux, pour avoir fixé trop attentivement la vue. Collement des paupières pendant la nuit. Bruissement dans les oreilles. Défaut de cérumen dans les oreilles. Gerçures des lèvres. Sécheresse de la bouche, ou salivation abondante. Engorgement glaireux de la gorge. Saignement des genci-

malade, pourrait consulter le médecin homœopathe, avec sûreté? Ne le voit-il pas dans le tableau des symptômes multiples de la *psore*, affecté des plus vives impressions en face des causes inaperçues par l'homme qui jouit de la santé? C'est le bruit d'une porte qui le fait tressaillir; c'est le bourdonnement d'une mouche qui le met en émoi. Une légère contradiction le porte à la fureur. Quelquefois il suffit d'un peu de mouvement pour le jeter dans la défaillance. Il faut un haut degré d'aveuglement, pour ne pas voir dans ces effets disproportionnés, une exaltation du système sensible.

Si donc, le ton des nerfs est monté à l'extrême dans les affections chroniques, et spécialement dans les organes, siéges de la maladie, pourquoi les fractions médicinales les plus ténues ne les affecteraient-elles pas, comme on voit le malade touché jusqu'à l'exagération par les influences physiques et morales les plus légères? L'atôme médicinal ne se rend-il pas directement à l'organe désaccordé, en vertu de sa spécificité? Or, on sait qu'il est impressionable à l'extrême, en vertu de sa souffrance. Voyez à quel point la main brûlée est sensible au plus léger degré de chaleur. Cette main brûlée est l'image fidèle de tout organe en souffrance. Il montrera toujours pour le médicament choisi dans la similitude des symptômes une sensibilité, une impressionabilité qu'on chercherait en vain dans l'organe qui n'est point en rapport homœopathique avec le remède.

ves. Puanteur de la bouche. Ebranlement chronique des dents. Goût salé des alimens. Amertume à la bouche. Renvois amers. Renvois d'air pur. Nausées, dégoût prolongé pour la viande. Aigreurs après le repas. Sueur en mangeant. Sentiment de vide et de pression à l'estomac, après le repas. Faim extraordinaire, sans soif. Retour des alimens à la gorge. Le matin, mal de cœur, nausées. Ballonnement du bas-ventre. Selles liquides, pâles; douleur aux boutons hémorroïdaux de l'anus. Élancemens sous les côtes. Urines foncées, anxiétés urinaires. Besoin fréquent, nuit et jour, de rendre les urines. Pollutions fréquentes. Affluence de pensées voluptueuses. Ejaculation trop prompte de la liqueur séminale, pendant le coït. Fréquence du flux menstruel, fleurs blanches.

Le matin, raucité de la voix. Raucité permanente. Catarrhe. Obstruction des fosses nasales. Hydropisie de poitrine. Oppression de la poitrine. Courte haleine pendant la marche. Sensation de blessure dans la poitrine. Taches brunâtres sur la poitrine.

Engourdissement des membres. Tiraillemens douloureux dans le dos. Chaleur dans la paume des mains, sueur des pieds, rougeur et gonflement des orteils, avec douleur lancinante, comme dans les engelures. Crampes nocturnes des gras de jambes. Mouvement vermineux pendant la nuit. Facilité à se refroidir. Douleur des membres, semblable à celles que l'on ressent après une luxation, ou le lever d'un fardeau trop pesant. Courbature des membres, au réveil et au sortir du lit. Disposition au tremblement des membres. Saccade de quelques-uns des membres, pendant le jour. Le lendemain d'un excès des boissons spiritueuses, malaise général. Somnolence, le jour. Emission involontaire des urines pendant le sommeil. Saignement et puanteur des ulcères, accompagnés d'une douleur brûlante. Rêveries nocturnes, réveil d'épouvante, songes effrayans, sueur nocturne, terreur des fantômes. Insomnie, causée par une inquiétude, une agitation de tout le corps [1].

1 Je ne répète point ici le tableau général des symptômes médicinaux du charbon, l'ayant offert au lecteur dans mon examen théorique et pratique de l'homœopathie. Voyez le 3e volume, Matière médicale pure. Je ne saurais trop inviter les hommes de l'art à méditer sur le tableau des propriétés médicinales du charbon. Cette substance est une véritable mine à exploiter au profit de l'humanité souffrante. Quelle richesse de symptômes, en effet! quel miroir net et fidèle de nos mille et une incommodités physiques! qu'il y a loin de l'emploi qu'en fait l'école ancienne, à l'usage homœopathique! C'est la distance de la chimie des arts à la chimie animale. Combien de temps la première parvient-elle à neutraliser l'odeur fétide de la bouche, et la puanteur des selles dyssentériques? au bout de quelques heures l'infection reparaît. Combien différente est la vue de l'homœopathie! tout dynamique dans son action sur l'organisme, l'atôme du charbon, en rapport avec le mal à guérir, va toucher en droite ligne le désaccord générateur de ce mal. La nature réagit contre la légère aggravation de ses symptômes, et, soudain, rentre dans l'har-

CHARBON ANIMAL, CARBO ANIMALIS.

Quelque ressemblance que présentent les symptômes du charbon animal avec ceux du charbon végétal, cependant ces deux substances diffèrent assez sur quelques points, pour que je les fasse connaître.

On se procure le charbon animal en plaçant entre des charbons ardens un morceau assez épais de cuir de bœuf, et le laissant brûler jusqu'à disparition de la flamme. On l'éteint aussitôt alors, en le mettant promptement entre deux carreaux de pierre. On prévient ainsi sa conversion en cendres, ce qui ne manquerait pas d'arriver, s'il restait exposé à l'air libre.

On l'emploiera à la dose de deux ou trois globules imbibés de la fraction décillionième, après en avoir opéré l'atténuation, suivant le mode exposé dans la première partie de cet ouvrage sur les maladies chroniques.

Le camphre est l'antidote de cette substance, si elle produisait des effets trop violens chez des personnes trop irritables.

Le charbon animal est d'accord dans ses symptômes avec les symptômes psoriques suivans.

Le matin, vertiges, bruissemens dans les oreilles.

monie de ses fonctions, si la maladie est récente et aiguë, ou bien commence dès cet instant une amélioration dont la marche successive amènera plus tard une guérison non moins certaine, si la maladie est ancienne et invétérée.

Pesanteur de la tête. Le matin, au réveil, douleur de tête, comme le lendemain d'une débauche de table, où l'on a fait un excès de vin. Vertiges en relevant la tête, tout tourne. C'est à la partie postérieure et à la région des tempes, que la tête est douloureuse. Elancemens, douleur perforante dans les tempes. Déchiremens dans les parties extérieures de la tête. La tête ne peut supporter aucune coiffure, tout la comprime.

Faiblesse des yeux. Elancemens dans les yeux. Le soir, la lumière blesse les yeux. Couperose de la face. *Eruption abondante de petites taches, de boutons à la face,* sans douleur. Taches rouges sur les joues. Chaleur fugitive, rougeur à la face. Après midi, chaleur à la tête et à la face. Sensibilité de la peau, aux joues, autour de la bouche et au menton, après s'être rasé. Elle touche de tout près à la douleur.

Sécrétion abondante du cérumen des oreilles. Douleur de crampe au fond d'une oreille, la déglutition en est gênée. Tiraillemens dans l'oreille. Derrière l'oreille droite, sorte de gonflement du périoste, où chaque soir, depuis cinq heures, on éprouve des élancemens. Gonflement des glandes de l'oreille.

Saignement du nez. Gonflement du nez et de la bouche. Vésicules aux lèvres, qui se gercent. Gonflement des glandes du cou.

Rougeur, gonflement douloureux des gencives. Ebranlement, vacillation des dents de la mâchoire inférieure. Tiraillemens, déchiremens dans les dents, qui augmentent de violence, dès que le soir, on est entré au lit, douze jours après le remède. *Les dents vacillent tellement*, que l'on ne peut, sans douleur, mâcher les alimens les plus tendres. Douleur sourde à une dent creuse, qui semble sortir de l'alvéole, elle cause de la douleur le soir et la nuit, et s'accompagne d'une salivation abondante. Tiraillemens dans toutes les dents, avec chaleur à la face.

Vésicules à la langue et dans l'intérieur de la bouche, accompagnées d'une chaleur brûlante. Sensation brûlante dans le cou. Pression dans le cou, et sécheresse de la langue. *Serrement dans le cou*, pendant la déglutition.

Puanteur de la bouche. Amertume de la bouche, chaque matin. Saveur putride amère. Goût amer et acide à la bouche. Faiblesse d'estomac, et incommodités de cet organe, après toutes les sortes d'alimens. Renvois douloureux qui ne peuvent s'accomplir. La nuit, nausées. Poids et pincemens à la région du foie. Incarcération des flatuosités. Après un léger repas, plénitude de l'estomac. Après avoir mangé, poids à l'estomac; d'autres fois, courte haleine, palpitations de cœur, ou bien angoisses, inquiétudes dans le dos, sans aucune douleur. Le soir, inquiétudes, malaise du bas-ventre, avec accroissement d'une chaleur générale. Le matin, à jeun, poids à l'estomac. Le soir, après le coucher, poids violent à l'estomac, que l'on calme un peu par la pression de la main, seize heures après avoir pris le remède. Le matin, au réveil, *tumulte intelligible dans l'estomac.*

Poids au bas-ventre, comme de la présence d'une pierre, plusieurs jours de suite. Tension du bas-ventre, accompagnée de douleur sous les côtes; quand on y touche, on souffre une douleur qui en impose pour un abcès, dix-huit jours après avoir pris le remède. Ballonnement extrême du ventre. Douleur des flatuosités. A la marche, sensation de brûlure dans le bas-ventre. Tranchées du ventre, dans la matinée. Douleur de ventre, qui semble annoncer un dévoiement. Gloussemens intelligibles dans l'estomac et le bas-ventre, immédiatement après avoir pris le remède. Grouillemens intelligibles dans les gros intestins, qui montent jusqu'à l'estomac, et redescendent vers l'anus. Grouillement dans l'intestin rectum.

Pression sur le rectum; sortie de flatuosités fétides, et la pression reparaît austitôt. Ténesme du rectum, mais on ne peut rien rendre. Selle en petite quantité, dure et composée de nœuds. Avant d'aller à la garde-robe, on éprouve un tiraillement qui, de l'anus, s'étend jusqu'aux parties génitales. Douleur pointillante à l'anus, en rendant la selle. Après une seconde selle, le même jour, grande faiblesse et douleur dans les intestins, il semble qu'ils soient vissés. Constriction douloureuse de l'anus. Écoulement d'une matière visqueuse par l'anus. Suintement visqueux du périnée, derrière le scrotum. Furoncle à l'anus, seize jours après le remède. Gonflement des tumeurs hémorroïdales ; elles causent une douleur brûlante, à la marche. Pression sur la vessie, pendant la nuit. Besoin subit de rendre les urines. L'émission des urines est beaucoup plus énergique. Le matin, au réveil, urines abondantes, treize jours après le remède. Au plus léger effort, l'urine sort presque involontairement.

Pollution nocturne, pour la première fois, depuis un longtemps, accompagnée de songes voluptueux, mais sans érection, suivie au réveil d'une douleur de crampe le long du canal de l'urèthre, surtout à sa racine. Fleurs blanches, quatorze jours après le remède. Fleurs blanches bénignes. Leucorrhée qui teint le linge en jaune, vingt et un jours après le remède.

Catarrhe humide, au bout de dix jours. Enchifrenement tel, qu'on ne peut respirer par le nez. Douleur dans le canal de l'air, comme après avoir beaucoup toussé. Le matin, sécheresse du gosier ; qui cause de la toux, laquelle cesse dès qu'on a pu cracher. Toux, avec expectoration. Toux qui ôte la respiration. Le soir, toussottement au lit. Le matin, resserrement spasmodique de la poitrine. Oppression de la poitrine, après le repas. Le soir, au lit, râlement et sifflement de la poitrine, qui dure l'espace d'une heure. Nœuds douloureux dans les mamelles. Sentiment de froid dans la poitrine.

Raideur de la nuque. Sueur abondante des aisselles. Tiraillemens douloureux dans les bras et les mains. L'articulation de la main est comme luxée.

Engourdissement journalier de la main. Démangeaison aux verrues des doigts.

Tiraillemens, déchiremens dans les muscles des cuisses. Raideur douloureuse des gras de jambes, à la marche. Plusieurs jours de suite le matin, crampe aux gras de jambes. Flexion subite d'une jambe, à la marche, comme si l'articulation était faible. Le matin, fourmillement, picotement dans les pieds, comme à la suite de l'engourdissement. Gonflement inflammatoire à un pied, qui se termine par un abcès à un orteil. Le matin au réveil, enflure à l'oignon du gros orteil, où l'on ressent de la chaleur, de la douleur, comme dans l'engelure, ou un abcès. Démangeaison vive des orteils ci-devant attaqués de l'engelure. Dans le jour, crampe des orteils. Sorte d'engourdissement de tous les membres, plus remarquable à la tête. Démangeaison de tout le corps, le soir au lit. La nuit, douleur dans les articulations.

La nuit, *sommeil fantastique*. Sommeil inquiet, agité, on se réveille fréquemment. Le soir, difficulté extrême de s'endormir. Le matin, on a de la peine à se réchauffer. Le soir, froid des pieds et des mains. Forte sueur nocturne, six jours après le remède. D'abord insouciance de caractère, plus tard exaltation, on n'emploie que des expressions passionnées. Disposition à la mauvaise humeur, plus tard joie extrême.

TINCTURA ACRIS SINE KALI. CAUSTICUM.

La terre calcaire, sous forme de marbre, doit son insolubilité dans l'eau et sa bénignité, à son union avec un acide de l'ordre le plus inférieur, qui s'échappe sous forme de gaz lorsque le marbre est soumis à un feu très-ardent. Mais il est aussitôt remplacé par une autre substance qui avec la matière du feu, entre dans sa composition nouvelle de chaux brûlée. C'est cette même substance, inconnue aux chimistes, qui lui communique sa causticité, ainsi que sa solubilité dans l'eau. Cependant, après lui avoir prêté cette propriété caustique, sans être elle-même un acide, cette substance s'en laisse séparer par la distillation, lorsqu'on la met en contact avec un fluide acide aigu qui montre une plus grande affinité avec la base terreuse. Le produit de la distillation est proprement le caustique liquide dont je vais parler. On procède à sa formation, de la manière suivante :

On prend environ deux livres de chaux récemment brûlée, et, après l'avoir trempée l'espace d'une minute dans de l'eau distillée, on la place dans une jatte bien sèche, où, après avoir développé beaucoup de chaleur et des vapeurs, dites vapeurs de chaux, elle tombe bientôt en poudre. Deux onces de cette poudre, mêlée dans un mortier de porcelaine avec une égale quantité de bisulfate de potasse, qu'on aura préalablement fondu à un grand feu, puis refroidi, forment avec deux onces d'eau bouillante, une masse épaisse que l'on place dans l'alambic. On procède ensuite à la distillation, que l'on continue jusqu'au desséchement complet. Le produit de la distillation, du poids d'environ une once et demie, et qui a la transparence de l'eau, renferme, en état de concentration, la substance ci-dessus mentionnée, *causticum*, dont la saveur est éminemment astringente, produisant une sensation de brûlure à la gorge. Elle se congèle comme l'eau à un haut degré de froid, et favorise singulièrement la dissolution des substances animales auxquelles on la mêle.

Une goutte de cette liqueur mêlée avec quatre-vingt-dix-neuf gouttes d'esprit de vin, produit les fractions centièmes. On aura soin d'agiter la fiole qui les contient, avant de passer à la formation des fractions dix millièmes. On continuera ainsi l'atténuation, jusqu'à ce que l'on soit arrivé à la fraction décillionième, dernier terme de la division. Une très-faible partie d'une goutte de cette dernière fraction, (un ou tout au plus deux globules,) est un puissant remède anti-psorique, dont la durée d'action sur l'organisme s'étend jusqu'à cinquante jours.

On remédie à son impression exagérée et nuisible, en faisant respirer au malade l'odeur de l'esprit de nitre dulcifié, vraisemblablement aussi, la teinture de café cru est son antidote.

Ce remède est aussi du petit nombre de ceux dont on peut répéter l'emploi avec avantage, lorsqu'il est indiqué, mais avec l'attention de placer entre une dose et une autre un médicament intermédiaire. Les symptômes suivans sont spécialement de son ressort. Quand on les trouvera réunis, tous ou en grande partie, on peut avec certitude procéder à l'administration de ce remède.

Pression sourde dans le cerveau, qui entreprend toute la tête. Elancement dans les tempes. Elancemens au sommet de la tête. Flamboiement des yeux. *Voltiges de filamens noirs devant les yeux.* Commencement de goutte sereine. *Chassie des yeux.* Bourdonnement dans la tête et dans les oreilles. Eruption à la pointe du nez. Petites verrues anciennes au nez et aux sourcils. Les dents sont douloureuses, et semblent vouloir sortir de leurs alvéoles. Suppuration chronique d'une partie des gencives. Fistule dentaire. Embarras glaireux du palais et du fond de la gorge. Expectoration glaireuse, venant de la gorge. Engorgement des glandes du cou. Mal de cœur, qui touche à la défaillance. Poids et pincement à l'estomac. Douleur de crampe à l'estomac. Poids à l'estomac, après avoir mangé du pain. Poids dans tout le haut-ventre. Gros ventre chez les enfans. Ballonnement du bas-ventre. Incarcération des vents, avec dureté des selles. Constipation chronique. Tranchées du rectum, pendant la selle. Fréquente envie d'uriner, accompagnée de soif. *Emission involontaire des urines, jour et nuit, dans le mouvement de la toux, l'éternûment et la marche.* Pollutions nombreuses. Absence des érections. Retard du flux menstruel. Fleurs blanches. *Obstruction des deux narines. Toux courte. Elancemens à la région du cœur.* Raideur douloureuse du dos, surtout en se levant de son siége. Tiraillemens, déchiremens dans les omoplates. Tiraillemens dans les bras. Saisit-on quelque chose avec les mains, elles semblent être de laine. Elancement de la pointe des doigts jusqu'au coude. Froid des pieds. *Enflure des pieds.* Palpitation de cœur. Inquiétude dans tout le corps. Anxiétés, mélancolie, idées chagrines, nuit et jour. Pleurs.

Tableau des symptômes médicinaux du causticum.

Pesanteur de la tête, vertiges, dans la session, dans la station, quand on regarde en haut, le matin en sortant du lit. Vertiges, comme d'ivresse, la pensée est comme dans les brouillards. La tête est prise tout le jour. Sensation semblable à celle que l'on éprouve dans une chambre où on lave et sèche le linge; elle augmente, lorsque l'on se baisse, ne se dissipe point par la marche en plein air, mais bien en rentrant chez soi. En parlant, on renverse les mots, on confond les lettres, les syllabes; cet état dure plusieurs jours de suite. Faiblesse de la pensée, de la mémoire, de l'attention; *distraction. Douleur comprimante à la bosse frontale droite.* Douleur aux tempes, elles sont pressées de dedans en dehors, nuit et jour, avec nausées, envie de vomir, neuf jours après avoir pris le remède. Pression lente au-dessus de l'orbite droit. A l'air libre, contraction douloureuse au front. Tiraillement à l'occiput et les muscles de la nuque, qui se dissipe dès qu'on force la marche. Au sommet de la tète, sensation de poids, comme de la chute d'une pierre. On s'éveille avec des élancemens à la tête, que l'on conserve tout le jour. Lorsqu'en se baissant on remue fortement les bras, on ressent une douleur tranchante au front. On ne peut se baisser sans éprouver du vertige. Marche-t-on en air libre, le cerveau semble balloter et être ébranlé. *Contraction de la peau de la tête.* Tiraillemens douloureux dans une tempe, ils augmentent jusqu'à l'extrême, et disparaissent tout d'un coup, vingt-quatre heures après avoir pris le remède. Enflure accompagnée de déchirement d'un côté de la tête, au front et à la tempe; cet état a commencé le soir et est allé en augmentant, dix jours après avoir pris le remède. Déchiremens à la tête, auxquels le mouvement et le repos ne changent rien, tantôt plus, tantôt moins violens, et qui durent plusieurs jours. Douleur lancinante, qui part du front, passe par le côté droit de la tête et finit par l'embrasser tout entière. *Elancemens dans les tempes.* Battemens douloureux de toutes les artères du cerveau. La nuit, mal interne de tête, comme de la présence d'un abcès, au bout de trente jours. Dès qu'on rentre de l'air libre à la chambre, on éprouve une douleur brûlante au front. Sensation d'engourdissement à l'occiput. Démangeaison lancinante à toutes les parties de la tête, ainsi qu'aux joues et derrière les oreilles. On ne peut toucher le cuir chevelu, sans souffrir. Palpitation visible du sourcil et de la paupière du côté gauche.

Compression dans les yeux, comme de la présence de grains de sable. A la racine du nez, éruption boutonneuse. Démangeaison aux yeux et aux paupières. Démangeaison voluptueuse à l'angle interne de l'œil droit, de la durée d'une heure, au bout de huit heures. *Douleur comprimante à l'œil, qui augmente, si l'on y touche.* Douleur aux yeux, ils sont comprimés et comme poussés hors des orbites. Sensation d'enflure à la paupière supérieure, qui semble annoncer la formation d'un grain d'orge. La paupière supérieure est lourde et semble collée à celle inférieure. Disposition à la fermeture des yeux, ils se ferment involontairement. Le matin surtout, *difficulté d'ouvrir les yeux*, il semble que les paupières sont gonflées. Sécheresse des yeux, où l'on sent de la compression. *Larmoiement à la chambre, qui augmente en plein air*, on n'y voit point de rougeur. On clignote tout le jour, tant la lumière blesse les yeux. Morsure aux paupières et aux yeux, rougeur des paupières, pesanteur sur les yeux. Le matin au réveil, démangeaison douloureuse à l'angle interne de l'œil droit, comme s'il était blessé ou qu'il y fût tombé du sel, le frottement l'aggrave, le larmoiement s'établit, mais sans rougeur de l'œil. Chaleur brûlante dans les yeux, au bout de trois jours. Inflammation des yeux, quatre jours après le remède. Contraction des pupilles, suivie au bout de douze heures de leur dilatation. Etincelles de feu devant les yeux. Eblouissement au milieu d'une grande lumière, on ne voit plus rien. *Obscurcissement de la vue, il semble que l'on ait une pellicule sur les yeux;* le frottement l'aggrave. La vue se noircit pour une demi-heure, cinq jours après le remède. L'action de se moucher noircit la vue. Danse d'insectes devant les yeux. Au moment qu'on y pense le moins, obscurcissement de la vue, dans la station.

Jaunisse très-marquée de la face, au bout de vingt-un jours. Couleur jaune des tempes, couleur d'un bleu pâle des lèvres. Ascension d'un sang à la face, avec chaleur, rougeur, et une démangeaison rongeante, suivie d'une éruption d'une foule de petits boutons, plus nombreux aux tempes, sur le nez et au menton ; leur sommet suppure, et se recouvre d'une croûte. *Eruption de vésicules brûlantes à la face.* Démangeaison à la tête, au nez et au menton. Tiraillemens douloureux aux joues et aux oreilles, suivis d'une éruption de nature brûlante.

Tumeur derrière les oreilles. Démangeaison dartreuse au lobe d'une oreille. Derrière une oreille, douleur tantôt pulsative, tantôt perforante. Plusieurs fois dans le jour, élancemens derrière les oreilles, suivis d'une sueur générale, ils durent quelques minutes, sept jours après le remède. Gonflement de l'oreille externe, avec contraction douloureuse de cette partie. Démangeaison lancinante au conduit auditif, il semble ulcéré, dès qu'on y touche pour le nettoyer. Sensation de quelque chose qui veut sortir violemment de l'oreille. Ecoulement purulent et fétide des oreilles. *Elancemens vifs dans les oreilles*. Obturation apparente d'une oreille. Difficulté de l'ouïe, le conduit auditif est gonflé, il en sort une humidité sanguinolente. Elancemens, déchiremens dans une oreille, où l'on entend un vent tempestueux. Bruissemens dans les oreilles, on y entend du chant, puis on y ressent de fortes pulsations, auxquelles succède le chant, huit heures après le remède. Bruit de vent et d'une écluse dans les oreilles, avec surdité. Echo des paroles qu'on vient de prononcer, et des pas que l'on vient de faire, au bout de vingt-quatre heures.

Eruption à la racine du nez, vingt-quatre heures après le remède. *On mouche un peu de sang*; ce symptôme se répète plusieurs jours de suite, le matin. *Forte hémorragie nasale*, neuf jours après le remède. Le matin, plusieurs jours de suite, gonflement du nez, qui disparaît le soir. *Eruption à la pointe du nez*, au bout de cinq jours. *Démangeaison vive aux narines et à la pointe du nez*. Ulcération de l'intérieur des narines.

Douleur traumatique aux lèvres. Eruption brûlante à la lèvre supérieure. A la partie interne de la lèvre supérieure, ulcération brûlante. Gonflement de la lèvre supérieure, avec éruption lancinante. Fourmillement, élancement, éruption aux commissures des lèvres. Démangeaison dans tout le pourtour de la bouche. Au menton, non loin de la lèvre inférieure, un bouton entouré d'une auréole rouge, vingt-sept heures après le remède.

Raideur douloureuse dans le côté droit du cou. Douleur à l'articulation de la mâchoire. On a de la peine à ouvrir la bouche, *les mâchoires se séparent difficilement*, comme si la partie supérieure du cou était contractée, gonflée. *Douleur arthritique à la mâchoire inférieure*, au bout d'une demi-heure. Douleur brûlante à la mâchoire inférieure.

Déchiremens à la racine des dents inférieures, le matin, de la durée de quatre minutes, et à plusieurs reprises. Douleur de dents, qui s'étend jusqu'à la tête et à l'œil gauche, qu'elle déchire. Douleur aux dents, jour et nuit; on y éprouve de l'élancement, du déchirement, la joue est rouge et gonflée, comme dans l'érysipèle, ainsi que la gencive, où il se forme un abcès, sept jours après le remède. *Douleur de dent lancinante*, au bout de seize jours. *Douleur de dent pulsative*, avec gonflement des gencives, qui empêche de mâcher. Le boire et le manger causent une douleur brûlante dans les dents creuses. Douleur traumatique aux gencives, on y éprouve des battemens, elles saignent et la douleur se dissipe, vingt-trois jours après le remède. On ne saurait ouvrir la bouche, sans éprouver de la douleur aux dents. Gonflement douloureux des gencives, tant internes qu'externes. Douleur des dents, accompagnée d'une grande salivation. *Vacillation douloureuse des dents incisives.*

Sécheresse de la langue, accompagnée de soif. A la partie antérieure du palais, une place qui semble ulcérée, lorsque la langue y touche, une demi-heure après avoir pris le remède. Eruption aux bords de la langue et à sa pointe. Sensation de brûlure à la pointe de la langue et dans le gosier, accompagnée d'une abondante salivation, un quart d'heure après avoir pris le remède.

Salivation abondante. Soda. Sensation de grattement dans le gosier. Sécheresse de la gorge, au bout de quatre jours. La gorge est sèche, sans soif. Sécheresse de la bouche et des lèvres, sans soif. Sensation de graisse à la bouche. Sensation de froid qui s'élève du gosier, se répand par tout le palais, et s'accompagne d'une salivation abondante, deux heures après avoir pris le remède. Engorgement glaireux de la gorge, il faut crachoter sans cesse. Sensation de la présence d'un nœud dans la gorge, avec élancemens. Douleur traumatique brûlante et lancinante à la gorge et à la luette. Douleur à la gorge et au cou, on en souffre en parlant, en mangeant. Au fond du gosier, et comme sous le sternum, compression sourde, sensation semblable à celle qu'on éprouve lorsque l'on a avalé un morceau trop gros. Espèce d'esquinancie, le gosier semble être gonflé, rétréci.

On est forcé d'avaler sans cesse, comme si la gorge était rétrécie. Gloussemens intelligibles au fond de la gorge.

Grande soif, plusieurs jours de suite, le matin. *Soif violente*, plusieurs jours de suite, deux jours après le remède. Appétit faible, mais soif vive, surtout après le repas. Espèce de faim canine. Défaut d'appétit, quoiqu'on trouve du goût aux alimens. Sentiment de satiété, remplacé tout-à-coup par la faim, on savoure agréablement. Sans être autrement malade, on est sans appétit. On aurait bien de l'appétit, mais on n'ose s'exposer à manger, quoique l'on n'éprouve point de dégoût. Renvois avec le goût des alimens. Renvois d'air pur. Fréquence des renvois. Renvois qui ne peuvent s'accomplir, le mouvement éructateur s'arrête au milieu du gosier.

Salivation abondante d'un goût salé. Mal de cœur, anxiétés, nausées, sentiment de vide de l'estomac, goût acido-amer. Maux de cœur, chaque matin. Depuis le dîner jusqu'au soir, mal de cœur, envie de vomir, six jours après avoir pris le remède. Vomissement d'aigreurs, suivi de renvois acides. Sensation de dégoût du fond de la gorge. Après le repas, il semble que les alimens soient restés dans le gosier. Sentiment de dérangement de l'estomac, avec ballonnement du bas-ventre, quinze jours après avoir pris le remède. Voracité. Pendant le repas, pincemens dans le bas-ventre, qui cesse après l'expulsion d'un vent, six heures après le remède. Après le repas, frisson, avec tranchées qui s'étendent de l'estomac jusqu'au bas-ventre, on a des renvois d'alimens, dont on conserve le goût, il s'y joint de la pesanteur de tête et du dévoiement, qui obligent de se coucher. Après le repas, chaleur à la face et aux yeux, huit jours après le remède. Après le repas, embarras glaireux à la gorge. Après le souper, soda. Après le dîner, dans le cours des trois premières semaines, poids tranchant à la poitrine. Après le repas, ballonnement du bas-ventre, avec anxiétés, tiraillemens, tremblemens. Après le repas, élancemens dans le côté gauche de la poitrine. Après le dîner, démangeaison à l'anus. Après le déjeûner, poids à l'estomac, cinq jours après le remède.

Le matin, à jeun, poids à l'estomac, suivi d'une contraction du bas-ventre, deux jours après le remède. Poids à l'estomac dès que l'on est sorti du lit, mais seulement dans la session. Poids à l'orifice supérieur de l'estomac, augmenté par le parler, la lecture, dans la supination, et lorsque le bas-ventre est frappé par l-air. Tension de l'épigastre. Poids à l'épigastre. Crampe d'estomac. Le matin, au réveil, crampe d'estomac, causée par un songe effrayant, accompagnée de mal de cœur, et d'abord de beaucoup d'eau à la bouche. A la fossette du cœur, une pression cadencée et réfrigérente, comme si on la touchait avec un glaçon. Douleur à l'estomac, que le toucher soulage.

A gauche du creux de l'estomac, élancemens qui semblent resserrer le cœur. Pression lancinante, soutenue au creux de l'estomac. Le matin, après le lever, crampe vive à l'estomac, que chaque mouvement un peu vif augmente, avec grande chaleur à la tête; on est forcé de se coucher. Cette douleur semble être moitié dans l'estomac, moitié dans la poitrine. Poids à l'estomac et au bas-ventre, suivi de trois selles nocturnes; il revient périodiquement, et s'accompagne d'élancemens dans le dos, dix jours après le remède. Poids au bas-ventre, il semble porter un fardeau. *Le matin, au lever, serrement du bas-ventre* et courte haleine, au bout de quatre jours. Le soir, tension du bas-ventre. A chaque inspiration, douleur de ligature au bas-ventre. Ballonnement douloureux du bas-ventre, qui oblige de relâcher les vêtemens. Plénitude, dureté du ventre, le soir.

Incarcération des vents, selles dures, la première semaine de l'usage du remède. Grouillement dans le bas-ventre, comme s'il renfermait des grenouilles. Sensation de vide dans le bas-ventre, qu'on soulage par la compression. Le matin, douleur de ventre, aussitôt après avoir pris le remède. Elancement vif dans un côté du ventre. Pincemens dans le bas-ventre, avec pâleur de la face. Tiraillemens douloureux au foie, le soir. Elancemens continuels au bas-ventre, qui ne permettent pas de s'asseoir. Elancemens, tantôt sourds, tantôt vifs, au bas-ventre, dans les flancs et sous les fausses côtes, ils ont la vîtesse des étincelles électriques.

Le matin, tranchées suivies de trois selles molles ; tout le jour, le bas-ventre est affecté comme dans le dévoiement, huit jours après avoir pris le remède. Eruption des vents par haut et par bas. Après un léger repas, cumulation de vents, les boutons hémorroïdaux en sont poussés au dehors de l'anus, et suintent, cinq jours après le remède. susceptibilité de refroidissement du bas-ventre ; dès que l'air le frappe, on sent du poids à l'estomac, et la diarrhée commence. Boutons hémorroïdaux douloureux qui gênent la selle, et en sont soulagés. Gonflement des tumeurs hémorroïdales, accompagné d'une démangeaison lancinante et de suintement. Douleur mordante à l'anus, après la selle. Nuit et jour, *violente démangeaison à l'anus*, deux jours après avoir pris le remède. Démangeaison vive dans le rectum et aux parties génitales, au bout de seize jours. Fourmillement dans l'intestin rectum, au bout de quelques heures. Abcès douloureux près de l'anus, qui évacue un pus mêlé de sang, douleur au périnée, avec pulsation.

Constipation, vingt-quatre heures après le remède. Ténesme fréquent, accompagné de beaucoup de douleur, d'anxiété, de rougeur à la face, on ne peut rien rendre, après quatre, huit et trente jours de l'usage du remède. Fréquentes envies d'aller à la garde-robe, sans pouvoir rien rendre que des vents, trois jours après le remède. Après la selle, chaleur à la face et disposition à la sueur, avec anxiétés. Après la selle, angoisses dans la poitrine, gonflement du bas-ventre, mal de cœur, fatigue, palpitation. Après la selle, concentration du pouls, battemens de cœur, *brûlure à l'anus*, seize heures après le remède. Selle en forme de nœuds, après laquelle le rectum se resserre tellement, que les excrémens prennent la minceur d'un tuyau de plume. Selle en forme de nœuds, accompagnée de sang et de glaires. Selle composée de glaires blanches, six jours après le remède. Dévoiement nocturne. Selles liquides.

Douleur à la vessie, on ne peut rendre l'urine que goutte à goutte, avec beaucoup de douleur dans l'urèthre; on est constipé et le rectum est pris de crampe. Cuissons en urinant. Sensation de brûlure en urinant, quatre heures après le remède. *Urines fréquentes et abondantes.* Ténesme urinaire, une heure après avoir pris le remède. Envie d'uriner aussitôt que l'on marche. Tousse-t-on, se mouche-t-on, l'urine s'échappe involontairement. La nuit, envie fréquente d'uriner, au bout de quinze jours. La nuit en dormant, les urines s'écoulent. Couleur brune des urines. Sédiment glaireux des urines.

Exaltation de l'appétit vénérien, aussitôt après le remède. Après le coït, continuation des érections, au bout de vingt-quatre heures. Saccades voluptueuses du pénis, avec érection incomplète, vingt-quatre, vingt-sept jours après le remède; absence d'érections, impuissance. Pollution, suivie de brûlure dans l'urèthre. Dans le coït, l'éjaculation est mêlée de sang. Pollutions fréquentes chez un homme impuissant, trois jours après le remède. Sueur, démangeaison au scrotum. Tiraillemens, élancemens dans les testicules. Douleur brûlante au membre viril, accompagnée de taches rouges. A la surface interne du prépuce, vésicules qui se convertissent en ulcères.

Sensation de brûlure aux parties génitales de la femme. Mauvaise odeur du sang menstruel, et démangeaison à la vulve. Retard des règles, l'espace de dix jours. Retard plus ou moins long de l'époque des règles, onze jours après avoir pris le remède. Accélération des règles, elles paraissent onze jours avant l'époque, après vingt-quatre jours de l'usage du remède. (Effet consécutif.) Augmentation du flux menstruel. La période des règles terminée, on voit encore de temps en temps et pendant plusieurs jours du sang. A l'approche des règles, mélancolie, noirceur de la vue. *Douleur aux lombes pendant la période des règles.* *Eternûmens multipliés*, commencement d'enchifrènement, aussitôt après avoir pris le remède. Soir et matin, raucité, on peut à peine articuler une parole. Grattement dans le gosier. Obturation des narines. Catarrhe nasal, avec douleur dans la poitrine, réveil fréquent dans la nuit, tiraillemens dans les membres et frissons, au bout de trente-trois jours de l'usage du remède. Catarrhe nasal humide, de la durée de trois semaines, accompagné de toux pendant la nuit, et d'un mal de tête qui a duré sept jours. Catarrhe pectoral, toux et engorgement glaireux du gosier, seize jours après le remède. Crampe de poitrine produisant l'oppression. Resserrement de la poitrine, mélancolie. Pression de la poitrine, des côtés vers le centre, qui gêne la respiration et affaiblit l'organe de la voix. *Il semble que les vêtemens trop étroits compriment la poitrine*, après douze jours de l'usage du remède. Le matin, courte haleine, accompagnée d'une douleur de pression dans le bas-ventre, au bout de six jours. Accès d'étouffement dans l'inspiration. Oppression de la poitrine avec toussotemens. Il y a à la gorge quelque chose qu'on a sans cesse besoin d'avaler. Le matin au réveil, toux sèche, vive, contenue, vingt-quatre heures après avoir pris le remède. La nuit, toux qui dure deux heures, accompagnée d'une expectoration abondante, quelques jours après le remède. Chatouillement au larynx, au bout de quatre jours. Fourmillement à la gorge, qui fait tousser. Râlement de la poitrine pendant la toux. Toux sèche, avec empâtement à la gorge, vingt-quatre heures après le remède. Pendant la toux, *la poitrine est douloureuse, comme si elle était blessée*. Toux sonore, matin et soir. Toux creuse, spécialement le matin et la nuit, avec élancemens dans la poitrine, enchifrènement et obturation des narines, au bout de vingt-quatre jours. Douleur comprimante ou lancinante dans diverses régions de la poitrine, toujours augmentée par l'impression de l'air libre. Toux sèche, qui rend la poitrine brûlante. L'inspiration profonde cause des élancemens dans la poitrine.

D'abord un élancement au bas du sternum, soutenu dans l'inspiration et l'expiration pendant huit minutes, suivi d'un autre qui varie dans sa force et dure toute la matinée, toujours plus vif dans l'expiration, et s'allie avec un autre encore, mais plus sourd et qui a son siége dans l'articulation de l'épaule gauche, lequel prend plus de vivacité dans l'expiration. Palpitation de cœur avec une grande anxiété, et constriction de tout le bas-ventre.

Tiraillemens, pulsations, brisure à l'os sacrum. Douleur aux lombes, où se fait sentir chaque mouvement. Douleur traumatique à la colonne épinière, suivie d'une pression au bas-ventre, qui aboutit au rectum et aux parties génitales; cela ressemble à une colique venteuse. Raideur, pulsation, fourmillement au dos. Démangeaison lancinante au dos. Tiraillement aux vertèbres dorsales, entre les omoplates, et aux omoplates même, que chaque mouvement du corps aggrave.

Raideur du cou et de la nuque, avec douleur à l'occiput, on ne peut remuer la tête. Brisure de la nuque. Eruption de la nuque, entre les omoplates et sur les joues, avec démangeaison. Dartre humide et rongeante aux joues. Pesanteur des épaules, avec raideur de ces parties. Tiraillemens à l'articulation de l'épaule. Tiraillemens douloureux au muscle deltoïde, tantôt à droite, tantôt à gauche. Les mêmes le long de l'os du bras. Pincemens au muscle deltoïde, accompagnés d'un sentiment de froid, qui se convertit en une chaleur brûlante. Tiraillemens sourds dans les bras et dans les mains, au bout de vingt-quatre heures. Déchirement aux mêmes parties. Douleur arthritique, tantôt au coude, tantôt aux épaules, tantôt aux poignets. faiblesse et pesanteur des bras. Tremblement d'un bras après un mouvement un peu soutenu de cette partie. Démangeaison aux bras. Violente douleur à l'articulation du coude, comme lorsque l'on s'est heurté durement. Dans l'extension d'un bras, douleur à l'articulation du coude, comme si un tendon s'était raccourci.

Tiraillemens aux os de l'avant-bras. A l'avant-bras gauche et aux doigts du même côté, sentiment de froid et d'engourdissement. Paralysie de l'avant-bras, on peut à peine le lever, tant il est lourd et raide. Tiraillemens, élancemens, enflure dans les muscles de l'avant-bras, petites saccades convulsives à l'avant-bras. Tiraillemens douloureux, élancemens à l'articulation du poignet. *Tremblement des mains,* le vingt-unième jour. Pesanteur paralytique des mains, accompagnée d'un sentiment de froid qui s'étend jusqu'au coude. Mouvement de crampe dans les mains. A plusieurs reprises, commotions électriques dans le bas-ventre, qui aboutissent jusqu'aux doigts, qui en sont fléchis. Engourdissement des doigts, qui deviennent froids et sans sentiment. *Tiraillemens douloureux aux articulations des phalanges*. Douleur sous les ongles des doigts, lorsqu'on veut saisir quelque chose. Tiraillemens dans le bout des doigts. Douleur à la pointe des doigts, comme à la suite d'une contusion. *Élancemens au bout du petit doigt*, qui se prolongent le long des bras et arrivent jusqu'au cœur. Démangeaison entre les doigts, au dos et à la paume de la main, il y paraît une éruption dartreuse. Abcès à l'extrémité du pouce, au bout de quelques jours de l'usage de ce remède.

Tiraillemens, élancemens dans les hanches. Pincemens dans les muscles qui les recouvrent, accompagnés d'un sentiment de froid qui ne tarde pas à se convertir en une chaleur brûlante. Sensation de luxation à l'articulation de la cuisse, avec le bassin, qui arrive, et se dissipe au moment qu'on y pense le moins. Tiraillemens douloureux qui partent de la hanche, et vont aboutir aux jambes, dix heures après le remède. Elancemens de la hanche jusque dans les pieds. Pincemens douloureux dans les fesses, qui se rendent jusqu'aux cuisses. *Sensation de blessure entre les cuisses*. Eruption dartreuse aux fesses, aux cuisses. Engourdissement des jambes. Le matin au lit, *Inquiétude pénible dans les deux jambes, de la durée d'une heure. Le matin, au lit*, brisure des extrémités inférieures. Sensation d'une extrême fatigue dans la partie supérieure des cuisses, qui force à changer sans cesse leur position, le lever la fait disparaître. Il se montre des varices aux jambes. Démangeaison aux cuisses. Excoriation à l'endroit où les cuisses se touchent et se frottent, chez les femmes. Même phénomène au pli de la cuisse, et près du scrotum, chez les hommes. Elancemens dans les genoux, qui empêchent de marcher et de dormir. Démangeaison aux jarrets, à la rotule et sur le coude-pied. Craquement dans les genoux, en marchant. A la marche, sensation d'entorse à l'articulation du pied. Raideur de l'articulation des pieds. Sensation sourde d'engourdissement dans les deux jambes, quatre jours après le remède. Le soir, tiraillemens dans un pied. Même sentiment au dos du pied et dans le gros orteil. Picotemens vifs dans l'articulation du gros orteil. Inflammation d'un ulcère à la jambe, il donne du sang et un pus d'une odeur fétide, et devient si douloureux qu'il empêche la nuit de dormir. Apparition d'une tache rouge et douloureuse sur la jambe, qui s'étend beaucoup, et cause de la démangeaison. Le soir, gonflement d'un pied, il devient brûlant, on y éprouve de la démangeaison. Panaris brûlans à un gros orteil, il produit de fausses chairs. Douleur brûlante aux gros orteils. Picotemens aux orteils, comme dans l'engelure. Crampe aux pieds, au bout de quatre jours. *Douleur nevralgique à la plante des pieds.* Fourmillement, brûlure à la plante des pieds. Raideur du talon et du tendon d'achille. Crampes aux jambes et aux pieds, lorsqu'on les étend. Le plus léger frottement fait sortir des ampoules aux pieds.

Douleur d'abcès aux gros orteils. Elancemens vifs dans les cors des pieds. *Froid des pieds.* Sentiment douloureux du froid aux pieds et aux mains.

Froid et engourdissement de tout un côté du corps. Courbature de la moitié droite du corps. Après un repos d'un quart d'heure, soit assis, soit couché, les articulations prennent une telle raideur, que l'on a beaucoup de peine à se remettre en mouvement. La promenade produit une chaleur fugitive et un malaise général, quatre heures après le remède. *Forte sueur dans la marche en air libre.* Les douleurs s'exaspèrent en air libre, et le soir, et se calment à la chambre, le mal de tête excepté. Sensibilité extrême au froid de l'air, le moindre courant d'air fait frissonner. Alternatives de frissons et de sueurs. L'effet primitif de ce remède est plus tardif que tout autre médicament anti-psorique. On ne saurait toucher une partie du corps, qu'elle ne semble brisée ou prise au même instant de brûlure.

Douleur arthritique dans tous les membres. Douleurs déchirantes, partant des articulations, et se propageant le long des os, mais plus vives aux jointures mêmes. Tiraillemens aux doigts, aux orteils et à la plante des pieds. Formation de petites tumeurs à différentes parties du corps, avec élancemens quand on y touche, et causant de la douleur comme une plaie, quand on les comprime, vingt-quatre jours après le remède. Eruption de vésicules douloureux sur la poitrine et sur le dos, accompagnée d'oppressions, de fièvre, de frissons, de chaleur, de sueur.

Sur toutes les parties du corps, *Eruption de petits boutons* qui causent une grande démangeaison, le grattement est suivi de brûlure. La nuit, sécheresse de la peau, *démangeaison par tout le corps*. Démangeaison lancinante sur toute la peau. D'anciennes taches brunes de la peau s'élèvent, et causent une démangeaison rongeante.

Sur le front, à la nuque, sur les omoplates, aux bras, au bas-ventre, surtout aux cuisses et aux jarrets, éruption de boutons de la grosseur de la tête d'une épingle; ils sont sans humidité, démangent vivement et brûlent après le grattement. La chaleur, surtout celle du lit, aggrave la démangeaison, et cause des picotemens avant qu'on ne les touche. Ils sont à peine visibles, d'une couleur blanchâtre; le grattement les fait sortir, et ils laissent après eux des taches rouges très-larges, seize heures après le remède.

Crampe hystérique, tantôt dans le bas-ventre, ou la poitrine, tantôt à l'estomac ou dans le dos, qui force de se courber, on ne saurait se redresser sans ressentir les plus vives douleurs.

Paroxysme de crampe. Le soir au lit et déjà dormant, on sent tout-à-coup la langue se raidir, on s'assied en criant, mais on retombe aussitôt; on étend les bras et les jambes, on renverse les yeux, on grince des dents, la salive coule abondamment, et tout le corps est glacé. Ce n'est qu'après un quart d'heure que la connaissance revient, mais il survient une angoisse extrême. Il suffit de quelques gorgées d'eau froide, pour rétablir le calme.

Autre accès de crampe. Le matin au lit, chaleur. A peine est-on levé, qu'un bras se refroidit, on y éprouve une saccade, et de suite une forte secousse dans toute la moitié supérieure du tronc, sans perdre connaissance, treize jours après le remède.

Autre paroxysme. Le soir dans la chambre, tout-à-coup la tête tourne, et se meut involontairement dans tous les sens; on est étourdi, effrayé, les yeux s'obscurcissent et l'on ressent une chaleur extrême dans tout le corps. A peine a-t-on respiré l'air libre, que ces accidens se dissipent, vingt-neuf jours après avoir commencé les remèdes.

Tremblement de tout le corps. Baillemens, pendiculations réitérées, au bout d'une heure. *Défaillances, chute des forces.* Faiblesse paralytique des membres, trois heures après le remède. *Le jour, fatigue qui porte au sommeil.* Envie continuelle de dormir. Le matin, sommeil prolongé, qui ne rafraîchit ni ne délasse. Le soir, la fatigue oblige de se coucher, mais on ne peut s'endormir, tant les jambes sont lourdes et inquiètes. Insomnie causée par une chaleur sèche. Le corps entier éprouve une telle courbature, que l'on ne peut dormir, trois nuits consécutives. Insomnie, causée par des douleurs lancinantes, déchirantes dans les membres.

Sommeil inquiet, agité par des rêves effrayans. Fréquence des réveils en sursaut, on a l'ame pleine d'effroi, trois jours après le remède. *La nuit, dans le sommeil, mouvement des bras et des jambes.* Au réveil, angoisses. Le matin, on se réveille trempé de sueur ; répétition du même phénomène, le lendemain à la même heure.

Sensation d'un vent froid entre les omoplates, qu'aucune application de chaleur ne fait cesser. Sentiment de froid par tout le corps, pendant toute la durée de la première semaine. *Frisson de tout le corps, qui n'est accompagné ni suivi de soif et de chaleur,* deux, trois, vingt-deux heures après le remède. Etat fébrile permanent, tantôt on a froid, tantôt la face brûlante ; *sueurs nocturnes,* deux nuits de suite, au bout de trente-six heures.

Inaptitude au travail, au bout de dix heures. Paresse, humeur chagrine. Irritabilité extrême, *propension à la colère*, au bout de quarante-huit heures. Abattement de l'esprit et du corps. Disposition à la contradiction, à la querelle. *Tout le jour, angoisses, on est agité, inquiet, comme si l'on avait un malheur à craindre, ou fait quelque faute grave.* Etat craintif de l'ame, on redoute tout, au point de désirer de mourir. *Anxiétés extrêmes*, désespoir[1].

[1] Je ne ferai point remarquer au lecteur les espèces de nos maladies naturelles représentées par les nombreux symptômes que cette substance produit sur l'homme sain, il les reconnaîtra lui-même dans cette abondante série de phénomènes médicinaux. Que dis-je? sa vue percera non-seulement dans l'avenir, mais encore il la reportera bien loin derrière

CIGUE MACULÉE, CONIUM MACULATUM.

Le suc de cette plante, prise au moment de sa floraison, mêlé avec partie égale d'esprit de vin, forme la base de ce remède. On procède ensuite à l'atténuation, en en prenant deux gouttes, pour les mêler avec cent gouttes du même esprit de vin, ce qui donne les centièmes. Le reste de l'opération est connu ; on conduira la division jusqu'à la fraction décillionième, dernier terme de l'atténuation.

Les expériences tentées aux XVIIe et XVIIIe siè-

lui, en retrouvant à chaque page de cette pathologie vivante l'histoire fidèle de la pratique médicale.

En effet, quel est le praticien un peu occupé, qui n'ait pas rencontré les affections ici clairement dessinées? quels secours lui a offerts, jusqu'à présent, la matière médicale en honneur, contre les nombreuses métamorphoses de *l'arthritis vague*, nommée *goutte volante*?

C'est avec beaucoup de vraisemblance qu'on la fait dériver du trouble des fonctions du grand organe cutané. On sait que les goutteux transpirent peu ou point, et portent tous une peau écailleuse; que le levain arthritique, parfaitement désigné par la dénomination *d'aura arthritica*, qui indique si bien son invisibilité, circule dans l'organisme sans en troubler l'harmonie, jusqu'à ce qu'une cause occasionnelle quelconque la pousse hors de sa sphère d'innocuité. Alors quel théâtre multiple pour ses aberrations, que les nombreux ressorts de la machine humaine! Sa plus grande affinité avec les membranes tendineuses, indique déjà pourquoi les articulations, les apanévroses, le périoste sont, de préférence, le siége qu'il se plaît à occuper. Eh bien! que voit-on revenir

cles par Stoerck et ses imitateurs sur le corps humain, soit en santé, soit en maladie, ont fait reconnaître à la ciguë maculée de grandes propriétés médicinales. Employée contre les affections chroniques, elle fit d'abord quelque bien. Mais la grandeur des doses auxquelles on l'administrait, ne tarda pas à faire du mal, et beaucoup de mal.

Il était réservé à l'homœopathie d'expliquer l'énigme de ses vertus, en lui faisant développer sur l'homme sain des affections morbifiques, en tout semblables à quelques-unes de celles auxquelles l'homme est sujet.

plus souvent dans l'action pathogénétique de la liqueur caustique dont on vient d'exposer les propriétés? Est-il une seule forme de *l'arthritis* qui n'y soit peinte trait pour trait? N'y trouve-t-on pas la plus grande partie des désordres causés par la suppression de la transpiration? Chez l'homme parfaitement sain, un refroidissement est suivi d'un peu de fièvre, d'un catarrhe nasal, guttural ou pectoral, quelquefois de celui que nous nommons intestinal, sous forme de diarrhée formineuse. Mais combien ils sont rares, comparativement à la foule des affections rhumatismales et arthritiques de la tête et des membres!

C'est donc une découverte précieuse, que celle qui a trouvé une parfaite conformité d'action morbifique entre *l'aura arthritica*, et le médicament décrit, que je serais en droit de nommer, attendu l'invisibilité de sa dose, *aura caustica*. Combien communes ne sont pas aussi les espèces d'éruptions auxquelles ressemblent si bien celles produites par cette substance. La petite gale, appelée *gale de chien*, est de son ressort. Faut-il s'étonner que Hahnemann lui ait assigné une place distinguée parmi les remèdes anti-psoriques?

Aussi, quel contraste dans les résultats de l'une et l'autre expérience ! Oui, je l'ai vu administrer à la dose de quelques scrupules de son extrait, et d'un verre à vin de son suc épaissi, tandis qu'il suffit des plus petites doses pour la production de la maladie qui lui est propre, sur l'homme sain. Mais rencontre-t-on une maladie naturelle qui offre une ressemblance parfaite avec celle qui lui est particulière, alors il faut descendre jusqu'à la proportion la plus faible de ce médicament, si l'on veut la guérir. Des doses trop peu ménagées ne peuvent qu'envenimer le mal et le rendre incurable, s'il ne donne la mort.

Ce sont les nombreux et terribles exemples de son activité médicinale qui m'ont ouvert les yeux sur ses vertus anti-psoriques. C'est pour avoir vu ce remède déterminer, dans son usage abusif, la chronicité et l'incurabilité de beaucoup de maladies, que je l'ai soupçonné propre à les combattre victorieusement. L'expérience a confirmé ma présomption. Je lui assigne donc ici sa véritable place, et me borne à exposer ses traits les plus caractéristiques, renvoyant, pour le tableau complet de ses symptômes, au chapitre de la matière médicale pure qui les renferme.

Il convient de donner deux globules de la dilution un ($\bar{x}$). Cette dose agit pendant trente à trente-cinq jours.

L'observation m'a fait remarquer que ce remède ne doit jamais commencer le traitement d'une maladie psorique, mais bien succéder à plusieurs médicamens anti-psoriques, si l'on veut qu'il comble la mesure de sa bienfaisance.

On remédie à sa trop grande activité, en faisant respirer au malade l'odeur de l'esprit de nitre dulcifié. Il suffit également de prendre quelques gouttes de café, pour diminuer, neutraliser même son action. On le trouvera toujours efficace lorsque les symptômes psoriques suivans domineront dans la maladie à traiter, comme offrant une grande conformité avec les phénomènes médicinaux qu'il a la propriété de produire sur l'homme sain.

Vertiges, dès qu'on regarde autour de soi on est exposé à tomber de côté. Mal de tête chronique lancinant. Paroxysmes de déchirement à la tête, on est forcé de se coucher. Pesanteur de la tête. Elancemens au sommet de la tête. Défaut de mémoire. Sorte d'hébêtement, *la tête est prise, on comprend difficilement ce qu'on lit*, et, si l'on parle, la pensée et l'expression sont embarrassées. A la marche, chaque pas retentit dans la tête. Le matin, au réveil, la tête est pleine, et comme prête à éclater. A midi, *douleur lancinante au front, en dedans et en dehors*. Mal de tête extérieur, le front semble être resserré, l'application de la main le soulage, il est accompagné de vertiges, de frisson et d'un hébêtement mêlé de mauvaise humeur, une heure et demie après avoir pris le remède. Après chaque repas, serrement de la tête, et pression des tempes, de dedans en dehors, que l'on fait cesser, en s'appuyant la tête sur ses mains, et les coudes sur la table. Douleur au front, qui semble venir de l'estomac ; le cerveau est si sensible, que le moindre bruit, la parole même l'ébranlent.

A la chambre, passage de points noirs et de lignes coloriées devant les yeux. Sensation de froid dans les yeux, dans la marche en air libre. Démangeaison sous les yeux, le frottement y cause de la brûlure. Eblouissement à la lumière du jour. Dilatation des pupilles, au bout d'une heure. Contraction des pupilles, trois heures après avoir pris le remède. Presbiopie chez un myope. Augmentation de la myopie, dans l'effet consécutif du remède. Obscurcissement de la vue. D'abord, douleur à la tête et aux yeux, puis cécité momentanée, qui revient à diverses reprises, mais pour quelques instans. *Démangeaison lancinante à l'angle interne des yeux, que le frottement ne fait point cesser. Poids aux yeux, surtout à la lecture.* Chaleur, rougeur aux yeux.

Chaleur à la face. Eruption de boutons à la face, avec démangeaison. Démangeaison à la face. Gonflement de la face qui devient bleuâtre. Démangeaison lancinante à la face.

Elancemens dans les oreilles. Bruissemens, tintemens dans les oreilles. Amas de cérumen dans les oreilles. *Exaltation de l'ouïe,* le moindre bruit y cause de la douleur, et donne de la crainte. Pulsation artérielle dans les oreilles. Induration des glandes sous les oreilles.

Obturation matinale des urines. Obstruction chronique des fosses nasales. Sensation pénible de sécheresse de l'intérieur du nez. Ecoulement purulent par le nez. Fourmillement, démangeaison au nez. Exaltation du sens de l'odorat. Saignement du nez, fréquent. Boutons purulens aux ailes du nez.

Sécheresse, exfoliation des lèvres. Démangeaison aux lèvres, elles se couvrent de vésicules. Accroissement du goëtre. Trisences. Grincemens de dents. Douleur lancinante dans les dents saines, à l'air frais. Déglutition involontaire. Si l'on mange froid, *tiraillemens dans les dents creuses* jusque dans les tempes. Déglutition douloureuse, impossible. Crampe du gosier.

Douleur à la langue. Raideur, enflure douloureuse de la langue. Difficulté de la parole. Sécheresse de la langue et de toute la bouche. Soif vive, sans chaleur, tout le jour. Renvois d'air, tout le jour. Renvois sonores. Renvois qui rapportent le goût des alimens. Soda brûlant, qui arrive au gosier. Plénitude à la fossette du cou, on veut rendre des flatuosités qui ne peuvent sortir. Le pain ne peut descendre, il est sans saveur. Nausées, mal de cœur chez les femmes enceintes. Faim canine. Après le repas, sentiment de brûlure à la gorge. Poids à l'estomac, en mangeant. Tiraillemens douloureux à l'estomac. Crampe d'estomac. Incarcération des vents. Grouillemens dans le ventre. Crampes au bas-ventre. Sensation de blessure au bas-ventre, à chaque pas que l'on fait sur le pavé. Le matin au réveil, sentiment de plénitude du bas-ventre. Tournoiemens, fouillemens à la région ombilicale. Après le repas, abord d'un liquide aigre et abondant à la bouche. *Amertume à la bouche*, et spécialement *à la gorge*. Ballonnement de l'estomac par les vents. Tension douloureuse aux hypocondres. Elancemens à la région du foie. Tiraillemens douloureux à l'hypocondre droit. Le soir après le repas, dureté et gonflement du ventre.

Après chaque repas, tranchées au fond du bas-ventre. Emission des flatuosités, aussitôt après avoir pris le remède. Emission des vents, précédée de tranchées. Envie fréquente et infructueuse d'aller à la garde-robe. Continuelle envie d'aller à la selle, on ne rend que très-peu de chose, et le ventre ne s'en gonfle que davantage. Selles teintes de sang. Chaque deux jours seulement, selles dures. Constipation, ténesme. Gonflement des glandes du mésentère. Une partie de l'intestin colon est très-rétrécie. (Ces deux phénomènes ont été remarqués après la mort, après un court usage de la ciguë.)

Sensation de brûlure dans le canal de l'urèthre, après avoir uriné, elle dure une demi-heure. Grande douleur à l'urèthre pendant l'émission des urines, elles déposent un sédiment trouble et épais. Poids, pression sur la vessie, suivi de vifs élancemens après avoir uriné, cet état dure quelques heures, quarante-huit heures après le remède. Cuisson à l'urèthre pendant l'émission des urines. Suppression des urines. Ischurie, strangurie. Emission abondante d'urines pendant la nuit. Pissement de sang. Ecoulement glaireux du canal de l'urèthre, après quatre, cinq, six jours de l'usage du remède. Démangeaison à la verge, au prépuce et au gland, à laquelle le frottement ne remédie pas. Les urines cessent tout-à-coup de couler au milieu d'une émission, et ne sortent que quelques instans plus tard.

Exaltation des organes génitaux. Pollution, trois nuits consécutives, le désir du coït en est excité. Pollution dans la première nuit après le remède. Pollution causée par la conversation avec les femmes. Ecoulement de la liqueur prostatique, au milieu des efforts pour aller à la selle. Jour et nuit, démangeaison vive aux parties génitales des deux sexes. Suppression du flux menstruel au moment où il commençait, suivie de tiraillemens douloureux dans les reins et l'épine du dos, au bout de vingt-quatre jours. Retard du flux menstruel de la durée de sept jours. Leucorrhée. Fleurs blanches, dont l'acrimonie cause une sensation de brûlure aux parties génitales. (Ce remède est spécifique contre cette sorte de leucorrhée.) Erection incomplète, faiblesse de l'acte du coït. (Effet consécutif du remède.) Crampes de l'utérus. Mouvement de pression sur la vulve, avec élancemens. Crampe de l'utérus, d'abord tiraillemens dans toute la vulve, puis ballonnement de tout le ventre, la poitrine se grippe et le côté élance. Pression vers la vulve et tiraillemens douloureux dans la partie supérieure des cuisses. Diminution du flux menstruel.

Catarrhe nasal. Toux, avec grande difficulté d'expectoration. Fièvre catarrhale, inflammation de la gorge, perte de l'appétit, peu de jours après avoir commencé l'usage du remède. *Irritation de la gorge, qui excite la toux.* Toux sèche d'irritation. Toux de coqueluche avec oppression de la poitrine. Toux convulsive avec crachement de sang, après plusieurs semaines de l'usage du remède. Respiration courte et sifflante. Fréquens accès de courte haleine. Accès d'étouffement, le gosier se remplit de phlegmes. Resserrement de la poitrine, elle semble ne se dilater qu'avec peine. Vifs élancemens dans les côtés de la poitrine. Violente douleur de poitrine, accompagnée d'une forte toux, que l'opium a fait cesser. Inflammation des squirres du sein. Toux chez des sujets scrophuleux. Le matin au réveil, gêne de la respiration. Oppression de la poitrine dans la marche.

Raideur de la nuque. Douleur traumatique dans les vertèbres inférieures du cou. Poids aux épaules. Sueur de la paume des mains. Elancemens dans le dos et le long de la colonne épinière. Douleur aux vertèbres des lombes, dans la flexion. Elancemens, tiraillemens entre les épaules. Tiraillemens douloureux dans les extrémités supérieures. Picotemens sous les ongles des doigts. Elancemens dans les bignets et les articulations des phalanges. Démangeaison sur le dos des doigts. Panaris avec inflammation vive et brûlante.

Tiraillemens douloureux dans les hanches. Fatigue dans les genoux. Sensibilité extrême des pieds au froid. Froid des pieds. Démangeaison insupportable entre les deux fesses. Tiraillemens douloureux dans les genoux. Eruption urticaire à la suite d'un exercice forcé. Apparition de taches rouges sur tout le corps, accompagnées de démangeaison. D'anciennes dartres deviennent humides. Eruption de taches brunes sur le corps. Paroxysmes d'hystérie et d'hypocondrie, ils consistent en élancemens qui partent de l'estomac, se répandent à gauche sous les côtes, et se rendent jusque dans le dos. Fatigue générale, plus remarquable encore dans les jambes. A la marche, on est de temps à autre arrêté par un relâchement général.

Somnolence le jour, le soir surtout, les paupières se ferment. Le soir au lit, difficulté de s'endormir. Sommeil fantastique.

Susceptibilité de frayeur et de l'épouvante. Dégoût pour le travail. Hypocondrie, pusillanimité. Penchant à la mauvaise humeur, à la colère. Irritabilité excessive [1].

[1] Le lecteur voudra bien se rappeler ce que Hahnemann

KALI (CARBONICUM). SEL VÉGÉTAL LIXIVIEL. POTASSE.

Pour se procurer cette substance, on humecte d'un peu d'eau une demi-once de crême de tartre, pour en former une boule que l'on enveloppe dans du papier et qu'ensuite on laisse sécher,

dit dans l'avant-propos du chapitre de la Ciguë maculée, sur les propriétés de cette substance dans les engorgemens glanduleux qui proviennent d'une violence extérieure. Il a remarqué le gonflement du goêtre, des glandes parotides, et l'enflure des glandes mésentériques, s'effectuer dans les premiers jours de son usage. L'action primitive de ce médicament est donc l'induration. Son influence sur la vessie urinaire et ses fonctions n'a pas échappé davantage à son observation. L'hypocondrie et l'hystérie qu'on lui voit engendrer, démontrent clairement son action pathogénétique sur l'organe du foie et celui de la génération chez les femmes. Enfin, si l'on rapproche les symptômes de la *psore* chronique de ceux dont on vient d'offrir le tableau, on ne peut qu'être frappé de l'affinité qui existe entre les uns et les autres.

C'est donc à juste titre que l'auteur la classe parmi les remèdes anti-psoriques. Mais la condition de son efficacité est dans l'extrême atténuation de la dose. Cette condition donne la mesure du mal que jusqu'ici il a fait à l'humanité. En effet, si l'induration des tissus et l'engourdissement de la fibre nerveuse sont le résultat de son action primitive, on conçoit aisément que ses larges doses et leur continuation doivent amener un ramollissement extrême, et développer une sensibilité exagérée des organes soumis à sa longue influence. Cet état est caractérisé dans les exemples de dissolution lente, accompagnée d'horribles douleurs, que présentent les expériences faites par Stœrck et ses imitateurs. (*Note du Traducteur.*)

après quoi on l'expose à un feu ardent qui la brûle jusqu'à l'incandescence. Cette opération terminée, on la place dans une soucoupe de porcelaine, en la recouvrant d'une toile, et on la porte dans une cave, où elle attire l'humidité de l'air pendant l'espace de quatorze jours qu'on l'y laisse. C'est ainsi qu'on en retire le sel lixiviel, qui ne contient pas le plus léger atôme de terre calcaire. Une goutte de cette liqueur, broyée avec cent grains de sucre de lait, fournit les fractions centièmes. On continue l'atténuation toujours avec le même sucre, jusqu'à la fraction millionième, que l'on ne combine plus qu'avec l'esprit de vin, pour conduire la division jusqu'à la fraction décillionième, dernier terme de l'atténuation.

Ce médicament anti-psorique est d'une telle importance, qu'il ne peut être remplacé par aucun autre. On ne pourra que très-rarement sans son secours guérir la phtysie pulmonaire suppurée. L'acide nitrique est souvent indiqué après l'administration du kali.

La dose de ce remède ne doit jamais être audessous de la fraction décillionième. Encore la goutte entière est-elle trop forte, surtout chez les sujets d'une grande irritabilité. On se contentera de toucher avec le bouchon du flacon une ou deux boulettes de sucre de lait, et de les faire prendre au malade. Si cependant il arrivait qu'à cette faible dose le remède produisît des accidens, on y remédierait en lui faisant respirer l'odeur de l'acide nitrique, ou bien encore celle de la teinture de café cru. Voudrait-on croire qu'il m'a suffi souvent pour produire des effets salutaires, de faire flairer au malade une boulette humectée de cette liqueur. Je conseille d'en user ainsi avec les malades d'une sensibilité exaltée.

On emploiera ce remède avec succès dans les cas de maladie où domineront les symptômes suivans :

Vertiges qui semblent venir de l'estomac. Etourdissement, embarras de la tête. Défaut de mémoire. Ascension du sang vers la tête. Bourdonnement dans la tête. Mal de tête, lorsqu'on est en voiture. Compression douloureuse, poids à la partie postérieure de la tête. Sécheresse acide des cheveux. Chute des cheveux. Facilité extrême au refroidissement de la surface de la tête. Chaleur fugitive à la face. Couleur jaune de la face. Gonflement de la face. Eblouissement des yeux à la lumière. Danse de points noirs devant les yeux. Larmoiement. Le matin, fermeture des yeux par la chassie. Affaiblissement de l'ouïe, on entend sourdement. Elancemens dans les oreilles. Emoussement de l'odorat. Douleur des dents, mais seulement lorsque l'on mange.

Elancemens dans les dents. Embarras glaireux de la gorge. Saveur acide à la bouche. Altération de l'organe du goût. Amertune à la bouche. Fréquence des renvois. Mal de cœur, nausées, anxiétés. Faim canine. Goût décidé pour le sucre. Nausées, même en mangeant. Plénitude extraordinaire de l'estomac, après un modeste repas. Ballonnement de l'estomac. Poids à la région du foie. Lorsque l'on se baisse, douleur du foie, comme s'il se déplaçait. Atonie et sentiment du froid au bas-ventre. Coliques semblables aux douleurs de l'enfantement. Développement considérable d'air dans le bas-ventre. *Incarcération des flatuosités*. Défaut d'émission des vents. Emission continuelle des vents. Démangeaison à l'anus. Boutons hémorroïdaux extérieurs. Atonie du rectum. Difficulté de rendre les excrémens, tant ils sont épais et durs. Constipation, on ne va que difficilement à la garde-robe. Selles glaireuses. Angoisses qui précèdent la garde-robe. Fréquent besoin d'uriner, jour et nuit. Sommeil des organes génitaux. Défaut d'érections, de pollutions. Accélération du flux menstruel. Démangeaison et excoriations dans le pli des cuisses, et entr'elles, pendant l'écoulement des règles. *Leucorrhée*.

Obturation des narines. Catarrhe nasal sec. Toux. Toux nocturne. *Crachement de pus*. *Pendant la toux*, crampe de la poitrine. Difficulté de la respiration. Sifflement de la poitrine. Le matin, oppression de la poitrine. Asthme convulsif. Battemens de cœur.

Douleur aux lombes. Tiraillemens douloureux depuis les lombes jusqu'au milieu du dos. Raideur de l'entre-deux des épaules. *Raideur de la nuque*. Faiblesse des muscles de la nuque.

Poids aux épaules. Engourdissement des bras. Faiblesse des extrémités supérieures. Le matin, au lit, fatigue des bras. Raideur de l'articulation du coude. Tremblement des mains, en écrivant. Sentiment douloureux de paralysie dans les poignets. *La nuit, tiraillemens dans les extrémités inférieures.* Fourmillement, frisson le long des os *tibias.* La nuit, au lit, froid des pieds. Raideur de l'articulation du pied avec la jambe. Douleur brûlante aux jambes. Puanteur de la sueur des pieds.

Engourdissement des membres. Etat voisin du frissonnement, tout le jour. Douleur dès que l'on lève un poids quelconque. Défaut de transpiration, on est impropre à suer. Dartres. Dès que l'on marche, on tombe en sueur. Le soir, précocité du sommeil. Sommeil fantastique, rempli de rêves, d'anxiétés. Saccades du corps, pendant le sommeil. Le matin, au lit, sentiment de chaleur. Sueurs nocturnes. Mauvaise humeur, colère, pusillanimité.

Tableau général des symptômes du kali ou potasse.

Vertiges, spécialement le matin et le soir, sept, neuf jours après le remède. *Dans la session,* avant de manger, vertiges, on vacille de côté et d'autre, chaque fois que l'on tourne la tête ou le tronc, vertiges. La tête est en état d'ivresse. *La tête est prise* très-fréquemment. On a de la peine à fixer son attention sur un objet déterminé. Le soir, la tête est vide et stupide, quatre jours après le remède. Ascension du sang vers la tête, on en est comme ivre. On ne peut trouver ni le mot ni l'expression propre que l'on cherche. Délire, jour et nuit. *Tiraillèmens dans le front, avant midi et après minuit*, le deuxième jour après le remède. *Contraction douloureuse à la tempe gauche, et tiraillemens dans cette partie*, treize jours après l'usage du remède. *Pression et poids dans la partie droite du front et à la tempe*, onze, dix-neuf, vingt jours après avoir pris le remède. *Tiraillemens, déchiremens au front, qui s'étendent jusqu'aux yeux et à la racine du nez*, quatorze, dix-huit, vingt et un jours après l'usage du remède. *Tiraillèmens douloureux dans la moitié gauche de la tête, au-dessus, devant et dans la tempe*, douze, dix-neuf, vingt-cinq jours après avoir pris le remède. Tiraillemens, déchiremens au sommet de la tête, trente-quatre jours après le remède. Le soir, tiraillemens qui partent de la tempe gauche pour se rendre à l'articulation de la mâchoire, quatorze jours après le remède. Elancemens dans la partie antérieure de la tête. *Elancemens dans les tempes*. Elancemens au front et au-dessus des tempes, dans le mouvement de la mâchoire inférieure, soit qu'on marche, ou que l'on se courbe, ou se baisse. Elancemens à la partie postérieure de la tête, et à la surface du cerveau. Mal de tête que l'on calme en s'asseyant dans son lit, et qui s'aggrave dès que l'on se couche. Au côté droit de la tête, apparition d'une tumeur douloureuse, qui ressemble à un furoncle. Froid à la tête. Apparition d'un gros bouton sur la bosse frontale gauche ; il est douloureux au toucher, et finit par suppurer. Démangeaison, éruption au cuir chevelu. Sécheresse, *chute des cheveux.*

Le soir, au lit, sensation au sourcil gauche, qui semble annoncer un abcès, huitième et treizième jours après le remède. Enflure entre les sourcils et les paupières, formant un petit sac. Le matin, au réveil, difficulté d'ouvrir les yeux. Fermeture involontaire des paupières. Cercles bleus autour des yeux. Sensation brûlante aux paupières. *Pression dans les yeux.* Douleur aux yeux, comme si on les comprimait de dehors en dedans. Ulcération des angles des yeux, ils sont brûlans. Douleur piquante et mordante, mais fugitive dans les yeux. *Rougeur brûlante de la conjonctive, il s'y montre de petites veines engorgées.* Pesanteur et douleur tiraillante dans l'intérieur de l'œil droit, douze, vingt-six jours après le remède. *La nuit, tiraillemens vifs et douloureux dans l'œil et l'orbite droits*, trente jours après le remède.

Elancemens dans le milieu de l'œil. Sensation de sécheresse des yeux, au bout de deux jours. Sensibilité douloureuse des yeux, à la lumière du jour. Départ d'étincelles des yeux, pendant la toux. passage de points noirs devant les yeux, à la lecture.

Démangeaison vive dans l'oreille. Rougeur, chaleur et démangeaison à l'oreille externe. Gonflement inflammatoire de l'intérieur de l'oreille, et douleur dans son pourtour, trois jours après le remède. *Déchirement dans l'oreille*, avec écoulement d'une matière purulente. Ouverture d'un abcès dans l'oreille, après cinq jours de l'usage du remède. Ulcération et suppuration derrière les oreilles. Sensation de quelque chose qui rampe et pique dans l'oreille droite, en rapport avec le même sentiment dans l'estomac et l'œsophage, au bout de trente jours. *Craquemens fréquens dans les oreilles. Sifflemens dans les oreilles. Tintement dans une oreille*, et bruissement dans l'autre. Sensation de fermeture des oreilles. Emoussement de l'ouïe.

Palpitation dans la peau du visage, suivie de démangeaison, le grattement cause de la brûlure. Démangeaison brûlante à la face. Face hyppocratique, surtout à l'air libre. Rougeur et gonflement d'une joue, avec éruption boutonneuse, qui s'étend jusqu'au nez. *Eruption boutonneuse à la face*, boutons à la face, dont le sommet suppure. Eruption au nez et aux oreilles. Rougeur et chaleur du nez, éruption boutonneuse à cette partie. Le nez rougit et gonfle, surtout après dîner. Sensation brûlante et mordante dans les narines. Chaque matin la narine droite fournit du sang. Eruption dans l'intérieur des narines. Exaltation du sens de l'odorat. Hémorragie nasale.

Gonflement et ulcération de la lèvre supérieure, elle se gerce et donne du sang. *Croûtes à la lèvre supérieure*. Eruption aux lèvres et au pourtour de la bouche de boutons pointus qui démangent et suintent. La lèvre inférieure se couvre de vésicules douloureuses au toucher.

Démangeaison au menton. Douleur de crampe à la mâchoire inférieure. Sensibilité des glandes sub-maxillaires au toucher. Gonflement de la mâchoire inférieure et de ses glandes. Douleur aux dents, seulement quand on mange. Douleur aux dents pendant le dîner et le souper ; il semble que quelque chose soit entré dans la dent creuse ; c'est un déchirement qui s'étend jusqu'à l'œil et à l'oreille, et revient par accès. *Elancemens çà et là dans les dents antérieures*, le soir. Douleur des dents surtout la nuit, il semble qu'on y fouille avec un fer rouge. Sensation de blessure à la partie interne des gencives derrière les dents incisives. Ulcération, abcès aux gencives.

Mauvaise odeur de la bouche, semblable à celle du fromage vieux, chaque matin. Excoriations à l'intérieur des joues et à la pointe de la langue. Sensation de sécheresse de la bouche, malgré une forte salivation. Sécheresse de la gorge, qui est engouée de glaires. *Elancemens et pincemens à la partie postérieure du palais, avec une sécheresse pareille à celle qu'on éprouve avant l'invasion de l'enchifrènement, ils sont aggravés par la déglutition*, matin et soir, huit, neuf, vingt-neuf, trente, quarante-un jours après le remède. Engorgement et *grattement à la gorge*, au bout de huit jours. On sent un peloton à la gorge, que l'on ne peut ni avaler ni expulser par le crachement. Saveur d'amertume ou de pourriture à la bouche et à la gorge.

Le matin, renvois, mal de cœur, qui durent tout le jour. Disposition prochaine au vomissement, surtout après le repas. A chaque émotion de tristesse ou de joie, et à tous les instans du jour, disposition au vomissement. Le matin, chaleur brûlante à la face, on vomit son déjeûner, la face pâlit, le vomissement se répète, après quoi l'on éprouve, pendant l'espace de deux jours, une grande lassitude. Répugnance pour tous les alimens, on ne peut supporter le pain noir ni le lait, on ne désire que les alimens aigrelets. Faim vive, soif ardente. A midi, avant et après le dîner, pâleur de la face, mal de cœur, vertiges, renvois, fatigue des jambes, froid des mains et des pieds, pendant quelques heures, et néanmoins on a de l'appétit. *Pendant le repas, somnolence*, au bout de quatre jours. Après le repas, lassitude, pulsations au creux de l'estomac et douleur à la tête; l'humeur devient chagrine. Après le déjeûner et le dîner, saveur aigre, renvois acides, sensation brûlante de l'estomac jusqu'à la gorge, c'est le soda. *Le matin et le soir, après avoir mangé la soupe, pincemens, inquiétude dans le bas-ventre. Après le repas, ballonnement du bas-ventre. Après un léger repas, plénitude et tension du bas-ventre.* Poids, renvois, sensation de brûlure à l'estomac. Contraction spasmodique de l'estomac, qui s'étend jusqu'au travers de la poitrine. Elancemens à l'épigastre et aux hypocondres. *Pulsations à la gauche de l'épigastre. Douleur lancinante à la région du foie.* Douleur brûlante à la région du foie. *Poids à l'hypocondre droit* et pulsations à la région de l'estomac, on ne peut y toucher sans éprouver de la douleur. Douleur du foie pendant la marche, plusieurs jours de suite.

Colique venteuse, qu'a fait cesser l'émission des vents par haut et par bas. Tranchées vives, causées par les vents. *Ballonnement du bas-ventre. Elancemens dans le bas-ventre*, matin et soir. Elancemens vifs et déchirans sous les fausses côtes du côté gauche. Accumulation des vents au-dessus de la vessie urinaire. Tranchées fréquentes, qui semblent annoncer le dévoiement.

Tiraillemens douloureux dans le bas-ventre, avec constipation. *Emission abondante de flatuosités.* Après beaucoup d'efforts, on n'a qu'une selle médiocre, quatorze jours après le remède. *Selle molle*, visqueuse et de couleur sombre, qu'on a beaucoup de peine à rendre; le rectum semble être dans l'atonie. Constipation, trois jours après le remède. Dureté des selles, qui fait gonfler et sortir des boutons hémorroïdaux. Dévoiement tormineux. Selles diarrhoïques, avec douleur mordante à l'anus, huit jours après le remède. On rend du sang avec la selle, pendant plusieurs jours, onze jours après le remède. Fourmillement lancinant à l'anus, avant et après la selle. Avant et pendant la selle, écoulement de glaires blanches par l'anus. Tranchées, *élancemens*, *déchiremens* à l'anus, quatre, onze, vingt-cinq, trente-deux, trente-quatre, trente-cinq, quarante jours après le remède. *Sensation de brûlure à l'anus*, sans ténesme. *Démangeaison à l'anus* et au scrotum. Inflammation des tumeurs hémorroïdales.

Envie fréquente d'uriner. Sécrétion abondante des urines. Besoin d'uriner, mais l'urine a de la peine à couler, elle ne sort que très-lentement. Besoin d'uriner, qu'on ne peut satisfaire qu'avec de grands efforts. Deux ou trois minutes après avoir uriné, il sort encore quelques gouttes d'urine. Emission d'une liqueur laiteuse, floconneuse et inodore, après avoir uriné. (Clignure prostatique.) Tranchées à la région de la vessie. Sensation de brûlure dans l'urèthre, pendant l'écoulement des urines. Fréquens tiraillemens dans la partie antérieure de l'urèthre.

Douleur de contusion au scrotum. *Démangeaison au scrotum*. Chaleur et gonflement aux testicules. Tiraillemens vifs et douloureux à la verge. Palpitation dans l'épaisseur du gland. Erections violentes. *Désir violent du coït*, au bout de trois jours. Excitation de l'organe générateur, où l'on sent une chaleur brûlante. Pollutions, deux nuits de suite, aussitôt après le remède. *Pollutions débilitantes*. Les pollutions deviennent plus rares, quatorze jours après le remède. Absence pendant quarante-deux jours des pollutions auxquelles on était sujet.

Répugnance féminine pour le coït, pendant les premiers jours après le remède. Disposition prochaine au coït, au bout de vingt-neuf jours. Pendant le coït, pincemens douloureux à la vulve. Eruption brûlante à la vulve. Démangeaison brûlante et lancinante dans la vulve.

Une semaine avant la période menstruelle, inquiétude interne, comme à la veille de l'écoulement des règles. Grande chaleur, soif vive, nuits agitées, avant l'apparition des règles. Le matin, au réveil, sensation voluptueuse, comme dans le coït même, avant l'éruption des règles. Acrimonie du sang menstruel, il cause de l'érosion et une éruption à la partie interne des cuisses. Pendant l'écoulement des règles, développement de beaucoup de flatuosités, mauvais goût à la bouche, et renvois bilieux. Pendant l'écoulement des règles, poids au fond du bas-ventre. Pression de haut en bas, comme si les parties génitales voulaient se renverser; la même pression s'exerce aux lombes; cet état est insupportable. A la terminaison des règles, le soir, frisson dans le dos, on s'éveille après minuit avec une crampe d'estomac qui dure jusqu'à midi, dix-neuf jours après le remède. Leucorrhée jaunâtre, avec démangeaison brûlante à la vulve. Raucité de la voix. *Catarrhe humide abondant.* Eternûmens multipliés jusqu'à trente fois dans un jour, accompagnant un catarrhe humide. *Toux causée par un fourmillement du gosier*, matin et soir. Le soir, au lit, toux. Toux qui commence au milieu de la nuit, et continue jusqu'au jour, de cinq en cinq minutes; il faut tousser. Toux sèche, la nuit seulement. *Le matin, courte haleine*. La nuit, râlement dans la poitrine, lorsque l'on est couché sur le dos. Vers le soir, anxiétés dans la poitrine. *Le matin, douleur tranchante au bas du sternum, qui semble causée par des vents incarcérés*. Elancemens sourds dans le côté gauche de la poitrine, sous les fausses côtes. Le soir, resserrement de la poitrine. Elancemens dans le côté droit de la poitrine, suivis d'une pression continue. Points de côté dans l'inspiration. Le soir, douleur de déchiremens au sternum. Tiraillemens douloureux autour de la poitrine. Brisure de la cage de la poitrine. Le parler suffit pour fatiguer la poitrine. Faiblesse de la poitrine. Sensation de chatouillement dans le côté gauche de la poitrine. Palpitations de cœur violentes, angoisses. Fréquentes intermittences des battemens du cœur. *Fréquence et fort battement de cœur*, avec anxiété. Sensation brûlante à la région du cœur. Tiraillemens douloureux aux dernières fausses côtes du côté gauche. Démangeaison autour de la poitrine, le grattement y produit une éruption.

Dans la station ou dans la marche, douleur aux lombes. Dans la session, douleur fréquente aux lombes. *Tiraillemens douloureux aux lombes*. Raideur des lombes, on y éprouve quelquefois des battemens; d'autres fois, un élancement qui passe par le côté gauche du ventre, et aboutit à la poitrine. *Elancemens dans les deux régions du rein*, onze, vingt-neuf jours après le remède. Violentes douleurs dorsales. Raideur du dos, on ne peut se courber en avant. *Compression à la région des reins*, sept, huit, quinze, dix-neuf jours après le remède. Douleur dorsale, comme après avoir levé un fardeau trop pesant. Dans le repas seulement, *courbature douloureuse de la région dorsale. Dans le repas, et non dans le mouvement*, élancemens dans le dos, qui traversent la poitrine. Tantôt élancemens, tantôt déchiremens, tantôt contraction et compression dans les différentes régions du dos. Douleur de luxation à l'omoplate. Le matin, douleur tiraillante à l'omoplate droite, le quatrième jour après le remède. D'abord un serrement entre les deux omoplates, puis une sensation de brûlure qui descend jusqu'à la hanche, soit qu'on fasse ou non du mouvement; y porte-t-on la main, elle y reconnaît une chaleur brûlante; travaille-t-on avec activité, on ressent un élancement qui, de la pointe de l'omoplate gauche, se rend au creux de l'estomac, au bout de sept jours. Relève-t-on la tête, la nuque souffre. Le matin, au lit, raideur de la nuque, trois jours après le remède.

Pendant huit jours, impossibilité de lever les bras, on ne peut que les porter en avant et en arrière. *Déchiremens à l'articulation de l'épaule gauche*. Raideur et tiraillemens à l'épaule droite, accompagnés d'une pesanteur paralytique au bras du même côté. Courbature douloureuse des épaules. Sensation brûlante dans le creux de l'aisselle droite. Démangeaison, sueur au creux des aisselles. *Faiblesse extrême des membres supérieurs.* Sorte de paralysie des bras, les premiers jours après le remède. Douleur aux deux bras, comme si l'on y avait reçu un coup, surtout lorsque l'on veut les lever, au bout de seize jours. Gonflement des bras et des mains, où l'on ressent une grande faiblesse. *Pulsations douloureuses au bras gauche*, avec intermittence. *Oscillation dans les muscles du bras gauche*, dix-huit, dix-neuf, vingt et un, vingt-six jours après le remède. *Déchiremens au bras gauche*, au bout de vingt-quatre heures. Elancemens dans les bras. Au froid, les bras s'endorment et se raidissent ; il en est de même lorsqu'ils ont fait du mouvement. Le matin, au lit, engourdissement des bras et des mains ; le sentiment y est éteint pendant une demi-heure. Engourdissement du bras sur lequel on est couché. *Déchiremens à l'articulation des coudes*, au bout de trois, six et de vingt-deux jours ; *on y éprouve quelquefois en même temps beaucoup de chaleur*, au bout de dix, dix-sept, trente-deux et quarante jours. *Déchiremens à la partie supérieure des deux avant-bras*, trois, onze, dix-huit et trente-six jours après le remède. Tiraillemens sourds de l'avant-bras à la main, le soir. Tiraillemens douloureux aux avant-bras. Tiraillemens et déchiremens aux poignets. *Les mêmes, à droite et à gauche, entre le pouce et l'indicateur*. Faiblesse des mains. Tremblement des mains lorsque l'on écrit. démangeaison aux poignets, à la paume des mains. Elancemens aux poignets. On ne peut saisir quelque chose avec la main, sans éprouver de la douleur au dos du métacarpe. Chaleur brûlante à deux doigts de la main gauche. La main gauche semble être sur des charbons ardens. Le matin, au lit, crampe des doigts, vie d'engourdissement, on ne les meut qu'avec peine, *ils sont glacés*. Le matin, douleur sous les ongles. Elancemens, déchiremens dans les articulations des doigts. Eruption d'une vésicule à la pointe du petit doigt. Brûlure à la racine de l'angle du doigt *médius*. Formation d'un panaris inflammatoire à la racine de l'ongle de l'indicateur.

Oscillations musculaires aux fesses. Tiraillemens aux muscles des fesses, non loin de l'articulation du bassin. Démangeaison entre les fesses. Dans la session, les fesses et les cuisses sont douloureuses, comme si elles étaient meurtries. *Tiraillemens douloureux aux hanches et aux genoux*. Les bras, les hanches et les cuisses souffrent, comme si l'on y avait reçu des coups. Raideur et tiraillemens à l'articulation de la cuisse avec le bassin. Serrement avec pesanteur aux extrémités inférieures, que l'on rapporte aux os. *Le soir, inquiétude dans les jambes*, on est forcé de marcher. *Sensation de chaleur brûlante dans les jambes*, et quelquefois de légers élancemens. Pesanteur des jambes, extrême faiblesse, elles plient sous le poids du corps. Une des extrémités inférieures, *la jambe surtout est toujours tout près de s'engourdir*. Est-on long-temps assis, l'une et l'autre jambe est près de s'engourdir. *Tiraillemens douloureux aux cuisses, quelquefois accompagnés d'une pesanteur paralytique dans la station et dans la chaleur du lit, le soir et la nuit seulement. Palpitations, oscillations dans les muscles des cuisses*. Plusieurs jours de suite, fatigue extraordinaire des extrémités inférieures. Raideur des genoux, au bout de deux jours. Se lève-t-on de la chaise, les genoux semblent entorsés, pendant quelques minutes, sept jours après le remède. A la marche, douleur qui paralyse le genou droit, au bout de six jours. Marche-t-on un peu fort, les genoux s'engourdissent douloureusement, au point de ne pouvoir les fléchir. Tiraillemens fréquens dans les genoux. Eruption aux jarrets.

Tiraillemens dans les os des jambes. Déchiremens le long des deux tibias; on n'y saurait toucher sans que le périoste ne souffre. Le soir, démangeaison vive aux jambes. Elancemens dans la cavité du tibia. Tiraillemens, crampes aux gras de jambes. *Tiraillemens douloureux à l'articulation de la jambe avec le pied*, après un, trois, sept, vingt, vingt-quatre jours de l'usage du remède. Raideur des pieds, ils gonflent *et sont glacés au lit*. Les pieds sont-ils froids, on y éprouve des tiraillemens qui cessent dès qu'on les réchauffe. Elancemens dans les os du tarse; si l'on veut marcher, le pied semble être entorsé, on est forcé de s'arrêter. *Déchiremens au bord interne du pied et à sa plante.* Le matin au lever, l'articulation du pied gauche est saisie de vifs élancemens, qui s'étendent jusqu'aux os du tarse, ils durent tout le jour et augmentent le soir; alors on n'ose mouvoir le pied, où se font sentir des battemens, et le talon se met de la partie, le gonflement s'y joint, les parties souffrantes sont chaudes au toucher, dix-neuf jours après le remède. Fourmillement à la plante des pieds. Sensibilité douloureuse de la plante des pieds et des orteils. Sueur à la plante des pieds. *Déchiremens aux orteils*, quatre, sept, onze, vingt jours après le remède. *Sensation de déchirement à l'extrémité des gros orteils*, au bout de dix-sept, vingt-un, trente-six jours. Douleur à la pointe des orteils, dans la marche. Fourmillement, démangeaison, élancemens à l'extrémité des orteils. Rougeur enflammée et douloureuse des engelures. Douleur vive aux cors des pieds.

Invasion des douleurs à deux ou trois heures du matin, on est obligé de se lever, tandis que le mouvement les soulage dans le jour. *Douleur des membres sur lesquels on est couché.* Courbature de tous les membres. Comprime-t-on quelque partie du corps, on y éprouve une douleur de meurtrissure. Tiraillemens douloureux dans toutes les parties du corps, accompagnés de maigreur et de la pâleur de la face, il semble que l'on soit malade depuis long-temps, neuf jours après le remède. Sensation du pouls dans tout le corps, jusqu'à la pointe des orteils. Fermentation du sang, chaleur à la face, le soir surtout avant de se coucher. Démangeaison générale, plus vive aux jambes, on se gratte jusqu'au sang. *Le matin et le soir, démangeaison violente par tout le corps, surtout au dos où il se forme une éruption*, trois jours après le remède. *Sensation brûlante à diverses parties du corps, comme sous l'action d'un synapisme.* Démangeaison brûlante, lancinante, mordante par tout le corps, elle cesse dès que l'on est couché. Est-on assis et tranquille, les membres commencent à fourmiller et l'inquiétude à s'établir. Tiraillemens sous la cicatrice d'un ancien exutoire. Démangeaison à une vieille verrue de la face, depuis long-temps indolente. Sueur forte pendant la marche, ainsi que dans le travail de l'esprit. *On a froid après le repas, le soir surtout.* Horreur de l'air libre ; s'est-on promené, on rapporte un violent mal de tête, qui dure quelques heures. *Extrême susceptibilité du refroidissement*, après s'être échauffé un peu, on perd l'appétit, on a du frisson, des tranchées, et du dévoiement, et le sommeil est agité. Chaque courant d'air ramène les symptômes du refroidissement.

Paroxysme de refroidissement ; le soir, fièvre, le matin, sueur avec un violent mal de tête, au lever on a la tête vide.

Paroxysme de refroidissement pour avoir été au

grand air; dès qu'on est rentré, chaleur momentanée, puis courbature des membres, tiraillemens à la tête, bruissemens d'oreilles et froid universel, suivis d'une sueur aigre pendant toute la nuit, au bout de trente-un jours de l'usage du remède.

Paroxysme : tiraillemens entre les épaules, raideur de la nuque, la tête se porte convulsivement en arrière, dès que l'on veut la mouvoir.

Paroxysme : nausées, vomissement ; brisure du bas-ventre, qu'on ne saurait toucher sans y éprouver de la douleur ; on a de l'abattement, la tête prise, de la somnolence et quelques selles diarrhoïques, suivies de constipation.

Paroxysme : après un travail du corps, contraction douloureuse au dos, on est forcé de se coucher, on sue fortement toute la nuit, et le matin la selle est glaireuse et sanguinolente, mais sans douleur.

Saccades des membres, oscillations çà et là dans les muscles ; cet état dure quelques jours, huit jours après le remède. Une promenade fatigue aisément et cause le tremblement des mains et des jambes. Au plus léger mouvement, défaillance, quelques heures après le remède. La conversation fatigue.

Paroxysme : au retour d'une douce promenade, débilité telle, qu'on peut à peine regagner son logis, où l'on éprouve un malaise si grand, une telle chaleur à la région de l'estomac, que le front se couvre d'une sueur, et les jambes tremblent. Le repos fait disparaître ces accidens..

Paroxysme : détente de tout le corps, de la région des lombes surtout, les muscles du cou sont relâchés ; les bras et les jambes sont si faibles que l'on est prêt à tomber, et le cœur manque comme à l'approche d'une défaillance. Au sortir du sommeil de l'après-dîner, lassitude, mauvaise humeur. Les membres sont si lourds que l'on ne peut mettre un pied devant l'autre, au bout de deux jours. Au lit, pesanteur du corps, qui se dissipe après le lever. On ne peut monter un escalier, tandis qu'on marche bien sur un plan horizontal. Il est matin, et l'on n'a pas assez dormi. Sommeil prolongé, après lequel on a la tête vide, de l'enchifrènement et de la pesanteur dans les yeux.

Somnolence diurne : on dort assis, même debout, après midi et le soir*; invincible envie de dormir. Le soir on ne songe qu'à se coucher*; on est sombre, silencieux. Après une promenade en plein air, on ne peut le soir s'endormir.

Sans cause évidente, on ne peut le soir s'endormir avant onze heures, minuit. Réveil à une ou deux heures de la nuit, et l'on ne peut plus se rendormir. Le soir au lit, ascension du sang vers la tête ; il semble qu'on va perdre connaissance. La nuit dans le sommeil, grincement des dents, on a de petites convulsions et des tremblemens. Deux nuits de suite, mouvemens épileptiques, sans râlement, dont on n'a pas la conscience au réveil. Soubresauts, *frayeur dans le sommeil ;* d'autres fois, au moment de s'endormir. La nuit au lit, douleur brûlante aux jambes. La nuit, poids et brûlure à l'estomac. La nuit, renvois avec l'odeur des alimens du dîner. La nuit, douleur épouvantable dans tout le corps, semblable à des coups de marteau. La nuit, on ne peut dormir, tout l'anus brûle, au bout de trente-six heures. Dévoiement la nuit, depuis trois heures jusqu'à cinq, pendant la première semaine. La nuit, on est éveillé par une douleur pulsative qui dure une heure. La nuit, expectoration d'une grande quantité de glaires pendant une demi-heure. A deux heures du matin, on est éveillé par une anxiété précordiale; impossible de se rendormir. Réveil causé par la suspension de la respiration. Cauchemar, on ressent un poids immense sur la poitrine; la gorge se serre, on ne peut crier. La nuit, élancemens, crampe dans les deux côtés. La nuit, démangeaison au scrotum, érections fréquentes, qui ne peuvent produire la pollution.

La nuit, tranchées sèches, le lendemain le ventre et les reins sont douloureux ainsi que la poitrine, après midi. Courbature générale.

Après minuit, élancemens violens dans la poitrine, à la région du cœur, et quelquefois dans le dos, supportables lorsqu'on est couché sur le côté droit, insupportables lorsqu'on essaye de se coucher sur le côté gauche ; la nuit suivante, on est éveillé de bonne heure par un violent élancement dans la poitrine, étant couché sur le côté gauche; il suffit de se mettre sur le côté droit pour la faire cesser. La troisième nuit, le même élancement se fait sentir si l'on est couché sur le dos. Ces nuits sont les dix-huitième, dix-neuvième et vingtième après le remède. Sommeil agité, le côté sur lequel on est couché fait mal. La nuit, on est éveillé par la crampe, soit aux cuisses, soit aux gras des jambes ou à la plante des pieds; elle s'empare de ces parties dès qu'on les meut. Réveil, causé par une grande lassitude des jambes, où l'on ressent des tiraillemens, surtout dans les articulations des pieds.

Sommeil rempli de rêves effrayans; tantôt on voit des spectres, dont quelques-uns veulent s'établir sur soi, tantôt des voleurs, des assassins, on crie au secours; d'autres fois on se voit un membre bien malade, ou des morts ressuscités, avec lesquels on se dispute. *On parle dans le sommeil*, on pleure en rêvant, on s'agite, on se tourne et se retourne dans son lit. A peine est-on endormi, qu'on commence à rêver.

Trois jours de suite, froid interne, sans chaleur ni soif; les pieds sont glacés, la tête est prise, on est malade et sans force, la mâchoire inférieure est enflée ainsi que les gencives, et les dents élancent.

Fièvre. Le froid dure quelques minutes, on doit se coucher, alors commencent les nausées, le vomissement; une crampe douloureuse occupe la poitrine. Toute la nuit, la respiration est courte, l'anxiété grave, et la tête baignée de sueur.

Chaque jour, le soir à six heures, fièvre. Froid de la durée d'une heure, avec soif; vient ensuite un catarrhe nasal humide, de la chaleur sans soif, puis une petite moiteur et un doux sommeil; au réveil, empâtement de la gorge; mauvais goût à la bouche et inappétence. Chaque matin l'œil gauche est fermé par la chassie.

Froid constant, accompagné d'une soif vive, et d'une chaleur intérieure; les mains seules sont brûlantes, et le dégoût complet pour toute espèce de nourriture, au bout de quatorze jours.

Fièvre. Le matin, à neuf heures, et le soir à cinq, on baille pendant une heure, ressentant une chaleur générale, de la douleur à la tête et à la poitrine, et des pulsations dans le bas-ventre. Le soir, alternative de froid et de chaud, suivie de sueurs nocturnes, trois jours après le remède. *Sueurs nocturnes*, les trois premières nuits après le remède. *Le matin*, au lit, *sueur*. L'aspect de la face indique déjà un grand désaccord, avant même que le malade ne s'en aperçoive.

Humeur chagrine, irascibilité remarquables, surtout à midi et le soir; *on se fâche, on s'irrite* pour des bagatelles.

Le matin, au réveil, colère, on grince les dents; on désire avec impétuosité, on n'est content de rien, la colère va jusqu'à la fureur, si tout ne cède pas au gré du désir; on ne sait pas même ce que l'on veut.

Mobilité de l'humeur, tantôt tranquille, tantôt

furieuse, souvent pleine d'espoir, d'autres fois découragée.

Visions d'un oiseau; par exemple, qui vole vers la fenêtre, on tressaille en jetant un cri.

Exaltation de la pensée et du mouvement. Crainte de l'avenir, angoisses relatives à l'état de maladie où l'on se trouve.

NATRUM MURIATICUM, SEL COMMUN.

On se procure du sel de cuisine, parfaitement pur, en en dissolvant une dragme dans de l'eau distillée en ébullition, pour le filtrer ensuite à travers un peu de papier brouillard, et en opérer l'évaporation à une chaleur de 40 ° R. Un grain de ce sel crystallisé fournira, suivant le procédé connu du frottement avec le sucre de lait, les atténuations depuis la fraction centième jusqu'à la millionième. A dater de cette fraction, les suivantes s'opéreront à la faveur de l'esprit de vin, et on les conduira jusqu'à la trentième, je veux dire, la fraction décillionième. ($\bar{x}$).

Les propriétés médicales du muriate de soude sont encore tout-à-fait inconnues, bien qu'on ait vu cette substance, prise à la dose d'une once, arrêter subitement des hémorragies. Je ne vois dans ces guérisons qu'un effet palliatif produit par l'irritation de ce sel sur le canal intestinal, guérison qui ressemble à celles opérées par l'application d'un synapisme sur les membres, pour faire taire pour quelque temps une douleur de dent, ou tout autre symptôme.

Une chose semblerait indiquer l'innocuité de ce sel dans l'organisme humain, c'est l'usage qu'en font tous les peuples depuis des milliers d'années, dans le dessein de corriger la fadeur de leurs alimens. Comment se fait-il que cette substance, à laquelle j'ai reconnu de si puissantes propriétés médicinales, n'aït point produit des effets nuisibles à l'humanité? la réponse pourrait se trouver dans l'empire de l'habitude. S'il est vrai que l'on peut s'accoutumer aux poisons, ce que je ne crois possible qu'au détriment de la santé, qui cesse alors d'être parfaite, on peut n'avoir rien à craindre de l'usage universel du sel de nos cuisines. Cependant, malgré ma conviction actuelle sur les vertus médicinales de cette substance, je suis loin de croire, comme *Lind*, qu'on lui doive attribuer le scorbut de mer, cachésie, à la formation de laquelle il est bien d'autres causes qui concourent.

Il faut distinguer soigneusement le sel de cuisine employé sous forme brute, de ce même sel soumis à la friction que je lui fais subir par mes préparations. J'ai été conduit à la présomption de ses grandes propriétés médicinales, par l'observation de la soif que produisent ses grandes doses, et par l'expérience des petites, dont l'usage est infaillible pour apaiser ses symptômes dans le cas du manque de boisson propre à le calmer. Rien de plus homœopathique, sans doute, que ce fait, que chacun peut constater à son gré. Combien d'autres substances, en apparence indifférentes, ne nuisent que par l'usage immodéré qu'on en fait!

Si j'avais besoin de nouvelles preuves de l'importance du secret que possède le médecin homœopathe, pour la découverte des forces que jusqu'à lui la nature a tenues soigneusement cachées dans l'intérieur des corps terrestres, je les trouverais dans la métamorphose qu'il fait subir à cette substance, qui, d'indifférente et d'inerte qu'elle est dans son premier état, est élevée par lui jusqu'à l'héroïsme de l'activité médicinale.

Oui, tout incroyable que paraisse cette assertion, le muriate de soude est un des plus puissans remèdes anti-psoriques, comme va le prouver le tableau des maladies nombreuses que son usage homœopathique produit et développe sur l'homme sain. On ne peut presque jamais donner, sans inconvénient, plus d'un ou deux globules de ce remède à la fois. Les malades atteints d'affections chroniques, qui ont été traités long-temps par des irritans allopathiques, ne supportent même pas cette faible dose, quand le remède est indiqué homœopathiquement autant que possible. Il faut se contenter alors de leur faire flairer un globule de sucre, gros comme un grain de chenevis, qui a été imbibé dans la liqueur. L'action dure quinze à vingt jours. Il est indiqué, lorsque la situation du malade offre les symptômes caractéristiques suivans :

Vertiges, les objets tournent devant les yeux, on est prêt à tomber devant soi. Vertiges, avec saccade de la tête et trouble de l'esprit. Gêne de la pensée. *Pesanteur de la tête;* chaque jour, pesanteur de la tête, plus grande à l'occiput, la même pesanteur aux paupières, qui se ferment. Douleur de tête, elle semble devoir éclater. Tiraillemens douloureux à la tête, qui obligent de se coucher. Elancemens dans les deux côtés de la tête. Au réveil, la tête est douloureuse. Tiraillemens, battemens dans le front. Coups à la tête, comme d'un marteau.

Croûtes écailleuses dans le cuir chevelu. Eruption boutonneuse au front. Elancement au-dessus des yeux. Pesanteur douloureuse au-dessus des yeux. Si l'on marche, ou que l'on se baisse, la vue se voile. Au début des douleurs tiraillantes et lancinantes de la tête, obscurcissement momentané de la vue. Un voile est tiré devant les yeux, qui empêche de voir. Commencement de goutte sereine. Points noirs devant les yeux. Presbiopie. *Confusion des caractères à la lecture.* Le soir, fermeture des paupières. Larmoiement acrimonieux. Sensation de morsure dans les yeux. Inflammation des yeux. Amas d'une chassie visqueuse aux angles des yeux. Collement des paupières par la chassie. *Bourdonnement*, sifflemens *dans les oreilles*. Elancemens dans les oreilles, à la mastication, douleur au bas des joues. *Sécheresse du nez*. Obtusion de l'odorat. *Cuisson de la lèvre supérieure*, elle se gerce, elle éclate. Vésicules sanguinolentes à l'intérieur de la lèvre supérieure, douloureuses au toucher. Gonflement répété des glandes submaxillaires. Goëtre. Fistule dentaire. Vésicules sur la langue. Mal de gorge chronique, il semble toujours que l'on ait un peloton dans le gosier.

Le matin, crachement glaireux. Amertume de la bouche. Renvois, spécialement après les alimens gras et laiteux. *Renvois acides*. Soda. *Soda qui de l'estomac, monte à la gorge*. Salivation vermineuse accompagnée de la sensation de pelotonnement autour de l'estomac. Mal de cœur. Dégoût pour les alimens gras. Vomissement des alimens. Point d'appétit pour le pain. Inappétence. A midi et le soir, appétit immodéré. Soif constante. Faim canine, mais à peine a-t-on mangé un peu, que la satiété et la plénitude se font sentir. Poids au creux de l'estomac. *Poids à l'estomac même*. Crampe d'estomac. Poids à l'estomac, mal de cœur, nausées, chute des forces progressive. Douleur au creux de l'estomac, dès qu'on y touche. Gonflement de l'épigastre. Fouillement au creux de l'estomac. Sueur à la face, en mangeant. Après le repas, renvois d'air. Après le repas, mal de cœur. Après le repas, soda. Crampe au diaphragme, en se courbant.

Mal de ventre journalier. *Ballonnement du bas-ventre, incarcération des vents. Borborygmes intelligibles dans le bas-ventre*. Gonflement de l'abdomen. Selles trop fréquentes. Mollesse chronique des selles. Resserrement du ventre, on ne va à la garde-robe que de deux jours l'un. Constipation chronique. Ténesme. *Difficulté des selles*, accompagnée de douleurs lancinantes à l'anus et au *rec-*

tum. Hémorroïdes de l'anus. Morsures et pulsations dans le *rectum*. Emission involontaire des urines, à la marche, dans la toux et l'éternûment. On se lève la nuit pour uriner.

Ecoulement blanc par le canal de l'urèthre, chez l'homme. Exaltation des organes génitaux. Propension désordonnée de l'imagination à l'acte du coït. Impuissance. *Démangeaison à la vulve*. Retard et diminution du flux menstruel. *Durée démesurée du flux menstruel*. Profusion du flux menstruel. Avant, pendant et après l'écoulement des règles, douleur de tête. Disposition à la colère, avant l'apparition des règles. *Mélancolie avant l'apparition des règles*. *Leucorrhée*.

Raucité de la voix. Eternûmens, *enchifrènement*. Catarrhe nasal sec. La poitrine est prise, avec toux. Toux chronique courte. Ronflement dans la poitrine, toux d'irritation, à la marche et dans la profonde inspiration. Dans la toux, douleur qui fend la tête. *Courte haleine*, en marchant vîte. *Oppression de la poitrine*, pendant le travail des mains. Resserrement de la poitrine. Douleur de crampe dans la poitrine. Elancemens dans la poitrine, dans l'inspiration profonde. Dans la toux, élancemens dans la poitrine. Elancemens dans un des seins. *Battemens de cœur* avec anxiétés.

Douleur tranchante aux lombes. Tiraillemens aux lombes et dans les hanches. Raideur de la région des lombes. Poids à la nuque. Fouillemens douloureux dans le bras. Fatigue des bras. Pesanteur paralytique des bras. Elancemens aux poignets. *Fourmillement et engourdissement des doigts.* Douleur de luxation à l'articulation de la cuisse, avec le bassin. Tiraillemens douloureux aux jambes. Dartres aux jarrets. *Raccourcissement des tendons du jarret.* Fatigue des genoux et des gras de jambes. Douleur d'abcès aux os du tarse, à la marche et au toucher. Enflure des pieds.

Tiraillemens douloureux dans les membres. On se trouve très-mal de beaucoup parler. Suites très-fâcheuses du chagrin. Inconvéniens des alimens acides, ainsi que de l'usage du pain. Facilité extrême à se refroidir. Propension à la luxation. On ne saurait lever un fardeau sans se faire du mal. Sensation fréquente de froid intérieur. *Froid constant, défaut de chaleur vitale.* Amaigrissement. *Lassitude.* Paresse après un lever matinal. Le jour, somnolence. *Sommeil fantastique, songes pleins d'anxiétés* et de pleurs. Soif nocturne. Sueur matinale. *Irritabilité, irascibilité.* Angoisses, tristesse, pusillanimité.

Le muriate de soude peut être employé plusieurs fois lorsqu'il est indiqué, mais non sans avoir placé entre ce double usage ce que nous nommons un remède intermédiaire.

On remédie à la sur-activité de son action en faisant respirer au malade l'odeur de l'esprit de nitre dulcifié, qui est beaucoup plus antidotaire que le camphre.

Vertiges en marchant, en se tournant, en sortant du lit, en se baissant pour s'asseoir, en se relevant après s'être baissé ; la vue en est obscurcie. La tête est prise, après une marche vive, une contention d'esprit ; on y ressent bientôt une pression dans l'une des tempes, avec une chaleur sèche de tout le corps. Vide de la tête, la pensée, la mémoire ont disparu, c'est une sorte d'hébêtement avec somnolence, qui augmente après midi. douleur de tête, sourde et presque constante. *Pesanteur et compression douloureuse de la tête* et du front au-dessus des yeux, treize jours après le remède. Compression des deux tempes de dehors en dedans, *la tête semble être serrée dans un étau*, au bout de trois jours. Poids au sommet de la tête et *compression des tempes à l'écriture et à la lecture*. Le matin, douleur de tête, avec le sentiment de la contraction de toute la substance cérébrale. S'appuie-t-on de la tête sur un bras, elle s'engourdit, et le front et les yeux s'appesantissent ; plénitude de la tête, qui semble pousser les yeux hors des orbites. Douleur perforante à un des côtés de la tête et à l'occiput. Douleur pulsative au front, au bout de quinze jours. Mal de tête violent, battemens avec chaleur à la face, nausées et vomissement, dix-sept jours après le remède. Depuis le matin jusqu'au soir, mal de tête et nausées, le deuxième jour après le remède. Ballottement du cerveau, élancemens dans les tempes, dès qu'on la meut. Elancement sourd, qui du sommet se rend au travers du cerveau au palais. Elancement du front à l'occiput, qui ôte tout appétit. Picotemens brûlans au sommet de la tête. Elancemens sourds, douleur rongeante qui semble avoir son siége dans les os, à différentes parties de la tête. Sensibilité excessive des tégumens de la tête à l'impression du froid, on ne peut la tenir découverte, sans être pris à l'instant même d'enchifrènement. Le matin au lever, sueur à la tête. *Démangeaison au cuir chevelu*, qui force à gratter sans cesse, le deuxième jour après le remède. Odeur forte des cheveux, ils se collent ensemble. Démangeaison éruptive à l'occiput et aux tempes, à l'endroit où finissent les cheveux, ainsi que dans les sourcils. Croûtes au cuir chevelu. *Chute des cheveux, dès qu'on les touche*, le deuxième jour après le remède. Mouvement des tégumens de la tête d'arrière en avant, puis en retour du front à la nuque. La tête semble être épaissie et gonflée intérieurement. Petite tumeur dure au milieu du front, douloureuse et brûlante au toucher. Sensation de ligature autour de la tête. Après midi, chaleur vive à la tête et à la face. A midi, ascension du sang vers la tête, avec sueur au front, deux jours après le remède.

Couleur jaune de la face, avec grande douleur dans le côté droit du bas-ventre. La peau du visage est luisante de graisse. Gonflement à la partie gauche de la face et des lèvres. *Eruption boutonneuse à la face*. Bouton purulent sur la joue gauche, un autre au-dessus de l'œil. Tremblement des paupières, quelques semaines consécutives. Palpitation des paupières. Au moment de s'endormir, la paupière supérieure se rouvre par un mouvement de crampe, suivi de palpitation. Le matin au lever, et le soir au crépuscule, les paupières se ferment par un mouvement semblable. *Démangeaison vive aux yeux*, et à leurs angles, demi-heure après le remède. Elancemens à l'œil droit, au bout de dix heures. Compression douloureuse, tantôt dans les yeux, tantôt aux paupières. Douleur perforante dans les yeux. Le soir, sensation brûlante dans les yeux, dix-sept jours après le remède. Brûlure aux angles des yeux, qui oblige de les frotter. Larmoiement des yeux au plus léger vent. Acrimonie des larmes, qui rougit et érode leurs angles. Rougeur et ulcération permanente des paupières inférieures. Grain d'orge à l'angle interne de l'œil droit. Le matin, les paupières sont collées. Aspect trouble des yeux. Trouble de la vue. Le matin, la vue est obscurcie, tous les objets semblent être voilés. *Incertitude de la vision*, les objets disparaissent lorsqu'on les regarde, la vue échappe, le deuxième jour après le remède. Ce n'est qu'avec peine que le matin les yeux s'éclaircissent. On ne voit clairement qu'une moitié des objets, l'autre moitié obscurément. *Myopie*, le quatrième, le neuvième jour. On ne peut voir de loin, une pluie semble s'interposer entre l'œil et les objets. Un point lumineux est placé devant l'œil, et suit tous ses mouvemens. Marche-t-on à l'air libre, il paraît des points de feu devant les yeux. Les objets sont entourés de zigzags de feu.

Tiraillemens douloureux aux os des joues. *Chute des poils de la barbe, nommés (bakeubart), favoris.* Raideur douloureuse de l'articulation de la mâchoire, plus forte à l'ouverture de la bouche, on y éprouve de sourds élancemens. Chaleur aux oreilles, pendant plusieurs jours. Démangeaison aux lobes de l'oreille. La même à l'intérieur de l'oreille, suivie de brûlure. Elancemens dans l'oreille droite. Douleur tiraillante et lancinante dans l'oreille; elle descend dans le cou et jusqu'à l'épaule. Eclat non douloureux dans l'oreille, à la mastication. Le matin au lit et dans la session, bruissemens dans les oreilles. Chant dans l'oreille, immédiatement après le remède. Un coup semble être porté dans l'oreille, il est suivi d'un long tintement. Difficulté de l'ouïe, au bout de neuf, sept et dix-sept jours. Gonflement du conduit auditif, avec écoulement. Ecoulement par l'oreille droite, pendant plusieurs jours.

Démangeaison autour du nez. Douleur perforante aux os du nez, spécialement à sa racine. Eruption blanchâtre autour du nez, il s'y forme des croûtes. Regorgement des larmes et éruption d'air par le sac lacrymal, dans l'acte du moucher. Palpitations, saccades aux muscles des ailes du nez. Une moitié du nez devient insensible. Inflammation, rougeur, chaleur et gonflement d'une aile du nez, on en souffre comme d'une blessure, surtout en se mouchant, deux jours après le remède. Sentiment de sécheresse du nez, au bout de sept jours. *On mouche beaucoup de sang*. Se baisse-t-on, le sang coule du nez. Dans la nuit, la toux fait éclater le sang par le nez, et les membres se prennent de courbature douloureuse.

Ulcération des commissures des lèvres. Gonflement de la lèvre inférieure et de la pointe de la langue, où l'on ressent de la brûlure. Eruption vésiculaire brûlante aux lèvres, qui sont gonflées, il s'y forme des croûtes. Fourmillement et engourdissement aux lèvres. Gerçures des lèvres, elles se fendent. Au menton, tache rouge avec démangeaison, le grattement produit l'ulcération.

Douleur aux glandes du cou, il semble qu'elles soient enflées, contuses. Le mouvement de la tête y produit de la douleur, ainsi que la toux. Raideur douloureuse au côté gauche du cou, on ne peut mouvoir la tête. Furoncle au cou. Tiraillemens douloureux à la mâchoire inférieure, au bout de dix jours.

Gonflement, engorgement des gencives, enflure d'une joue. Saignement des gencives, plusieurs semaines de suite. Sensibilité des gencives au froid et au chaud. *Sensibilité extrême des dents*, à l'inspiration, à la mastication, au toucher avec la langue. *Vascillation des dents*. Emoussement des dents. Tiraillemens violens dans toutes les dents de droite. Elancemens aux seules dents cariées et creuses. Elancemens dans les dents, le côté de la tête et dans une oreille. Douleur lancinante et pulsative dans les dents incisives. Légers élancemens, tantôt dans une dent, tantôt dans une autre, pendant une heure et dans la matinée. Lourdeur de la langue. Il en coûte de parler, par faiblesse des organes de la parole, et comme si cela venait des hypocondres.

Raideur, engourdissement d'une moitié de la langue. Elancemens douloureux au-dessous de la langue, avec gonflement. Vésicules sur la langue, on y ressent de la brûlure en mangeant. *Excoriations à l'intérieur de la bouche*, aux gencives et à la langue, douloureuses, lorsque les alimens et les boissons y touchent. Mal de gorge, on y sent comme un nœud, en avalant. Elancemens, pincemens douloureux à la gorge, qui se font sentir jusqu'à l'oreille. Chaleur à la gorge, les boissons tièdes semblent froides à la déglutition. Rétrécissement du gosier, qui rend la déglutition difficile. A force de bailler, le côté gauche du cou se contracte, la douleur passe à la nuque, qui en devient tout raide. Douleur au cou, comme si les glandes étaient gonflées, ce qui n'est pas. Sécheresse du gosier, au bout de trois jours. Le matin, la langue est jaune, le goût fade, également au bout de trois jours. Soif, sans aucun désir de boire. Fadeur, aquosité de la salive. Inappétence, sans que les alimens paraissent insipides. Salivation si abondante, qu'on l'avale de travers, ce qui fait tousser, le soir du premier jour. Facilité à avaler de travers. Goût pâteux à la bouche, sans nuire à l'appétit. Empâtement glaireux de la gorge, on crachote sans cesse.

Renvois flatueux, après chaque repas, rapportant quelquefois l'odeur des alimens. Hoquet violent. Soda à la gorge, où l'on ressent un grattement. Presque chaque jour après le repas, salivation vermineuse. Chaque matin de sept heures à midi, fouillemens au creux de l'estomac, avec nausées. Le matin, nausées, quelques minutes seulement. A midi, mal de cœur, comme dans la faim canine. A temps indéterminés, mais souvent, mal de cœur, qui n'empêche pas de manger. On ne saurait comprimer la partie souffrante, sans ressentir du mal de cœur, comme aussi on l'éprouve jusqu'à ce qu'on se soit couché sur le côté droit, ce qui le fait disparaître. Après le déjeûner, envie de vomir, le troisième jour après le remède. Après un déjeûner favori, mal de cœur, nausées, défaillance, on ne peut vomir. Le matin au réveil, colique d'estomac. Après le repas, poids à l'estomac, salivation, nausées, vomissement, puis avec de la bile, accompagnés de tranchées au ventre. Dégoût pour la bière, pour le café, *pour le tabac à fumer*, choses ordinairement très-agréables. Répugnance pour le pain noir. L'eau, que l'on aime beaucoup, a un goût de pourriture. Le soir, défaut d'appétit. Pour avoir mangé sans appétit, on ressent du mal de cœur et une crampe de poitrine. Le matin, soif vive, on boit un peu de lait chaud, qui donne une grande chaleur générale et du tremblement. Défaut d'appétit sans malaise. Appétit faible, il vient en mangeant. Besoin de manger souvent. Grand appétit, sans pouvoir trouver du goût aux alimens. Sensation de vide de l'estomac, comme dans la faim canine, sans appétit.

L'estomac souffre comme dans la faim, et pour peu que l'on mange, on est rassasié, onze jours après le remède. On croit sentir à l'orifice de l'estomac et derrière le sternum la présence d'un corps étranger. Après le repas, contraction au creux de l'estomac, crampe de cet organe, sentiment de froid jusques dans le dos, au bout de quatre jours. Après le repas, sensation brûlante à l'estomac, soda, qui monte à la gorge.

Après le repas, borborygmes du ventre. Après le boire et le manger, pincemens douloureux au bas-ventre. Après le dîner, intermittence du pouls. Pour avoir soupé un peu plus que de coutume, songes dans lesquels on commet des crimes. Après le repas, poids au front. Après le dîner, somnolence. Poids au creux de l'estomac, qui force à respirer profondément, cinq minutes après le remède. Après le dîner, l'épigastre et les hypocondres sont durs et gonflés. Après le repas, poids à la région de l'estomac. Paroxysmes de sensation brûlante à l'estomac. Alternative de froid et de chaleur à l'épigastre. Anxiétés précordiales. Crampe d'estomac, depuis le soir jusqu'au lendemain. Battemens, semblables à ceux du cœur, du creux de l'estomac. Elancemens à l'estomac et à la région du foie. A la région de l'estomac, éruption de taches rouges, lancinantes au toucher, qui se convertissent en pustules, avec démangeaison. Douleur de contusion près du creux de l'estomac. Poids douloureux à la région de l'estomac, accompagné de tiraillemens. S'incline-t-on du côté gauche, on sent de la raideur à la région du foie.

Pincemens douloureux à l'hypocondre droit. Le soir assis on ressent une douleur perforante et lancinante à la région du nombril, et un mal de tête avec poids à cette région. A l'hypocondre gauche, serrement causé par l'incarcération des vents, d'autres fois des élancemens à chaque inspiration. Dans le haut-ventre, pincemens accompagnés de douleur à l'estomac. Tiraillemens et pincemens douloureux à gauche du nombril, qui s'étendent jusqu'au *rectum* et à l'anus.

Tout le jour, pincemens dans tout le bas-ventre, les flancs et dans le dos. Le matin au lever, douleurs de ventre, qui augmentent après le dîner, *Borborygmes du bas-ventre, avec tranchées.* Ballonnement du bas-ventre, il est comme rempli, et si l'on boit, il se gonfle davantage, et l'on y entend le mouvement d'un fluide, au bout de deux jours. Incarcération des vents, ils causent de la douleur, dans le mouvement surtout. Le matin au réveil, colique venteuse, le ventre est ballonné, il y a démangeaison aux parties génitales, un court sommeil fait tout évanouir, au bout de trente-six heures. Promenade des flatuosités dans toutes les parties du ventre, sans qu'aucune puisse s'échapper, la tête est lourde, il y a du bruissement à son sommet et dans les oreilles, les deux narines se bouchent. A la marche, les intestins souffrent, comme s'ils étaient détachés et près de tomber. La ceinture paraît gonflée, on est obligé de relâcher ses vêtemens.

Poids au bas-ventre, chaque matin. Sortie de la hernie inguinale. La sortie des vents amène la diarrhée, au bout de douze jours. *Explosion abondante des flatuosités*, dont l'odeur est fétide. Selle irrégulière, incomplète. Ténesme, on fait de vains efforts pour aller à la garde-robe, au bout de trente-six heures. Fréquente envie d'aller à la selle, qui est médiocre. Les premiers jours après le remède, selle dure, elle ne se ramollit que plus tard. Diarrhée aqueuse, le deuxième jour. Selles sanguinolentes. Avant la selle, poids au bas-ventre, région de la vessie. Tranchées du bas-ventre, qui précèdent la selle. Après la selle, continuation du besoin d'y aller. *Après la selle, tranchées comme avant le dévoiement, rien ne sort.* Ténesme du *rectum*, qui n'est point suivi de selles, le troisième jour après le remède. Pincemens fréquens au *rectum*, qui ne produisent que la sortie des vents et de quelques glaires. Après midi, élancemens fréquens au rectum. Brûlure à l'anus, après une selle dure, le dix-neuvième jour après le remède. La même sensation après une selle molle, au bout de sept jours. Le rectum semble se resserrer, ce n'est qu'avec de grands efforts qu'on rend un peu d'excrémens très-durs qui déchirent l'anus, et le font saigner; depuis ce moment les selles sont liquides, mais ne reviennent que de deux jours l'un; contraction spasmodique de l'anus. Chaleur et écorchure de l'anus. Renversement de l'anus, avec suintement d'une matière sanguinolente. Douleur vive à l'anus et à la région de la vessie. Dartres à l'anus; poids au bas-ventre et à la région de la vessie. Elancemens à l'anus et dans le *rectum*.

Emission abondante d'urines, nuit et jour, souvent on ne peut les retenir. Sensation de brûlure dans le canal de l'urèthre, en urinant. Démangeaison lancinante dans l'urèthre, hors de l'émission des urines. Démangeaison brûlante à l'orifice de l'urèthre, quelques jours de suite; elle donne l'envie d'uriner, au bout de deux jours. On ne saurait presser le canal de l'urèthre, sans y ressentir une douleur traumatique. L'urine contient un sable rouge. *Peu de temps après avoir uriné, tranchées dans le canal de l'urèthre, il en sort une liqueur visqueuse claire*, qui tache le linge et lui donne de la raideur, (liqueur prostatique.) Après avoir uriné, écoulement d'un fluide qui produit de la démangeaison et de la brûlure, trois jours après le remède. Véritable matière gonorrhéique, qui tache le linge, mais s'écoule sans douleur, on ressent seulement de la tension dans les glandes de l'aine, qui cependant ne sont point gonflées.

Pollution chez un homme marié, la quatrième, la cinquième nuit. Après une pollution, morsure au gland, douleur tranchante dans l'urèthre, sentiment froid dans les articulations, lassitude. Peu de temps après un coït, pollution, répétée après trois nuits. Le désir du coït est purement physique, au bout de huit jours. Lasciveté, le soir au lit. Violentes érections. Le matin, érection, sans désir du coït. Faiblesse de l'appétit vénérien et dans le coït, retard de l'éjaculation. *Rétraction du prépuce derrière la couronne du gland.* Petites saccades au pénis. Taches rouges sur le gland. *Fourmillement et démangeaison à la couronne du gland*, qui force à gratter. Rougeur de la pointe du gland. Humidité de la couronne du gland. Démangeaison lancinante à l'entrée du canal de l'urèthre, qui est fermé comme par de la gomme. Vive démangeaison au scrotum et entre les cuisses, que le grattement ne fait point cesser, et qui produit des érosions, vingt-quatre heures après le remède.

Démangeaison au mont de vénus. Chute des poils. Retard du flux menstruel, de la durée de quatre jours. Diminution de la quantité du flux menstruel, au bout de cinq jours. Exiguité des règles le premier et le deuxième jour; elles deviennent abondantes, le troisième jour, après de vives tranchées. Anxiétés avant l'éruption des règles. Le matin, quelques heures avant l'apparition des règles, malaise, anxiétés, la salive prend de la douceur et se teint d'un peu de sang. Dans le cours des règles, constipation. Le matin, douleur de ventre, comme à l'approche des règles, on ressent du tiraillement et de la pression vers les parties génitales, suivis d'un écoulement leucorrhéique. *Leucorrhée abondante*, huit heures, deux jours après le remède.

Le matin, grande raucité de la voix, toux et empâtement muqueux de la gorge, les premiers jours après le remède. *A la narine droite, fourmillement, comme pour éternuer*, l'œil est comprimé, on a beau se moucher, le fourmillement ne passe pas, et l'éternûment n'a pas lieu. *Catarrhe nasal humide*, trois jours de suite, neuf jours après le remède. Catarrhe nasal sec, les deux narines sont bouchées, on peut à peine respirer, quatorze jours après le remède. Catarrhe, toux d'irritation, comme après un refroidissement Toux, expectoration, jour et nuit. *Toux matinale*. qui augmente le soir depuis huit heures jusqu'à onze heures. La nuit, la toux incommode plus que le jour. Toux qui part du creux de l'estomac, accompagnée d'une grande oppression de poitrine. Toux, une secousse unique fait cracher une matière puriforme. Toux, qui fait éclater le front. *Toux, qui provoque le vomissement des alimens.* Toux, qui produit de la douleur au cou, à ses glandes, au gosier et aux bronches. Douleur au milieu du *sternum*, qu'une inspiration profonde aggrave. On ne saurait beaucoup parler, sans souffrir de la poitrine. Au *sternum*, une place qui fait éprouver une douleur de contusion, quand on y touche. Brisure du côté gauche de la poitrine. Douleur de contusion à la région des fausses côtes, qu'on ne saurait toucher, que les vêtemens augmentent. Sensation de blessure dans la poitrine. Picotemens douloureux au milieu du *sternum*. Points de côté fréquens, d'abord au milieu du *sternum*, puis sous les côtés, région du foie. Elancemens. Elancement douloureux au côté droit de la poitrine; il dure quelques minutes et avec tant de force, qu'on est obligé de le comprimer avec la main, pour le soulager. Douleur lancinante, qui, de la région supérieure et gauche de la poitrine, aboutit à l'épaule. Violente pression sous le cœur, comme provenant du bas-ventre, le soir au lit; il s'y joint des battemens de cœur, plus précipités que vifs, que le coucher sur le côté gauche augmente, et que l'on soulage en se plaçant sur le côté droit. Battemens de cœur fréquens. Chaque jour, *palpitations de cœur*, accompagnées quelquefois *d'anxiétés*. Mouvement onduleux du cœur. Douleur et brisure à la région du cœur, qui attaque lorsque l'on est couché au lit. Presque chaque our, battemens de cœur, anxiétés, de la durée de cinq minutes, sept jours après le remède. Resserrement extrême de la poitrine, avec chaleur brûlante aux mains, le huitième jour.

Courte haleine. Tous les jours sont marqués par un resserrement douloureux de la poitrine, comme provenant d'un poids, lorsque l'on se relève, après s'être baissé. A la chambre, gêne de la respiration, qui cesse, dès qu'on va à l'air libre. Le matin au réveil, chaleur désagréable dans la poitrine. Vive démangeaison à l'extérieur de la poitrine.

Le soir, au lit, vive démangeaison aux lombes. *Pulsations vives aux lombes*, le premier jour. Se lève-t on, après avoir été long-temps baissé, on éprouve de la douleur aux lombes. *Le matin, au lever, courbature des lombes.* Brisure des lombes, on ne peut ni rester debout ni marcher, le coucher seul soulage; elle dure tout le jour, et plus vive après midi. Chaleur, raideur de la région des reins, même dans la session, la promenade fatigue. Le soir, au lit, éruption boutonneuse au dos, avec démangeaison. Raideur du dos, qui oblige de s'étendre. Tiraillemens douloureux dans le dos. Elancemens, tiraillemens, sensation de brûlure aux omoplates, avec raideur du dos et de la nuque, on ne saurait tourner la tête.

Douleur de luxation à l'articulation de l'épaule, avec le sentiment de la lassitude à cette région, on ne peut remuer le bras, le huitième jour. Le matin, au lit, on ne peut découvrir les épaules, sans les refroidir, et de suite, tiraillemens et raideur de ces parties. Le matin, au réveil, fouillement douloureux à l'origine du muscle *deltoïde*, qui paralyse le bras. Tiraillemens aux épaules et aux bras. Nuit et jour, tiraillemens douloureux à la partie postérieure de l'épaule et à l'aisselle. Gonflement d'une glande de l'aisselle. Brûlure mordicante aux aisselles. Douleur du *deltoïde*, en levant le bras. Brisure douloureuse aux os des bras. *Lassitude extrême des bras, ils sont lourds et tombent.* Au bras gauche, fourmillement, engourdissement qui commence par les doigts. Aux bras, éruption de dartres rondes nombreuses, accompagnées de démangeaison. Au bras droit, engourdissement, sorte de paralysie qui saisissent la main jusqu'au coude. Saccades dans le coude gauche, qui fait tomber tout de la main. Douleur de brisure aux os de l'avant-bras gauche, insupportable dès qu'on les comprime. Fatigue douloureuse dans les avant-bras, le deuxième jour. Douleur sourde aux os des avant-bras, qui augmente lorsqu'on les laisse tomber, et que le mouvement diminue. Brisure douloureuse des poignets. Démangeaison aux poignets, où le grattement produit une éruption. Démangeaison brûlante à la main gauche, comme si elle avait été touchée par des orties. Sécheresse et gerçure de la peau des mains, elles se pêlent. Eruption vésiculaire sur les mains, quelques-unes s'enflamment et suppurent. Enflure de la main droite, qui dure tout un jour, le huitième jour après le remède. Sueur des mains, plusieurs jours de suite, le huitième, le dixième jour.

Elancemens dans les doigts. Violente démangeaison aux doigts. Raideur des articulations des doigts. Douleur de luxation à l'articulation du pouce avec le métacarpe. *Dans l'articulation de l'index droit, élancement électrique.* Démangeaison vive et vésiculaire au petit doigt. Formation des envies à la racine des ongles, elles se renouvellent lorsque l'on se fait les ongles. Légère inflammation aux côtés des ongles.

Rhumatisme à la hanche gauche. Pesanteur paralytique des hanches. Elancemens à l'articulation de la cuisse, dans la session, plus vifs dans la marche. Raideur dans les hanches, qui semblent être luxées ; elle s'étend jusqu'aux lombes ; assis, on a de la peine à se lever, à se tenir debout, encore plus à marcher ; insupportable, lorsqu'on respire profondément. Par intervalle, *Tiraillemens douloureux dans la cuisse jusqu'au genou*, tant dans le repos que dans le mouvement, le quatorzième jour après le remède. Crampe douloureuse à la jambe et au pied gauche. Tiraillemens douloureux dans toute la jambe. Le matin, pesanteur paralytique des jambes, que le mouvement ranime. Saccades convulsives des jambes, dans la veille et dans le sommeil. Le soir, un peu tard, inquiétude dans les jambes ; il semble que l'articulation des genoux se soit rétrécie, ou soit ligaturée, on est forcé de les étendre sans cesse. Faiblesse des genoux, ils plient sous le poids du corps.

Douleur de luxation aux genoux. Raideur des jarrets ; lorsque l'on veut se lever de son siége, et dans la marche. Elle augmente tout le jour, au bout de trois jours. Pesanteur douloureuse à l'articulation des genoux et des pieds, avec tiraillemens sourds dans les jambes. Elancemens dans les genoux, il y vient un furoncle. *Les jambes semblent peser cent livres;* elles sont brisées au point de ne pouvoir monter un escalier. Eruption miliaire aux jambes, divisée en plusieurs groupes insulaires; le toucher y fait naître une démageaison rongeante. Contraction spasmodique des gras de jambes, à la session seulement et non à la marche. *Raccourcissement des gras de jambes à la marche.* Froid des pieds, une heure après le remède. On ne peut remuer les pieds, toute leur articulation avec la jambe est engourdie. Crampes dans les pieds. Elancemens dans les pieds. *Grande pesanteur des pieds.* Engourdissement prolongé des pieds. Pulsations légères dans les pieds. Tiraillemens dans les os des pieds, ils commencent le matin, durent tout le jour et toute la nuit, sans permettre de dormir; le dos lui-même n'en est pas exempt. Rougeur froide du gros orteil, le toucher y cause une douleur furonculeuse, et la marche ainsi que la station, des élancemens. Démangeaison sur le dos du pied et aux orteils. A la marche, la plante des pieds se prend de crampes avec élancemens. Douleur lancinante, perforante aux cors des pieds. D'anciennes verrues redeviennent douloureuses.

Démangeaisons sur tout le corps, les trois premières semaines. Eruption miliaire générale, accompagnée d'élancemens à la peau. Sur le ventre et les jambes, éruption boutonneuse. Boutons purulens çà et là sur toutes les parties du corps. Au dos et aux cuisses, démangeaison qui force à gratter. Chaleur à la face, au ventre, aux bras et aux jambes, suivie de l'éruption de petites taches rouges, de la grosseur d'une tête d'épingle, avec démangeaison; le grattement rougit tout le corps pour une demi-heure. Sensation d'une chaleur interne qui parcourt tout le corps, suivie immédiatement d'élancemens çà et là à la peau, quelquefois avec démangeaison après avoir bu très-peu de vin; chaleur extraordinaire et prolongée du sang. Refoulement du sang vers la tête, la poitrine et l'estomac, avec refroidissement des jambes. Mouchement, crachement de sang. Une légère piqûre au doigt saigne pendant plusieurs jours à reprises diverses. Chaque mouvement exalte le pouls. Pulsations dans toutes les parties du corps, qui en est ébranlé. Suspension de la circulation dans un bras. Ce phénomène se répète dans toutes les parties du corps. Pendant le sommeil d'après-midi, intermittence des battemens du cœur.

Chaleur, sueur des aisselles et de la plante des pieds. Chaleur fugitive, facilité de la sueur. On a froid et cependant on sue facilement et abondamment, dès qu'on se meut. Froid des pieds et des mains; on ne peut les réchauffer, six heures après le remède. Facilité à se refroidir, au bout de vingt-quatre heures.

Saccades au dos et à la nuque, aboutissant à la tête. Saccades des membres; les deux bras sont jetés en avant, le cinquième jour. Oscillations musculaires çà et là. On vacille, à la promenade. Anxiété dans la marche; on craint de tomber. Horreur de la marche. Raideur pénible de toutes les articulations. Dans le mouvement, douleur à tous les muscles, qui semblent détachés des os.

Resserrement de l'estomac et de la poitrine, qui semblent liés ensemble. Poids et rongemens, tantôt au creux de l'estomac, tantôt au nombril, dans la poitrine, avec périodicité, le soir surtout. Elancemens çà et là. Détente des forces de l'esprit et du corps. Amaigrissement. Le matin au lever, les reins et le dos sont comme paralysés. Le plus petit chagrin, un peu de colère, causent l'un, des élancemens dans la poitrine, de l'inappétence et du mal de tête; l'autre, des pleurs pendant toute une nuit, des nausées et du vomissement. De violentes douleurs nocturnes occasionnées, par exemple, par un furoncle au dos, gênent la poitrine jusqu'à ôter la respiration et produire une sorte d'hémiplégie; le bras et la jambe droite refusent le service. Nuit agitée, après laquelle on est courbaturé, pâle et brisé, douze heures après le remède.

Paroxysme : quelque chose court de la nuque, qui est affectée de raideur jusques dans la tête, les yeux font mal, on ressent du froid et une sorte d'hébêtement, le huitième jour.

Paroxysme : tiraillemens depuis l'épaule gauche jusqu'à la tête, alors compression aux tempes, la tête semble prête à éclater, et l'estomac se soulève, on est forcé de se coucher, ressentant du froid dans tout le corps, la face exceptée, qui est brûlante, le huitième jour.

Paroxysme : le soir à l'heure du souper, et sans avoir mangé auparavant, on ressent périodiquement un grand malaise, d'abord un froid vif, puis de la chaleur après s'être couché ; on s'endort, mais on s'éveille deux fois dans la nuit avec la sensation d'un fort tiraillement dans le front.

Paroxysme : pesanteur et fouillemens sous les côtes à droite ; tiraillemens dans le dos et à la tête, auxquels succèdent des borborygmes et l'émission des vents, ce qui amène du soulagement, que l'on éprouve également après avoir mangé.

Paroxysme : irritation excessive, suivie d'anxiétés et de fourmillement au bout des doigts, qui monte à la main et aux bras, enfin jusqu'au cou, aux lèvres et à la langue qui en devient toute raide, tandis qu'une dent fait éprouver une douleur perforante ; la tête s'affaiblit, la vue manque, une jambe s'engourdit. Cet accès s'est passé vers le soir, dix heures après avoir pris le remède.

Paroxysme : le matin après avoir bu du lait, malaise, tremblement des membres pendant une heure, avec vertiges, noirceur de la vue, on est prêt à tomber.

Paroxysme : avant midi, envie de vomir, vertiges, fouillement au creux de l'estomac, froid général et pesanteur de la tête, qui paraît plus lourde que tout le reste du corps.

Grande chute des forces, elles ne peuvent plus suffire au travail ordinaire, pendant plusieurs semaines. Lassitude générale, spécialement le matin au lit, que l'on ne ressent point en marchant. *Baillemens fréquens*, pendiculations, après un bon sommeil. *Somnolence, tout le jour*. Le soir, sommeil anticipé, on dort toute la nuit et le matin, on a de la peine à quitter son lit. Sans envie de dormir on se couche et l'on s'endort de suite, la troisième nuit. Une agitation intérieure éloigne le sommeil. Fréquens réveils, causés par l'anxiété. *On pleure, on parle en dormant*. On se couche plus tard que de coutume, et néanmoins l'on ne peut s'endormir. Insomnie, exempte de toute douleur, le douzième jour. Sommeil inquiet, on se tourne et se retourne sans cesse, tant on est agité par les songes. Somnambulisme. *Le sommeil est plein de rêves effrayans*, on voit des incendies, des assassinats. Réveils fréquens en sursauts, on éprouve des palpitations de cœur. Saccades des membres pendant le sommeil.

La nuit, accès d'asthme et de battemens de cœur. Chaque nuit, douleur de ventre sans diarrhée. La nuit, incarcération des vents, poids et plénitude du ventre. Avant minuit, crampe à l'estomac. La nuit, tiraillemens dans le dos, élancemens à la nuque, dans les cuisses, fermentation du sang, soif, agitation, le dix-huitième jour. Le soir au lit, frisson, tremblement, claquement des dents, sans soif ni chaleur suivante, on s'endort dans le froid. Un peu avant de dîner, lassitude subite si grande, qu'on ne peut plus rester levé; couché, on est saisi d'un frisson vif, suivi de chaleur et d'une longue sueur. *Forte sueur nocturne pendant plusieurs nuits*. Le soir, chaleur générale mêlée de frissons dans le dos, sans soif, le deuxième jour. Le soir, après un court sommeil, on s'éveille avec le mal de tête, de la fièvre, des alternatives de chaud et de froid, mais dominance de la chaleur. Le soir, frisson vif, suivi dans la nuit d'une forte sueur, qui fait naître une vive démangeaison. Sueurs abondantes, plusieurs nuits de suite.

Irascibilité extrême. Abattement, taciturnité, mélancolie. Angoisses, palpitations de cœur, disposition continuelle aux larmes. Pusillanimité, désespoir.

SOUFRE.

On dépouille les fleurs de soufre de l'acide sulfurique qui peut leur être uni, en les secouant dans un vase avec un peu d'esprit de vin.

On ne doit pas s'étonner de trouver ici le soufre, dont j'ai déjà longuement traité dans la matière médicale pure. Alors je l'ai présenté comme un anti-psorique par excellence, lorsque la *psore*, encore récente, n'a point quitté la peau. En effet, un atôme de cette substance préparée d'après les règles que j'ai données, suffit seul à la guérison de cette affreuse maladie. Il n'en est plus de même, lorsque ce miasme a été refoulé dans l'intérieur de l'organisme et qu'il est devenu l'élément d'une maladie chronique. Cependant, encore dans ce cas, le soufre devient un puissant auxiliaire de la guérison, pourvu toutefois qu'on n'ait point abusé de ce remède dans les traitemens qui ont précédé. Combien il est déplorable l'abus que l'on fait encore tous les jours de ce médicament, tant à l'intérieur qu'à l'extérieur. On sait que c'est à la dose de quelques grains qu'il est administré chaque jour aux malades, pour remplir différentes indications. Tantôt c'est pour rétablir la transpiration supprimée, tantôt pour favoriser l'expectoration d'un catarrhe pulmonaire, d'autres fois dans l'intention de combattre des engorgemens hémorroïdaux. Quant à l'indication de neutraliser le miasme interne de la *psore*, il n'est, que je sache, encore que mo qui jusqu'ici aie eu cette pensée.

Ce n'est pas seulement son usage interne ordinaire qui apporte les plus grands obstacles à la guérison des maladies chroniques. Les bains sulfureux, dans l'emploi abusif et prolongé que l'on en fait, renchérissent encore sur l'usage interne du soufre, pour l'œuvre de l'aggravation de ces maladies, et finissent souvent par les rendre incurables. Du moins est-il certain que les malades ainsi traités, ne peuvent plus supporter la moindre dose de cette substance, sans en recevoir un préjudice immense.

Et quelles sont les victimes de ces méthodes du traitement? les riches. Oui, les riches, que l'opulence conduit à ces sources que la nature fit si salutaire, dont l'aveugle routine fait des sources empoisonnées. Combien plus heureux est le journalier, l'homme de peine, que le médecin n'a point visité, parce qu'il n'a rien à lui offrir! victime, il est vrai, du pernicieux usage de la cure externe de la *psore*, il doit au préjugé l'affection chronique dont la rétrocession de la *psore* est la source; mais une grande compensation lui est assurée par l'espèce de virginité dont elle porte l'empreinte. Pure et libre de tout traitement faux et incendiaire, sa maladie cède en grande partie à l'administration homœopathique de la meilleure préparation sulfureuse, en dépit de la grossièreté de ses alimens, dont un peu de farine, des pommes de terre et un morceau de viande souvent salée, du lard ou du beurre, font tous les frais.

On se rappellera que le soufre est, dans la matière médicale pure, dosé à la fraction dix millième. Cette dose, avec laquelle on peut remplir toutes les indications de ce remède dans les maladies récentes et aiguës, serait incomparablement trop forte dans le traitement des maladies chroniques qui relèvent de la *psore*. J'ai descendu sa fraction jusqu'à la fraction décillionième, et voici le procédé qui y conduit.

Après avoir purifié la fleur du soufre ainsi que je viens de le dire il n'y a qu'un instant, on en mêlera cinq grains avec cent gouttes d'esprit de vin dans une petite fiole qui en soit remplie aux deux tiers, on la bouchera exactement, et après l'avoir secouée deux fois, on la laissera vingt-quatre heures sans la remuer. On décantera ensuite, ne prenant que la portion qui est claire et acide. C'est ce que j'appelle esprit de vin soufré, *spiritus vini sulphuratus*, ou mieux, teinture de soufre, *tinctura sulphuris*. Une goutte de cette teinture, mêlée avec cent autres gouttes d'esprit de vin, et secouée de la même manière, fournira la fraction dix millième. En procédant ainsi jusqu'à la trentième fiole, on se procurera la fraction décillionième, suffisante pour le traitement des maladies chroniques. A ce degré d'atténuation, le soufre est doué d'une vertu anti-psorique vraiment héroïque. Encore l'expérience m'a-t-elle appris qu'il ne faut point administrer la goutte entière de cette fraction. J'ai continué d'humecter deux ou trois cents petites boulettes de sucre de lait avec une seule goutte de cette fraction décillionième, opération qui se fait dans une petite fiole que l'on bouche soigneusement. Trois de ces petites boulettes offrent la dose nécessaire, dont l'action dans l'organisme n'a pas une durée moindre que celle de quarante à cinquante jours [1].

[1] On se récriera indubitablement contre cette divisibilité

Le soufre, ainsi atténué, est héroïque contre la *psore*, lorsqu'à beaucoup d'autres symptômes se trouvent réunis les phénomènes suivans :

Vertiges, dans la session. Embarras de la tête, difficulté de la pensée. Faiblesse de la mémoire.

presque indéfinie du médicament, au terme de laquelle la raison semble ne pouvoir ni ne devoir admettre de propriété médicinale; et cependant rien n'est plus vrai, que cet atôme possède encore une grande vertu. Ce que Hahnemann avance à cet égard est si exact, que l'incrédulité qui porte à doser plus fortement le remède, est punie par le développement d'une aggravation de la maladie, qui oblige de neutraliser le remède, ou tout au moins d'en affaiblir l'action. Je renouvellerai ici une réflexion que j'ai déjà offerte au lecteur dans mon Examen de l'homœopathie; c'est l'habitude des grandes doses qui ôte au médecin toute confiance dans les petites. Hahnemann commit lui-même cette faute; il en fait l'aveu franc et sincère. Il convient qu'il ne fut corrigé que par l'expérience. L'humanité souffrante mérite assez d'égards, pour que chacun de nous ne lui impose point cette leçon. Pénétrons-nous profondément de l'esprit de la loi des semblables, nous aurons fait tout le chemin qui conduit des grandes doses aux petites. Oui la spécificité comble l'immense intervalle qui les sépare. Pour mon compte, j'ai, lorsque je dose un remède homœopathique, constamment présent à l'esprit, et même aux yeux, la main brûlée, dont le plus léger degré de chaleur irrite la souffrance, tandis que cette chaleur demeure inaperçue du reste du corps. Cette main brûlée est l'image fidèle de la partie souffrante dans l'organisme. Elle est pour le remède vraiment spécifique, de la même impressionabilité ; et comme il suffit, pour guérir cette main, d'une légère addition de chaleur à celle qui cause sa souffrance, si on veut éviter de la désorganiser complètement, de même aussi ne faut-il

Douleur de tête pulsative. Fourmillement, bourdonnement dans la tête. Vue longue. Voile devant les yeux ; le matin, resserrement des paupières. Bourdonnement, bruits dans les oreilles. Bruissemens dans les oreilles. Sécheresse des urines.

qu'effleurer la maladie chronique avec l'impression en tout semblable à elle, que le médicament doit produire, si l'on ne veut en amener l'incurabilité. Au reste, ainsi que je l'ai dit et souvent répété, il est une seconde règle qui concourt avec ce précepte important, à placer le médecin à l'abri de l'erreur; c'est l'exacte appréciation de la sensibilité de son malade. C'est dans l'échelle de ce thermomètre, graduée jusques à l'indéfini, qu'il rencontrera la justesse qui doit caractériser la dose de son remède. Qu'il reporte dans cette appréciation une partie seulement de l'attention qu'il donne à la recherche de la cause interne des maladies, qui lui échappera toujours plus ou moins, accordant l'autre à la confrontation de l'affection naturelle et de la maladie médicinale, et il sentira l'injustice du reproche fait à la médecine homœopathique, de n'être qu'un empirisme aveugle et automatique. Mais ce reproche ne manquerait-il pas encore plus de bonne foi que de justice ? Telle n'est pas l'opinion de ce grand nombre de médecins de l'école ancienne, à qui une profonde conviction a fait embrasser la réforme médicale. En rendant hommage à la vérité, ils ont confessé avec candeur que sa conquête ne peut être que le prix d'une constante application, d'une étude approfondie. Il y a loin de cet aveu à la légèreté avec laquelle quelques médecins ont prononcé que l'homœopathie est une science superficielle, dont l'acquisition ne demande que quelques mois d'application. Si telle est leur croyance, il y a de la négligence, pour ne pas dire de la culpabilité, à ne point accorder ce court espace de temps à son examen. Car enfin faut-il connaître au moins ce que l'on condamne. Je crains bien plutôt

Hémorragie nasale. Tache bilieuse sur la lèvre supérieure. Le soir, douleur des dents. Gonflement des gencives avec douleur pulsative. Sensation permanente d'un nœud dans la gorge et dans le cou. Renvois. Renvois fétides, la nuit dans le

qu'on ne soit secrètement effrayé de l'obligation de se condamner à de nouvelles études, et plus encore à l'abjuration des principes erronés que l'on a jusqu'ici, faute de mieux, professés comme la vérité. Il est bien remarquable que la réforme médicale n'ait acquis et n'acquierre encore tous les jours ses partisans que dans les deux extrêmes de la carrière médicale. Soit curiosité, soit avidité d'instruction, à laquelle la jeunesse est plus propre, soit que l'erreur et le préjugé n'aient pas eu le temps encore d'occuper toutes les avenues de l'intelligence, l'homœopathie sourit au jeune médecin jaloux de se faire un nom, de se créer une existence sociale, que retardent tant qu'ils peuvent ses collégues en possession de la célébrité. A l'autre extrême de la carrière se trouvent des hommes sages, consciencieux, que n'ont point satisfaits les systèmes en honneur, qu'ont effrayés leurs mutations successives, qui, las de marcher d'erreur en erreur et environnés de ténèbres, ont, par respect pour l'humanité, renoncé à la médecine agissante, pour se condamner à l'expectation, se contentant d'écarter du malade tout ce qui peut troubler le travail de la nature, aux mains de laquelle, à l'exemple d'Hippocrate, ils le confiaient exclusivement, et redevenant ainsi, à 2000 ans de l'époque où vivait ce grand homme, les images vivantes du père de la médecine et ses bienfaisans imitateurs. Convaincus, en dépit de toutes ces déceptions, qu'il doit être des remèdes certains à des maux inévitables, ils s'empressent d'entrer dans les nouvelles voies qui leur sont ouvertes, et les parcourant avec cette juste défiance et ce doute philosophique qu'ils ont puisés dans l'erreur même, ils se montrent dociles à l'expérience

sommeil. Regorgement des alimens. Mal de cœur avant le repas. Nausées après le repas. Le matin, mal de cœur. Salivation vermineuse. Défaut de saveur des alimens. Appétit très-vif. Faim canine. Après un léger repas, resserrement de la poitrine, où l'on ressent de la pesanteur. Fouillement au creux de l'estomac. Elancemens dans le côté gauche du ventre, pendant la marche. Les mêmes, au côté gauche du nombril, en marchant. Après le boire, douleur du ventre. Incarcération des vents. Selle dure, on ne va à la garde-robe que chaque deux ou trois jours. Emission involontaire des urines, la nuit. Faiblesse des organes génitaux. Mouvement de pression sur les parties génitales. Mal de tête, à l'approche du flux menstruel. Accélération de l'époque des règles, elles reviennent toutes les trois semaines. Fleurs blanches.

Enchifrènement. Fourmillement à la gorge, qui provoque la toux. Toux nocturne. Difficulté de la respiration. Oppression et courte haleine, avec sifflement et râlement accompagnés de palpitation de cœur. Plénitude de la poitrine. Sensation brûlante à la poitrine. Poids au sternum.

seule. Désormais inaccessibles à la fallacieuse hypothèse, ils ne se rendent qu'à l'évidence des faits. L'homœopathie devait leur plaire, elle qui n'a pour guide que l'expérience, et qui abonde en faits éclatans, qu'elle ne se permet pas même d'expliquer, mais qu'elle expose à tous les regards, qu'elle livre sans crainte à la critique, et dont elle demande à tous ses adversaires la répétition dans des épreuves fidèlement tentées, qui doivent en opérer la confirmation.

Note du traducteur.

Douleur aux lombes. Tiraillemens dans le dos. Tiraillemens aux articulations du coude, de la main et des doigts. Faiblesse des bras, des genoux. Pesanteur des jambes. Raideur de l'articulation du pied avec la jambe. Froid des pieds. Froid et raideur des orteils. Erysipèle à la jambe. Eruption urticaire. Engourdissement des membres. Douleurs lancinantes. Flexion de la tête, pendant la marche. On se trouve mal de parler. Somnolence diurne. Envie de dormir après le dîner. Sommeil qui ne délasse point. Frayeur dans le sommeil. Songes effrayans, causerie dans le sommeil. Sommeil fantastique. Saccades du tronc et des membres pendant le sommeil. Sueurs acides, toutes les nuits. Forte sueur, dans le travail. Sensibilité au froid. Irritabilité excessive, mauvaise humeur, colère, abattement, pusillanimité.

Tableau général des symptômes du soufre.

Le matin, vertige accompagné d'une légère hémorragie nasale. Vertige, dans la marche en air libre; on ne saurait baisser la vue, ni fléchir la tête, sans s'exposer à tomber. On ne peut passer un pont, sans éprouver du vertige, et une faiblesse paralytique de tout le corps. Le soir, dans la station, vertige causé par l'ascension du sang vers la tête. Vertige au lit, étant couché sur le dos. Vertige, dans la session, on chancelle en se levant. Etourdissement, comme lorsque l'on n'a pas assez dormi. Le matin, la tête est prise, le front comprimé jusqu'à midi. Le soir, embarras de la tête, ainsi qu'après avoir été dans l'air libre. Etourdissement tel, qu'on croit en perdre l'esprit. Faiblesse de mémoire ; on oublie, on se rappelle confusément ce qui vient de se passer il n'y a qu'un instant. Vide de la tête, sorte de stupidité.

Pesanteur de la tête, que l'on sent dans toutes les positions qu'on lui donne. Chaque matin, mal de tête au-dessus des yeux, comme dans le catarrhe nasal, on éternue beaucoup. *Mal de tête, accompagné de mal de cœur.* Douleur compressive au front, que le mouvement aggrave. Souvent et pendant quelques minutes, pincemens du cerveau d'une tempe à l'autre. Compression de tout le pourtour de la tête, comme d'un chapeau trop étroit. Raideur contractive du front. Le matin, au lever, et plusieurs jours de suite, raideur contractive des yeux, lorsqu'on veut les lever. Contraction douloureuse de la tête. Douleur de tête, spécialement le soir et dans la nuit, et par moment une telle compression du sommet vers le centre du cerveau, qu'on en ride le front, et qu'on est forcé de fermer les yeux.

Mal de tête nocturne. Une compression insupportable et continue à l'occiput et au ventre à la fois, qui s'étend jusqu'aux yeux, qu'il faut fermer; elle est accompagnée d'un froid aux tégumens de cette partie, et d'une sueur simultanée, très-fétide ; on est forcé de quitter son lit, et de marcher dans sa chambre, tant la douleur est forte, le cinquième jour après le remède. Tiraillemens à la tête, plus communs après qu'avant midi, accompagnés de lassitude et de chaleur sans soif, et que l'on soulage en appuyant la tête sur une table. Douleur de tête nocturne, elle semble devoir éclater. Au sortir du sommeil de l'après-dînée, et au moment qu'on ouvre les yeux, douleur vive et latérale de la tête, semblable à un déchirement du cerveau. Douleur de tête journalière, depuis onze heures du matin jusqu'au soir, on y éprouve des élancemens de dedans en dehors du front. Douleur convulsive au-dessus d'un œil. Elancemens au sommet de la tête. Douleur aux tempes, tournoyante et fourmillante. Une heure et demie après avoir pris le remède, douleur vive au *vertex*, avec un peu de fièvre ; elle revient plusieurs jours de suite ; le matin pendant la mastication ; tiraillemens douloureux à l'occiput, ils sont si violens à l'articulation de la tête avec le cou, qu'on est obligé de cesser de manger. La toux, l'éternûment, le moucher, causent de la douleur, tantôt au sommet, tantôt au centre de la tête. Dès qu'on remue la tête, le cerveau semble être frappé contre l'intérieur du crâne, ce qui cause une vive douleur. Depuis midi, douleur à l'occiput, qui empêche de marcher. Bruissemens et tintemens au milieu de la tête ; ils s'étendent jusqu'aux oreilles. Battemens dans la tête, dans le cou, au cœur, tout palpite et tremble dans le corps. On n'ose parler haut, sans recevoir des coups à la tête. Conjestion sanguine vers la tête, on y éprouve une compression qui pousse les yeux en dehors, et assourdit les oreilles. Le matin, chaleur à la tête ; la face est brûlante, et les pieds froids. Compression extérieure du sommet de la tête vers le front. Il est une place à l'extérieur de la tête, que l'on ne peut toucher sans ressentir une vive douleur ; on ne saurait se coucher sur cette place, qu'elle ne devienne brûlante. Démangeaison à l'occiput. *Chute des cheveux*. Ils sont douloureux dans le grattement de la tête. Démangeaison au front, où il paraît une éruption de taches. Au front, éruption de petites tumeurs douloureuses au toucher. Mouvement du cuir chevelu, de la nuque vers le front.

Vive démangeaison aux sourcils et au bout du nez. *Palpitation journalière de la paupière inférieure*. Démangeaison aux paupières, comme à l'approche d'une inflammation, la sixième heure après le remède. Grain d'orge à la paupière supérieure, près de l'angle interne de l'œil. Gonflement de la paupière supérieure, chassie sèche des cils, larmoiement. Sécheresse douloureuse et mordicante des tarses. Le soir, morsure aux yeux et aux paupières ; la nuit, sensation de sécheresse aux yeux, la paupière les frotte rudement. Le soir, sensibilité vive des yeux, on ne peut regarder la lumière, qui paraît être une roue toute rouge. Le matin, larmoiement, suivi d'une grande sécheresse des yeux. Chassie abondante, qui remplit les yeux, le troisième jour. *Sensation de brû-*

lure aux paupières, elles sont rouges, enflammées et raides dans leur mouvement. Enflure rouge des yeux, dont les paupières se couvrent de taches rouges. *Sensation d'une chaleur brûlante aux yeux*. Sensation aux yeux, semblable à celle que produirait l'esprit de sel ammoniac. Douleur tranchante à l'œil droit. L'œil semble brisé, lorsqu'on le ferme fortement ou qu'on y touche. *Pression sur le globe de l'œil*, dans l'air libre. Pesanteur des yeux. Souvent le matin après s'être levé, les paupières se ferment. Impossibilité de soutenir la lumière du soleil. A la conjonctive, près de la cornée, une vésicule blanche. Flamboiement devant les yeux, au bout de quarante-huit heures. On ne saurait regarder long-temps un objet, sans en être ébloui. Danse de points noirs devant les yeux. Une gaze est tirée devant les yeux, on voit trouble. Enfoncement des yeux, ils sont cernés de bleu.

Chaleur, rougeur sombre à la face, surtout en marchant dans l'air libre. Sensation d'une chaleur brûlante à la face, où il se montre des taches rouges entre les yeux et les oreilles. Chaque après-dînée, de cinq à neuf heures, chaleur à la face. Sensation de brûlure à la face et au cou, sans rougeur. Tiraillemens douloureux au côté gauche de la face, ils n'ont lieu que dans la peau, et occupent l'œil, la pommette, la tempe et le lobe de l'oreille.

Tiraillemens douloureux dans une oreille, au

moment où l'estomac pousse un renvoi. Démangeaison vive aux oreilles. *Elancemens dans l'oreille gauche*, le sixième jour. Vifs élancemens dans la glande au-dessous de l'oreille, plusieurs jours de suite. Obtusion de l'ouïe à gauche. Le soir au lit, bruissemens d'oreilles et refoulement du sang vers la tête. A peine est-on couché, que les oreilles sifflent et tintent. Surdité instantanée des deux oreilles, au bout de neuf jours. *Fluctuation dans l'oreille, comme si elle contenait de l'eau.* Exaltation de l'ouïe chez une personne un peu sourde, au point d'exciter le malaise dans l'exécution d'un morceau de musique sur le *piano*. Sentiment d'obturation des deux oreilles, durant plusieurs jours.

Phlogose du nez, le neuvième jour. Points sébacés noirs et blancs, sur le nez, la lèvre supérieure et le menton, le neuvième jour. Hémorragie nasale, le quatorzième jour, de la durée de sept jours. De temps à autre, hémorragie nasale. Le moucher est souvent sanguinolent. Odeur de corne brûlée; *odeur d'un vieux catarrhe nasal fétide*, dont on ne peut se débarrasser.

Gonflement de la lèvre supérieure. Ulcération croûteuse au bord de la lèvre inférieure, qui cause une douleur brûlante. Eruption vésiculaire sur le milieu de la lèvre inférieure. Tremblement des lèvres. Démangeaison autour du menton. Saccade de la mâchoire inférieure, au moment où l'on s'endort. Tiraillement spasmodique dans les mâchoires. *Gonflement des glandes sub-maxillaires*, on y éprouve des élancemens. Gonflement douloureux de la mâchoire supérieure au-dessus des gencives, le troisième jour.

Gonflement des gencives, avec douleur pulsative. Saignement des gencives et vascillation des dents, durant trois semaines. Emoussement des dents, qui semblent s'être alongées. Douleur des dents, à l'air libre. *Douleur des dents, au plus léger coup d'air*. Douleur des dents, où il semble qu'on les perfore avec un fer ardent. Elancemens, tiraillemens dans les dents, jour et nuit. Sensation de battement, d'élancement, de brûlure dans les dents, qui s'étend aux orbites et aux oreilles. Douleur des dents, qui se termine par une fluxion de la joue.

Sensation de brûlure à la langue. Vésicules brûlantes sur la langue à l'intérieur de la bouche. Blancheur de la langue. Le matin, empâtement glaireux de la langue. Le matin, sécheresse de la langue. Chaque matin, salaison de la salive collée sur la langue. Sécheresse du gosier, goût salé à la bouche, qui se perd après le repas. La nuit, sécheresse de la gorge ; la langue très-chargée se colle au palais. Sécheresse de la bouche, après avoir mangé. La bouche, la gorge sont si sèches, que les alimens ne peuvent descendre. *Sensation de brûlure au fond du gosier, provenant de renvois acides*. La nuit, chaleur à la bouche, soif vive. Chute de la luette. Rougeur et gonflement des amygdales. Mal de gorge, comme dans le prolongement de la luette, on croit toujours avaler un morceau de chair. Sensation d'enflure de la gorge et élancemens quand on mange. Resserrement spasmodique du gosier, qui ne permet qu'à peine d'avaler. Pression douloureuse au gosier, où l'on sent la présence d'un nœud, pendant et hors de la déglutition. Gonflement douloureux des parties extérieures du cou. Crachement de glaires, sans toux. La salive est teinte de sang.

Salivation acide - amère. Le soir, soda. Fadeur du goût, inappétence. Le matin au lever, *mauvaise odeur de la bouche. Amertume de la bouche,* humeur sombre, embarras de la tête. Chaque matin, amertume de la bouche. On trouve de l'amertume à tout ce qu'on mange, au pain surtout. *Perte totale de l'appétit;* l'épigastre est comme ligaturé. *Répugnance pour la viande,* elle donne des nausées, on n'a de goût que pour les alimens acides. Une lueur d'appétit disparaît à la vue des alimens et le bas-ventre commence à se gonfler. Pour peu que l'on mange, on ressent de la plénitude, l'estomac est chargé et la respiration gênée ; soit qu'on ait bu ou mangé, il faut vomir. Après le repas, le gosier semble hermétiquement fermé.

Faim désordonnée. Après le repas, borborygmes bruyans, sans douleur. Après le repas, catarrhe nasal sec, pesanteur de la tête. Après le dîner, lassitude des membres, des jambes spécialement. Après le repas, les mains sont brûlantes;

après le repas, sentiment de froid, quelquefois aussi dans le bas-ventre.

Soif continuelle pour la bière, plus vive une heure après avoir mangé. Soif vive tout le jour, les boissons plaisent, mais elles dérangent l'estomac. Inappétence complète; on ne veut que boire. Quelque peu de bière qu'on boive, le sang fermente. Quelque peu de lait qu'on boive, on ressent à l'instant une grande acidité à la bouche, des renvois et des nausées. *Renvois acides fréquens* et poids à l'estomac. Renvois rapportant le goût des alimens. Chaque matin, renvois flatueux. Regorgement d'une partie des alimens vers le gosier et dans la bouche. Tout le jour, soda. Faim canine, et, si on ne la satisfait, la tête commence à faire mal et l'on ressent une fatigue qui oblige de se coucher. Le matin, sensation de soda à la partie antérieure de la poitrine, où l'on éprouve du fourmillement et de la brûlure. Le soir, salivation abondante ; on ne peut parler et l'on finit par vomir des alimens pris sept heures auparavant. Deux fois le jour, salivation; tout tourne et retourne à l'épigastre*; l'estomac se soulève,* on rend une grande quantité d'eau. La nuit même, mouvement, même salivation. Après le déjeûner, nausées et salivation. Après midi, nausées, vomissement amer. Vomissement de sucs acides. On ne peut digérer les alimens farineux ; le bas-ventre en est incommodé; le troisième jour à midi, avant le dîner, crampe de l'épigastre, qui suspend la respiration. Le soir, contraction de la poitrine et de l'estomac jusques dans le dos ; il semble qu'on ait trop mangé ; l'épigastre est douloureux au toucher. Respire-t-on profondément, l'épigastre élance. Poids du creux de l'estomac. Pression douloureuse à l'estomac avec anxiété, le troisième jour. Sensation de plénitude de l'estomac ; il semble être ballonné, et néanmoins il est sans gonflement. Pour peu que l'on mange, on est si plein que l'on peut à peine respirer. La nuit, plusieurs heures de suite, crampe d'estomac. Sensation de brûlure à l'estomac et dans le bas-ventre, plus commune dans la station et à la marche. *Plusieurs jours de suite brûlure à l'estomac.* Sensasation de froid dans l'estomac.

Sensibilité des régions de l'estomac et du foie au toucher. Douleur dans le haut-ventre, immédiatement sous la poitrine ; il semble que tout en veuille sortir ou qu'il soit inondé de sang, mais seulement quand on se meut ou qu'on respire. La nuit, le bas-ventre est douloureux, comme brisé et gorgé de sang. Exaltation de la sensibilité dans le bas-ventre, où les organes semblent meurtris ; état semblable à celui des femmes après l'accouchement, quelque chose s'y remue, élance, et la tête se prend. Tranchées du haut-ventre, qui semblent être dans la poitrine. Tranchées vives et momentanées dans le bas-ventre. Le matin au lit, tranchées du ventre, le troisième jour. Douleur de tranchées au bas-ventre, dès qu'on s'efforce d'aller à la selle ou qu'on le comprime, ainsi que lorsqu'on se courbe, ce que l'on n'éprouve point dans la session. Elancemens subits au bas-ventre, qui se répètent dans tout le corps. Picotemens dans les instestins grêles. Douleur brûlante et lancinante à une petite place près du nombril, de la durée d'un quart d'heure. Elancemens et brûlure au fond du bas-ventre, accompagnés d'une crampe douloureuse à la jambe. Chaleur, anxiété dans le bas-ventre, auxquels succède un sentiment de faiblesse dans les pieds, où il s'établit un tremblement.

Douleur brûlante et contractive *à la région du foie,* où l'on éprouve des *élancemens fugitifs* de dedans en dehors. Poids à droite sous les côtes. on est réveillé la nuit par une compression au foie, et le blanc des yeux est jaune. Après un léger repos, ballonnement du bas-ventre. Gonflement et dureté du bas-ventre, le soir surtout. Le matin au réveil, douleurs dans les deux côtés du bas-ventre, qui semblent causées par des vents incarcérés, qui ne sortent que peu à peu et sans apporter de soulagement. Refoulement des flatuosités vers l'hypocondre gauche, avec anxiété. Sensation au bas-ventre, comme de quelque chose qui traverse avec violence les intestins. Elancemens fugitifs dans le bas-ventre, le neuvième jour. Le matin, élancemens, pincemens dans le bas-ventre, le deuxième jour. Depuis midi jusqu'au soir, contraction et vifs élancemens dans le bas-ventre.

Après le dîner, démangeaison au bas-ventre, et dès qu'on y gratte, commence un pincement dans les intestins qui font effort contre les aines; cette douleur, qui s'aggrave dès qu'on se courbe ou qu'on respire profondément, est soulagée par la marche.

Grouillemens dans le ventre, comme pourrait les produire une bière non fermentée, et suivis d'une envie d'aller à la selle, qu'on ne rend qu'avec de vives tranchées; la première partie de cette selle est dure; la deuxième est liquide, et ne contient point de glaires; cela arrive le matin et le soir, et commence trois heures après le remède. Journellement quatre selles, précédées et accompagnées de tranchées. *Borborygmes du bas-ventre*, aussitôt après le remède. Brisure des muscles du bas-ventre, au toucher. Compression dans les aines et au-dessus du pubis, il semble que cette région soit ligaturée, elle est permanente. L'anneau inguinal est poussé en dehors, comme s'il devait se former une hernie. Avant la selle, douleur aux intestins, que l'on sent comme brisés, avant de l'avoir rendue. Dévoiement qui dure quatre jours, au bout de quarante-huit heures. Après la selle, lassitude extrême. On croit ne rendre qu'un vent, et il sort involontairement une selle liquide de nature bilieuse. Toutes les demi-heures une selle diarrhoïque aqueuse, précédée chaque fois de grouillemens dans le ventre sans aucune douleur, le troisième jour. Pression dans le *rectum*, tout en rendant une selle molle, avec ascension du sang vers la tête. Six selles de suite jusqu'à la défaillance, accompagnées d'abord de chaleur et d'une sueur chaude, puis d'une sueur froide au front et de refroidissement des pieds, la langue est blanche.

Chaque matin, pendant l'espace de vingt jours, selle liquide, accompagnée de tranchées. Selle glaireuse, trois fois par jour. Fièvre, défaut d'appétit; on reste couché, on a des tranchées et des selles glaireuses sanguinolentes, le quatrième jour. Plusieurs jours de suite, selles glaireuses, mêlées de stries de sang, le cinquième jour.

Selles composées de nœuds et mêlées de glaires. Selles noueuses, mais sans dureté. Selles dures, comme brûlées. Selle imparfaite pour la quantité. *Selle incomplète*, on a le sentiment de n'avoir pas tout rendu. *Efforts fréquens et vains pour aller à la selle.* On ne saurait assez vîte se rendre à la garde-robe, où néanmoins on fait de grands efforts pour rendre très-peu de chose, quoique la selle soit molle et naturelle. Ténesme, avant et après la selle. Selle dure, avec douleur brûlante à l'anus, au bout de vingt-quatre heures. Après une selle molle, pression douloureuse au *rectum* et à l'anus, comme on l'éprouve ordinairement après une selle sèche et dure. Selle suivie de ténesme pendant une heure, on ne peut s'asseoir, tant l'anus est douloureux.

Paroxysme : la nuit, besoin continuel d'aller à la selle, on sort dix fois de son lit, on ne peut rester ni couché ni assis, tant l'anus élance et paraît blessé ; il semble que tout en soit sorti avec violence, et la contraction du sphincter de l'anus cause une douleur lancinante insupportable.

Paroxysme. Après une selle molle, élancemens à l'anus et dans le rectum, si douloureux, qu'on en perd presque connaissance, suivis de froid et de lassitude.

Emission subite, et presque involontaire des excrémens, on ne saurait, la nuit, sortir assez vîte du lit. Tout le jour, douleur pulsative au *rectum*, après la selle. Est-on assis quelque peu de temps, l'anus devient brûlant. *Excrétion involontaire d'humidités par l'anus*, suivie de démangeaison à cette partie. Brûlure à l'anus, pendant quelques minutes, après une selle molle, bien formée, le cinquième jour. Chute de l'anus, en allant à la selle. Après une bonne selle, les tumeurs *hémorroïdales suintent.* Ténesme, avec sentiment de plénitude du *rectum.* Le soir, fourmillement, morsure à l'anus, où il semble qu'il y ait des vers. Souvent le jour, démangeaison à l'anus. Douleur traumatique à la réunion des fesses. Après la selle, contraction douloureuse de l'anus.

Urines limpides et abondantes, une heure après le remède. *La nuit, on se lève pour rendre d'abon-*

dantes urines. Elles sortent presqu'involontairement. *La nuit, envie fréquente d'uriner*. Ténesme urinaire, dont le siége est dans l'urèthre. Trouble des urines, peu de temps après les avoir rendues. Sédiment rouge des urines. Jet violent des urines, pendant l'émission. Intermission du jet des urines. Tranchées au bas-ventre, avant d'uriner. Forte pression sur la vessie urinaire. Tranchées dans l'urèthre, avant et pendant l'évacuation des selles. Les dernières gouttes de l'urine semblent brûler le canal de l'urèthre. Pendant *l'émission des urines, brûlure à l'entrée de l'urèthre*. Démangeaison, élancemens, brûlure dans le canal de l'urèthre, soit avant d'uriner, soit après, soit en urinant, et souvent sans avoir uriné. Rougeur, phlogose de l'entrée de l'urèthre. Le matin, en urinant, élancemens au membre viril, surtout au gland, comme si on perforait l'urèthre, l'urine ne s'écoule d'abord que goutte à goutte, et finit par se supprimer.

Enflure et rougeur du prépuce. Démangeaison au gland, et brûlure au prépuce. Tiraillemens, picotemens dans les testicules, ainsi que dans les vaisseaux spermatiques. Impuissance virile, les premières heures après le remède. Exaltation de l'appétit vénérien, au bout de trois jours. Le matin, au réveil, pressant besoin du coït, l'érection dure une heure et demie, et finit par produire une douleur brûlante, que l'éjaculation fait cesser, le deuxième jour. Douleur brûlante dans l'urèthre, causée par une pollution. Pollution dans le sommeil de l'après-midi, chez un vieillard septuagénaire, qui depuis vingt ans n'en avait éprouvé, cinq heures après le remède. Les premières nuits après le remède, pollutions fréquentes.

Démangeaison vive au clitoris. Dans le coït, sensation brûlante dans le vagin. Accélération des règles, aussitôt après le remède. Peu de temps avant l'éruption des règles, tout le soir au lit, on est forcé de se lever, pour la faire cesser. Un peu avant les règles, soda à la gorge, crampe sous les côtes à gauche. Trois jours de suite, le matin, avant l'apparition des règles, élancement dans une dent creuse, de la durée d'une heure. Augmentation du flux menstruel, dont l'odeur est acide. Crampe du bas-ventre, pendant l'écoulement des règles, qui ne permet, ni de se coucher, ni de marcher, à peine peut-on se redresser sur sa chaise. Leucorrhée de mauvais caractère.

Eternûmens, plusieurs jours, surtout le matin et le soir. Enchifrènement; le nez coule et l'on mouche du sang. *Obturation des narines*, pendant plusieurs jours. Catarrhe nasal et pectoral, toux, frissons. *Enchifrènement grave*, la poitrine est prise, on tousse et l'on crache beaucoup. *Engorgement glaireux de la gorge* et de la poitrine. Raucité, aphonie. Les bronches sont pleines de mucosités qui font toussoter sans cesse. Excitation à la toux, surtout après le repas, elle est si vive, qu'on ne peut tousser assez vîte; la poitrine est comme prise de crampe et l'on tousse jusques à vomir. A chaque inspiration deux ou trois secousses de toux, surtout après midi. En se mettant au lit, toux continuelle, avec chaleur à la tête et à la face et les mains froides. Toux sèche, le soir au lit avant de s'endormir ; elle est plus forte que dans le jour. Toux sèche, qui éveille la nuit. Toux nocturne ; elle se fait dans le jour. Toux qui brise et déchire la tête.

Expectoration, dont le goût est celui d'un vieux catarrhe. Resserrement de la poitrine, courte haleine, si l'on marche en air libre, ou que l'on parle beaucoup. Ronflement de la poitrine, que l'expectoration soulage. Après midi et le soir, contraction de la poitrine et de tout le corps, avec anxiété ; on se couche, la sueur paraît et l'on est guéri. Le jour, fréquentes interruptions de la respiration jusqu'à l'étouffement, le quatorzième jour. La nuit, du moment où l'on se tourne sur le côté gauche, la respiration manque et se rétablit, lorsque l'on s'assied. La nuit, dans le sommeil, la respiration manque tout-à-coup, on éveille les assistans pour ne pas suffoquer. La nuit, on est à peine endormi, que la respiration manque ; on suffoque, on s'éveille en poussant un grand cri. C'est avec peine qu'on recouvre la respiration, et le matin on ressent un *fort battement de cœur*, et une sueur débilitante, le treizième jour.

Faiblesse des organes de la respiration. Anxiété pectorale. Crampe vive dans la poitrine. Pression au centre de la poitrine, semblable à celle que fait éprouver un morceau trop gros qu'on a avalé. Le matin au réveil, chaleur dans la poitrine. Chaleur brûlante dans la poitrine ainsi qu'à la face. A la région du cœur, un mouvement étrange. Le soir, au moment de s'endormir, battemens vifs et précipités du cœur. Palpitations de cœur accompagnées d'anxiétés. Refoulement du sang vers le cœur. Au réveil, congestion sanguine dans la poitrine. Vive fermentation du sang dans la poitrine; il semble y bouillir; ce qui cause un malaise qui va jusqu'à la défaillance et du tremblement dans un bras. Douleur à la partie supérieure de la poitrine, comme si l'on était tombé sur cette région. Douleur au *sternum*.

Douleur aux lombes, lorsqu'on se courbe, les muscles y semblent raccourcis, la douleur aboutit au bas-ventre et au creux de l'estomac, même jusques aux genoux. Elancemens dans les lombes. Si l'on fait un faux pas, les lombes semblent luxées. Veut-on se lever de sa chaise, les lombes sont douloureuses. Courbature du dos et des lombes, on est roué. Douleur au dos, dans la flexion. Le matin, pesanteur au dos, comme si l'on avait été mal couché. Lassitude, comme si l'on n'avait pas assez dormi. Le soir, pression douloureuse au dos et entre les omoplates, le sixième jour. Raideur du dos et des côtés, comme après un refroidissement. Raideur au dos et aux hanches, qui empêche de se retourner dans le lit; on est obligé de retenir sa respiration. A-t-on été long-temps assis, le dos se raidit, et l'on est soulagé par la marche. Douleur brûlante entre les épaules. Douleur contractive entre les épaules, dès que l'on est couché ou qu'on se meut.

Raideur douloureuse de tout le côté gauche du dos, dans le mouvement des bras, le dixième jour. S'appuie-t-on sur le bras, l'omoplate élance. L'omoplate droit semble luxé, lorsque l'on meut le bras. A la nuque, à la lisière du cuir chevelu, gonflement inflammatoire d'une glande, avec démangeaison à l'articulation de l'épaule, tiraillemens qui descendent le long du bras. Douleur rhumatismale à l'épaule gauche. Fluxion douloureuse à l'épaule. *Pression comme d'un poids sur l'épaule, lorsqu'on marche dans l'air libre.* De l'épaule dans la poitrine, élancement dans le mouvement seulement. Douleur d'entorse à l'articulation de l'épaule, plus vive lorsque l'on est couché et la nuit. Gonflement des glandes de l'aisselle, elles passent à la suppuration, sueur des aisselles. De l'épaule jusques dans les bras, élancemens dans les deux mouvemens de la respiration. Pesanteur des bras, on a de la peine à les lever. Courbature des extrémités supérieures. Serrement et tiraillement dans l'intérieur du bras, surtout quand on veut l'étendre ou le lever. Tiraillemens et déchiremens dans les bras et les mains. Douleur arthritique à l'épaule et au coude, ainsi que dans tout le bras. Tiraillement douloureux et lent le long des cordons nerveux, du coude à la main et de la main au coude. Raideur des tendons d'un coude.

Démangeaison aux mains, au poignet et au pli du coude; le soir surtout, il y paraît des vésicules pleines d'un liquide jaune. *Douleur de luxation aux poignets*, plusieurs jours de suite. Elancemens douloureux au travers des poignets, de dedans en dehors. Le matin, raideur des poignets, qui se perd dans le jour. Démangeaison brûlante à la paume des mains. Sueur des mains. Gonflement des veines des mains. Gerçure de la peau des mains. On ne saurait tremper les mains dans de l'eau, soit chaude, soit froide, qu'elles ne s'engourdissent et fourmillent. Tiraillemens douloureux dans les os de la main. Elancemens brûlans à la racine du pouce et sur le dos des mains. Sensation de tremblement des mains.

Tiraillemens dans les doigts. Douleur de luxation dans les articulations des doigts. Saccades convulsives des doigts. Refroidissement des doigts. Engourdissement des deux derniers doigts de la main à l'articulation du petit doigt de la main gauche; douleur composée de pincement et de picotement, qui rayonne jusqu'au coude, lorsqu'on le pose; elle est accompagnée de froid, et se convertit dans le jour en élancement; elle se renouvelle de cinq en cinq minutes, et il en résulte un malaise dans tous les membres, comme après un travail très-fatigant. Le matin, l'extrémité des doigts souffre, comme lorsque l'on a coupé les ongles trop courts. Engelure des doigts. *Formation des envies à la racine des ongles*. Formation de deux panaris consécutivement.

Faiblesse paralytique d'une cuisse. Raideur de l'articulation de la cuisse, à la marche. Vive douleur à l'articulation de la cuisse au plus léger mouvement que l'on fait dans son lit, elle est comme luxée, le matin on ne peut ni marcher ni s'appuyer dessus, elle est douloureuse au toucher.

Douleur à la hanche, seulement quand on y touche ou que l'on se meut, il semble qu'elle soit contuse. Aux tubérosités ischiatiques, douleur qui ne permet ni de s'asseoir ni de se coucher. Saccades douloureuses à l'articulation de la cuisse. Tiraillement douloureux à la hanche gauche. Bourdonnement sourd dans les jambes, comme dans leur extrême fatigue. Inquiétude dans les jambes, qui ne permet pas de rester en place, elle cesse dès qu'on se couche. Chaleur sèche dans les jambes, le quatrième jour; engourdissement d'une jambe, il dure une heure et reparaît le lendemain au soir. Crampe à la cuisse droite. Démangeaison et fourmillement à l'intérieur des cuisses. Pesanteur douloureuse des jambes, et raideur des genoux, plus souvent la nuit que le jour. Soir et matin au lit, tiraillement douloureux dans les jambes. A la marche, à la montée, en se levant de sa chaise, raideur des genoux. Brisure des jambes. Après une courte promenade, lassitude et pesanteur des jambes.

Sensation de blessure entre les cuisses, surtout

à la marche en air libre. Dans la nuit, violente douleur dans la cuisse, comme si l'on y avait reçu un coup. Dans la session, *douleur aux muscles de la partie postérieure des cuisses*. Saccades et tiraillemens dans les cuisses. Tiraillemens depuis les genoux jusqu'aux orteils, les pieds sont si lourds, qu'on peut à peine les traîner. *Sorte de paralysie des genoux;* à la descente d'un escalier, raideur des jarrets; lorsqu'on quitte sa chaise, ils semblent être raccourcis. Au lit, crampe dans les genoux, ils se fléchissent et s'étendent involontairement. Elancement dans le genou droit. Dans les deux jambes, tremblement, élancement, tiraillement et fatigue depuis les genoux jusqu'aux pieds, froid glacial des orteils. Douleur contractive, lancinante des gras de jambes, avec gonflement.

Le soir çà et là, depuis les gras de jambes jusqu'aux orteils, douleur composée de tiraillement et d'élancemens; s'assied-on, les pieds sont portés convulsivement l'un contre l'autre, on sent un tremblement intérieur général, une pesanteur mêlée de tiraillemens dans toute la région du dos, et du froid sans soif, et de la rougeur aux joues sans chaleur; alors l'épigastre se prend, il est tendu et les hypocondres se resserrent, la respiration est gênée et l'on ressent des élancemens dans la poitrine et le haut-ventre.

Le soir, sentiment de froid aux jambes, au bout de vingt-quatre heures. On ne saurait toucher la partie interne des jambes, sans y éprouver une douleur, comme si les chairs étaient séparées des os. Froid glacial des pieds jusqu'au moment de se coucher. Au lit, froid des pieds, on ne peut les réchauffer. Etend-on les pieds, la crampe saisit les jambes. Varices aux veines des jambes. Douleur de luxation à l'articulation du pied avec la jambe. Tiraillemens dans les os du tarse. Craquement de l'articulation du pied, dans le mouvement. La nuit, tiraillement, élancement dans le pied malade. Elancemens au tendon d'achylle, presque chaque cinq minutes. De temps à autre, une brûlure lancinante sur le dos du pied. Elancemens, tiraillemens au talon. Le matin au lit, tiraillememens douloureux à la plante des pieds, douleur vive dans ces parties, dès qu'on veut marcher. Démangeaison brûlante à la plante des pieds. Sueur de la plante des pieds. Raideur, sensibilité de la plante des pieds. *Crampe à la plante des pieds, dès qu'on veut faire un pas.* Elancemens à la plante des pieds. *Elancemens fréquens dans les cors des pieds*, ils souffrent comme dans une chaussure étroite. Enflure douloureuse et inflammation du gros orteil gauche. Crampe des orteils, lorsqu'on les étend. Douleur sourde à la base du gros orteil.

Engourdissement des membres, dès qu'on se couche. Tiraillemens dans tous les membres. Le matin après le lever, courbature de tous les membres, on n'ose les toucher, ils semblent contus. Çà et là par le corps, pincemens dans les chairs.

Le soir au lit, dès qu'on a chaud, picotemens à toute la peau du corps. Sensation de brûlure sur toute la surface du corps. D'anciennes dartres commencent à causer une grande démangeaison, on les gratte jusqu'au sang, pour se soulager, le neuvième jour. Taches bilieuses sur le dos et la poitrine, elles causent le soir une grande démangeaison. Eruption cutanée, accompagnée d'une démangeaison brûlante; le grattement est suivi de douleur, sans cuisson brûlante. Démangeaison brûlante à diverses parties du corps, le grattement y cause la douleur d'une blessure, mais non de la brûlure. Démangeaison, plus vive la nuit et le matin au lit, après le réveil.

Eruption de la nature de la vaccine. Eruption miliaire, accompagnée d'une vive démangeaison et suivie de desquammation. Eruption miliaire rongeante, à la face, aux bras et aux jambes.

Vive frayeur, on tressaillit de s'entendre appeler par son nom, ce qui provoque un frissonnement général. Après une frayeur ou une forte course, accès d'épilepsie.

Paroxysme épileptique : Un mouvement part du bras ou du dos, ressemblant à la course d'une souris, la bouche se tire à droite et à gauche, le ventre murmure, le bras gauche se tord avec le pouce fermé dans la main, le bras droit tremble, on tombe à terre en se roulant et sautant, la respiration se raccourcit, on crie, mais on ne peut parler, douze jours après avoir commencé le remède.

Paroxysme : au milieu de la rue, la tête tourne, la vue se noircit, on fait quinze pas en arrière et l'on tombe sans connaissance; revenu à soi, on se sent raidi dans toutes les articulations.

Paroxysme : marchant en air libre, on sent tout-à-coup les yeux s'obscurcir, un violent mal de tête avec battemens, des nausées et une grande lassitude, le sixième jour.

Paroxysme : un enfant, venant d'être lavé avec de l'eau tiède, laisse tomber la tête à droite et à gauche, sa face et ses lèvres pâlissent, ses yeux deviennent un moment hagards, il éternue, ferme ensuite fortement les yeux et la bouche, puis rend quelques phlegmes, après quoi il s'endort paisiblement, le troisième jour.

Elancemens aux lombes, mal de tête à l'occiput, alternatives de froid et de chaud, malaise de l'épigastre, il faut se coucher, le premier jour.

Saccades convulsives de tous les membres, on serre fortement les dents, on gémit pendant huit minutes, après quoi on s'assoupit un quart d'heure; au réveil, renouvellement des mêmes saccades, après lesquelles le corps est courbaturé.

Grande agitation, on ne peut rester assis ; est-on couché, on a toujours les pieds en mouvement. Fermentation vive du sang. Grande chaleur interne, la poitrine est brûlante, mais sans aucune soif. Après midi, on a la marche incertaine, les mains tremblent.

Sensibilité extrême à l'impression du froid, les premiers jours. Sueur abondante à la marche. Le matin au lit, sueur de la face et de la nuque, après le lever, les membres sont brisés. Du matin au soir, pesanteur, lassitude de tous les membres. Fatigue, que la marche fait disparaître. Le soir, avant de se coucher, baillemens convulsifs continuels.

Somnolence invincible tout le jour, à peine s'est-on assis, que l'on dort. Sommeil prolongé, dont on n'est point rafraîchi, on a de la peine à se lever. Insomnie qui dure plusieurs nuits, et néanmoins on est porté au sommeil, les yeux se ferment. *Le soir, au lit, on est une heure sans pouvoir s'endormir, quoiqu'on n'éprouve aucun malaise. La nuit, on s'éveille d'heure en heure,* ce n'est que le matin que l'on peut dormir deux heures de suite. Insomnie causée par de l'agitation et de l'irritation. Le soir, insomnie causée par l'ascension du sang vers la tête, elle dure toute la nuit.

Nuits inquiètes. On s'éveille souvent; à la suite d'un songe épouvantable, dont l'imagination est encore effrayée, on revoit les mêmes fantômes, ce qui empêche de se rendormir. Le soir, au lit, deux fois de suite, on tressaille, au moment de s'endormir. On s'éveille souvent la nuit, avec des battemens dans la tête et dans la poitrine, causés par le sang. La nuit, la bouche est brûlée par la soif. La nnit, poids à l'estomac, soulagé par des renvois. A minuit, l'on devient tout-à-coup malade, on ressent dans la poitrine des heurtemens dans la direction du cœur, dont la respiration est arrêtée, avec une grande soif, le troisième jour. A peine est-on couché, le soir, que l'on commence à toussoter pendant une heure ; on s'endort, et l'on se réveille à trois heures pour recommencer. La nuit, élancemens dans le bas-ventre, suivis de la sortie de beaucoup de flatuosités. La nuit, douleur vive à la hanche. La nuit, réveil plein d'anxiétés, le corps est brûlant, et comme saisi d'une crampe générale. *Sommeil rempli de songes effrayans, horribles.* A peine est-on endormi, que l'imagination est pleine de songes fatigans.

Horripilation générale, sans ressentir du froid. Froid du nez, des mains et des pieds, chaque soir, qu'aucune chaleur ne peut dissiper, et chaque matin, sueur acide. Sentiment intérieur de froid. La nuit, après des tranchées, on éprouve un froid qui dure quatre heures, suivi de chaleur ; ce n'est que la nuit suivante que l'on sue abondamment. Très-souvent, le soir, frisson fébrile, avec secousses des membres. Le soir, au lit, frisson violent, avec délire, suivi de chaleur et d'une sueur abondante, douze heures après le remède. Accès de fièvre. A midi, grande chaleur interne mêlée de froid ; la face est rouge, les membres sont brisés, il y a grande soif jusqu'à minuit, où la sueur commence, et dure trois heures, le dix-neuvième jour.

Accès de fièvre. D'abord chaleur à la face, puis

frisson général et beaucoup de soif, le quatrième jour. Accès de fièvre. Tous les jours, avant midi, froid intérieur, vertiges, la tête tombe, la soif manque, il y a lassitude si grande, qu'on ne peut marcher, et nuit et jour la tête est couverte de sueur, et vraiment gonflée.

Chaque soir, à huit heures, frisson de la durée de deux heures, point de chaleur; on s'endort pour s'éveiller au milieu de la nuit, avec chaleur et soif. Le matin, à midi et le soir, chaleur accompagnée de soif. *Le matin, au lit, chaleur pleine d'anxiétés,* sueur, sécheresse de la gorge, le troisième jour. Le matin, sueur des pieds et des mains. Le soir, sueur, on tremble, on vomit, on a de l'anxiété, pour aller à la garde-robe, ce qui est suivi de mal de tête et de pesanteur des bras.

Irritabilité de l'humeur, distraction extrême, alternative de ris *et de pleurs,* concentration, mélancolie, *abattement*, pusillanimité, désespoir, angoisses continuelles. *Propension à s'emporter*, à se fâcher. Raideur douloureuse de la colonne épinière entre les deux omoplates, spécialement à l'articulation de l'épine avec le bassin, produite par la respiration des vapeurs du soufre brûlant. L'étincelle électrique en est l'antidote.

LE ZINC, ZINCUM [1].

Pour préparer ce remède, on prend un grain de la poudre métallique sèche de zinc broyée dans l'eau et recueillie au fond du vase ; on traite ensuite

[1] Sans égard au tableau des symptômes de cette substance, que j'ai offert au lecteur dans mon abrégé de la Matière médicale pure de Hahnemann, je le représente ici, mais beaucoup plus étendu, c'est-à-dire enrichi de tous les phénomènes que la multiplicité des épreuves successives qui en ont été faites sur l'homme sain, a fait ressortir. C'est depuis cette dernière époque que le docteur Hahnemann l'a admise dans sa Matière médicale, et classée parmi les spécifiques de la *psore*. Si j'en ai parlé dans mon recueil, c'est que les premiers disciples de ce grand homme, après l'avoir éprouvée sur l'homme sain, en avaient déjà fait le plus heureux usage dans la pratique. Mon expérience réunie à la leur, m'a mis à même d'offrir, dans les réflexions que j'ai faites au sujet de ce remède, quelques données générales sur les cas de son emploi. Je les reproduirai à la fin de ce chapitre, pour la plus grande commodité du lecteur. On peut accorder de la confiance à ces indications génériques qui, loin de rien emprunter de l'arbitraire des suppositions, ressortent naturellement de l'évidente similitude des maladies médicinales du zinc, avec un grand nombre de celles que la nature nous présente journellement. L'école ancienne est, à son insçu, souvent d'accord avec l'homœopathie, sur l'usage à faire de ce médicament ; et, si elle a opéré peu de guérisons avec ce remède précieux, la faute en est aux grandes doses qui ont marqué son administration, dont l'effet inévitable était l'extrême aggravation de la maladie, aux symptômes de laquelle les symptômes du zinc répondaient si heureusement. On en peut dire autant de beaucoup d'autres remèdes qui sont communs à l'une et à l'autre médecine. Quel est le disciple de l'école ancienne qui ne sache pas que le soufre est salutaire

un grain de cette poudre de la manière déjà indiquée pour les autres remèdes anti-psoriques, et on l'atténue jusqu'aux fractions $(\overline{\text{VI}})$ $(\overline{\text{VIII}})$ $(\overline{\text{X}})$, en

dans les affections hémorroïdales, que la rhubarbe guérit la diarrhée, et que le mercure est l'antidote de la contagion syphilitique? Et cependant ces substances, toutes spécifiques qu'elles sont, n'en font pas moins tous les jours, dans le traitement de ces maladies, un grand nombre de victimes, tandis que dans les mains du médecin homœopathe, les fractions les plus ténues de ces mêmes remèdes guérissent avec douceur, célérité et certitude. Quelle est donc la source de cette diversité dans les résultats? elle se trouve dans la différence des lois auxquelles obéissent ces deux médecins. Le premier, croyant n'obtempérer qu'à la loi des contraires, administre un remède dont il ne sait pas que le mode d'action est tout-à-fait semblable au mode du désaccord qui constitue la maladie. Il l'ignore, parce qu'il ne connaît son médicament que par les épreuves qui en ont été faites sur l'homme malade, et que ces épreuves sont plus ou moins fallacieuses. Il introduit, sans le savoir ni le vouloir, dans un corps malade, une maladie parfaitement semblable à celle dont il est atteint. La guérison s'en serait suivie, aux termes de la loi des semblables, si cette affection semblable n'eût été qu'une légère esquisse de celle à laquelle elle va se joindre; mais la grandeur de la dose du remède, exigée par la loi qui lui prescrit d'agir en opposition à la nature de la maladie, a prévalu d'une manière exagérée sur cette maladie, dont les symptômes ressemblent à ceux que le remède développe; et il en ressort le plus communément une telle aggravation, que le malade se trouve grevé d'une affection doublée au moins, pour ne rien dire de plus. On ne manquera pas de me répondre que, en dépit de cette dose exagérée, la guérison du mal s'opère encore assez souvent. L'homœopathie n'en disconvient pas, elle à qui il arrive quelquefois de doser encore trop fortement son remède; mais elle

donnant au flacon deux secousses pour en développer la vertu dynamique médicinale.

Cette préparation de zinc est un des meilleurs remèdes anti-psoriques.

a ses antidotes, par le secours desquels elle neutralise l'action démesurée de son remède, tandis que le médecin allopathe s'en repose le plus souvent sur la nature, qui se montre fréquemment plus sage que le médecin lui-même, et quelquefois victorieuse de la maladie naturelle et du remède qui ne lui convient pas.

A Dieu ne plaise que l'on voie dans ce que je viens de dire une accusation contre la médecine en honneur! avec les plus bienveillantes intentions, il lui arrive rarement d'aggraver la situation de son malade, car il lui est bien rare, dans la fidélité qu'elle conserve à ses principes, d'employer dans ses traitemens des remèdes spécifiques. Le remède en opposition au mal à guérir, lui vaut souvent la reconnaissance de son malade, pour le soulagement momentané dont elle l'a fait jouir, pendant que la nature a triomphé seule d'un obstacle qui n'était point au-dessus de ses forces. A-t-elle mis en jeu la puissance antagonistique de l'organisme? la gratitude du malade ne lui est pas moins assurée. Une prédominance d'irritation dans un système éloigné de l'organe en souffrance, mais lié avec lui de sympathies de fonctions, fait souvent oublier à la nature sa première souffrance, surtout quand la maladie n'est encore qu'à sa période de l'incubation. Combien de fois encore n'arrive-t-il pas que l'irritation provoquée, loin d'être antagoniste de l'irritation morbifique, est en tout semblable à elle, ce qui donne le secret de beaucoup de cures que l'homœopathie aurait le droit de réclamer, et dont l'allopathie s'attribue les honneurs.

Mais quittons ce parallèle des deux médecines, laissons au temps le soin de prononcer sur leur mérite réciproque, et de décider de quel côté se trouve cette rationnabilité, dont l'école ancienne se fait un privilége exclusif.

Un ou deux globules imbibés de la liqueur à la fraction (VI) et même à la fraction (VIII), est souvent une dose trop forte pour des sujets faibles ou très-sensibles ; aussi la fraction (X) réussira parfaitement : son action durera de trente à quarante jours.

Si cette action était trop forte, on en calmera les effets pour quelques instans, en faisant flairer une dissolution de camphre ou de la fève de St-Ignace. L'antidote le plus convenable cependant, est le sulfure de chaux.

Le zinc est indiqué, lorsqu'aux autres symptômes le malade réunit en tout ou en partie les symptômes caractéristiques suivans.

A la marche, vertige à la partie postérieure de la tête : il semble que l'on va tomber de côté, immédiatement après avoir pris le remède. Faiblesse de la tête, surtout au-dessus des yeux. Le deuxième, le quatrième jour, toute la matinée, douleur de tête étourdissante, comme celle produite par la vapeur du charbon. Pesanteur extrême à l'occiput. Dans la session, vertiges que la station et la marche font cesser. Tiraillement vertigineux à l'occiput. Affaiblissement de la compréhension, les idées sont mal liées.

Embarras et compression de la partie antérieure de la tête, matin et soir, après trois, sept, huit et dix jours de l'usage du remède. *Pesanteur douloureuse au front. Compression vive à une place très-circonscrite du front, le soir. Après le dîner, embarras et compression de la partie antérieure de la tête, qui s'étend jusqu'aux yeux*. Sensation de serrement à la tempe gauche. Pression continuelle dans les deux tempes, trois heures après avoir pris le remède. Sensation douloureuse d'écartement aux premières vertèbres du cou, au bout de six heures. *Tiraillemens à la tempe droite*, un quart d'heure après le remède. Après le dîner, tiraillemens dans les tempes, élancement simultané dans l'oreille droite, le deuxième jour. Tiraillemens douloureux dans une moitié de la tête. Tiraillemens à une bosse frontale, s'étendant jusques à l'œil du même côté, le troisième jour. Après le dîner, *douleur de tête d'un côté du front seulement*, quelques heures après avoir pris le remède. Tiraillemens douloureux du côté gauche de l'occiput, le quatrième jour. Elancemens sourds à un point de l'occiput. Picotemens à la tempe gauche, trois heures après le remède. Un peu au-dessus de la bosse frontale droite, douleur lancinante et perforante, le neuvième jour. Maux de tête nocturnes. Le soir en se couchant, violente douleur à la tête, aux yeux et au ventre, le onzième jour ; violente douleur à la tête, aux yeux, après avoir bu un verre d'un vin accoutumé.

Sensation de blessure aux tégumens de la tête, même sans y toucher, le troisième jour. Démangeaison vive à une seule place de la tête. Eruption à la tête, accompagnée de démangeaison, le cinquième jour, sensation douloureuse sur un point de la tête, comme s'il y avait une plaie. Il semble quelquefois que les cheveux se dressent sur la tête, surtout au-dessus de l'oreille gauche.

Compression insupportable sur la racine du nez; il semble qu'elle rentre sur elle-même; elle se répète souvent, surtout à midi : cette sensation est accompagnée d'élancemens dans la mâchoire et s'étend au bout d'un quart d'heure jusques dans l'œil gauche.

Le soir, pesanteur des yeux, le septième jour. Sensation d'une force invisible, qui comprime les yeux de dehors en dedans. Douleur insupportable à l'œil gauche. Sentiment de fatigue dans les yeux, quatre heures après le remède. Démangeaison aux yeux. Chatouillement dans un œil, comme s'il s'y était introduit de la poussière, le quatrième jour, il se répète souvent. Vers le soir, les yeux sont morsurés, le droit surtout, le deuxième jour. Picotemens fins, dans le sourcil droit, et au-dessous de l'œil gauche jusques dans la joue, le dixième jour. Sensation de blessure aux sourcils, d'abord à droite, puis à gauche. La même sensation dans l'angle interne de l'œil, passant d'un œil à l'autre, le neuvième jour. Démangeaison au bord des sourcils.

Couleur pâle de la face. Tiraillemens au-dessus et devant l'oreille, que l'on ressent dans les os mêmes, ressemblant aux suites d'un coup qu'on y aurait reçu, surtout quand on y touche, le onzième jour. Tiraillemens douloureux dans les os au-devant des oreilles, le sixième jour. *Tiraillemens dans l'oreille gauche.* Douleur contractive et tiraillement derrière l'oreille et jusques dans la mâchoire. *Elancemens périodiques et durables dans la profondeur de l'oreille droite jusqu'au tympan*, les premier et deuxième jours. Elancemens violens dans les oreilles. Bruissemens vifs dans les oreilles. On entend le pouls dans les oreilles, les premier et deuxième jours. Nuit et jour, écoulement purulent par l'oreille gauche, dont le conduit est gonflé et brûlant ; la tête douloureuse du même côté, au bout de vingt-quatre heures. Pression douloureuse dans la mâchoire supérieure, près de l'aile du nez. Sensation de blessure dans toute la moitié droite du nez, le premier jour. La même sensation dans l'autre moitié, le quatrième jour. Gonflement du côté droit du nez, au bout de quarante-huit heures. Douleur tranchante au bord interne de la narine gauche, le septième jour.

Sécheresse et gerçure des lèvres. Picotemens dans la lèvre supérieure, au bout de vingt minutes. Palpitation et oscillation musculaire dans la moitié gauche de la lèvre supérieure, le douzième jour. Gonflement de la lèvre supérieure, le troisième jour. Tache rouge, sensible au toucher, au milieu de la lèvre supérieure. Eruption de taches à la lèvre supérieure, vingt-quatre heures après le remède. Démangeaison à la lèvre supérieure, autour de la bouche et au menton, sans éruption. Ulcération des commissures des lèvres. Ulcération jaunâtre à la lèvre inférieure, le quatrième jour. A la lèvre supérieure, au menton et au front, éruption de boutons blanchâtres, contenant de l'humidité, ils paraissent après avoir bu quelque peu de vin, le troisième jour. Démangeaison, éruption à la pointe du menton. Sous le menton, une foule de petits boutons purulens, avec vive démangeaison, le huitième jour. *Tiraillemens douloureux à la droite du cou, au-dessous et un peu derrière l'oreille*, le deuxième, le neuvième jour. Sentiment de raideur aux deux côtés du cou, tout près du tronc. Oscillations dans les muscles du cou, à gauche. Douleur nocturne aux muscles du cou, comme lorsqu'on a tenu une mauvaise position.

Tiraillemens, picotemens, élancemens, pincemens à diverses dents des deux mâchoires, et à diverses parties du jour; hémorragie des gencives. C'est dans les dents les plus saines que le remède exerce son action. *Elancement et morsure à la partie du palais qui touche aux dents incisives.* L'intérieur des joues se couvre d'une ulcération jaunâtre, le troisième jour. Fourmillement à l'intérieur des joues, quelques instans après avoir pris le remède. A dîner, le palais et les gencives font éprouver de la douleur pendant la mastication, le huitième jour.

Excrétion abondante de salive avec fourmille-

ment à l'intérieur des joues, un quart d'heure après le remède ; ce symptôme dure tout le jour. Grattement au fond de la gorge, comme dans le rhume de cerveau. Excrétion d'une glaire verdâtre qui tient opiniâtrément à la gorge ; elle s'opère difficilement et avec douleur à la partie supérieure de la poitrine. Sensation de crampe dans la fossette du cou, ou la partie supérieure de l'œsophage, qui monte de l'estomac, quelques minutes après avoir pris le remède. *Mal de gorge ; on est tiraillé et déchiré à droite et à gauche dans le fond du gosier, plus encore hors de la déglutition, qu'en avalant* sa salive, les deuxième, septième et dixième jours. Gonflement des amygdales et des parties extérieures du cou, le troisième jour.

Avant midi, renvois d'air fréquens, qu'on n'obtient point sans effort et sans souffrir de la poitrine, ainsi que de la pression dans le dos, le onzième jour. Eructation avortée, qui cause une vive douleur dans le milieu de la colonne épinière. Hoquet, de la durée d'une demi-heure, le quatrième jour. Le matin, nausées, on est prêt à vomir, le huitième jour. Faim difficile à satisfaire, le sixième jour. Soif brûlante, le sixième jour. Appétit médiocre. Répugnance pour les alimens cuits et chauds, ainsi que pour le poisson qu'on aimait beaucoup. Les acides paraissent déranger l'estomac. Digestion difficile. Soda, après avoir mangé quelque douceur, le cinquième jour. *Sensation désagréable à l'orifice supérieur de l'estomac, un peu aussi dans l'œsophage*, un quart d'heure après le remède. Un peu après le repas, plénitude et ballonnement de l'estomac. Une heure et demie après avoir dîné, sentiment désagréable de vide, réuni à celui de la faim, dans l'estomac et dans le bas-ventre. Après un léger dîner, sensation de brûlure à l'estomac, renvois et envie de vomir.

Resserrement de l'épigastre, il est comprimé. A jeun, brûlure à l'estomac. Tiraillemens douloureux à l'épigastre et au-dessous, les premier et deuxième jours. Vive douleur à la région de l'estomac, et à l'estomac lui-même, le quatrième jour. *Elancement et tiraillement à l'épigastre et au-dessous, comme produits par un instrument piquant*, ils se renouvellent souvent, les onzième et dix-huitième jours après le remède. Douleur de crampe dans les hypocondres, avec resserrement de la poitrine, et gêne de respiration, peu de temps après le remède. Elancemens dans les hypocondres, surtout à celui de gauche. *Resserrement en manière de crampe dans les hypocondres*. Pincemens à l'hypocondre droit. Après le souper, élancemens vifs à la région du foie, le onzième jour. Un peu à droite, et au-dessus du nombril, douleur lancinante sourde, comme de la présence d'un abcès, aggravée par le mouvement et le toucher, les cinquième et neuvième jours.

Forte pression dans les hypocondres et les côtés du ventre, qui se fait sentir jusque dans le dos, et qui paraît provenir de l'accumulation des vents, le matin, au lit; la marche augmente la douleur, sans faire sortir les flatuosités, qu'une évacuation alvine calme quelque peu, mais elle se renouvelle par le mouvement et la marche, plusieurs jours de suite. Ce paroxysme a commencé le deuxième jour après le remède.

Pression sourde dans le bas-ventre, la place en est très-circonscrite, à droite, un peu au-dessous du nombril; la plus légère compression, ainsi que la rentrée du ventre sur lui-même, l'aggravent, comme s'il s'y trouvait une induration. Le matin, dans le lit, rétention de vents, causant comme une douleur de colique, avec gargouillement bruyant dans le bas-ventre, au bout de quatre jours. Accumulation des flatuosités dans le bas-ventre, qui en font sortir les tumeurs hémorroïdales, quelques heures après avoir pris le remède. Borborygmes continuels dans le bas-ventre, le matin surtout, ils produisent souvent la colique nommée venteuse. Tension au-dessus du nombril, accompagnée de malaise au creux de l'estomac. Colique lancinante, causée par les vents, que leur émission soulage. Picotemens dans le bas-ventre, qui est ballonné, le quatrième jour. Elancemens et tranchées au-dessus du nombril, le cinquième jour. *Pincemens, élancemens à la région du nombril,* le huitième jour. De la hanche gauche part un tiraillement qui pénètre dans le fond du bas-ventre. *Sensation de blessure avec une pulsation lente dans l'intérieur du côté gauche, sous les fausses côtes. Pesanteur douloureuse à la région du pubis*, de la durée de quatre jours; elle a commencé le premier jour après le remède. Dans le côté gauche du bas-ventre, sensation de brisure et de courbature, le premier jour. Pression de dedans en dehors à la région des aines, il semble qu'une hernie aille se former. Sortie de l'intestin par l'anneau inguinal, le trente-septième jour. Tiraillemens douloureux aux aines, le cinquième jour. *Elancemens dans la région des deux reins*. Tiraillemens douloureux à la région des reins. Douleur aux reins, qui semblent être blessés. Picotemens périodiques à la région des reins. Douleur tranchante à la région des reins.

Emission abondante des flatuosités, le premier jour. Le soir et plusieurs jours de suite, émission abondante de flatuosités, sans éprouver aucune douleur, peu de temps après avoir pris le remède. Mouvemens dans le bas-ventre, disposition à aller à la garde-robe, aussitôt après le remède. A chaque émission des vents, avec chaque évacuation, douleur du ventre, le sixième jour. Après une selle sèche, douleur de ventre. Après une bonne selle, douleur lancinante dans le bas-ventre, le cinquième jour. Dévoiement de la durée de plusieurs jours, il est composé de matière en forme de purée, et exempt de douleur; seulement un peu de ténesme après chaque selle, comme si l'on avait encore quelque chose à rendre. Chaque jour, plusieurs selles molles, précédées de colique, les excrémens sont enveloppés d'un sang rouge et écumeux, le premier jour. La selle est plus fluide et plus facile que de coutume, au bout de six heures. Le premier jour, selle mousseuse, teinte de sang, ferme, et difficile les jours suivans. Constipation, les premiers jours de l'usage du remède. Le troisième, le huitième jour, constipation, malgré l'appel à la garde-robe. Chaque deux ou trois jours seulement, selle sèche et médiocre. Selle dure et difficile les premiers jours de l'usage du remède. Le treizième jour, la première partie de la selle est dure, elle devient molle et facile à la seconde.

Selle visqueuse et parcimonieuse, après laquelle on ressent du ténesme et de la brûlure à l'anus. Selle visqueuse d'un jaune clair, avec élancemens à l'anus, le douzième jour. Douleur contractive et perforante, s'étendant du rectum dans le bas-ventre, on peut s'asseoir, le quatrième jour. Le rectum semble être rempli de vents qui ne peuvent sortir. Elancemens vifs dans le rectum, le troisième jour. *Fourmillement, démangeaison, sensation de blessure à l'anus.*

Poids à la vessie urinaire, mais sans envie d'uriner. L'urine presse fortement la vessie, le quatrième jour. Emission fréquente et plus abondante de l'urine, elle est limpide et citronée, les premiers jours. Envie continuelle d'uriner, elles sortent en abondance. Sédiment blanc et floconneux des urines, les premiers jours. Couleur rouge des urines. L'urine de la nuit dépose un sédiment visqueux, et reste trouble, le deuxième jour. Après une rémission douloureuse des urines, il sort du sang du canal de l'urèthre.

Démangeaison dans l'urèthre. Elancemens à l'entrée de l'urèthre. Elancement semblable à un coup électrique le long du canal de l'urèthre. *Tiraillemens douloureux à la partie antérieure de la verge et de l'urèthre*. De l'intérieur du bas-ventre part un tiraillement qui aboutit au canal de l'urèthre. Après l'émission des urines, pincemens à l'orifice de l'urèthre, le troisième jour. Sensation de blessure à la partie antérieure de l'urèthre, hors de l'émission des urines. Tiraillemens douloureux à la racine du pénis. Elancemens sourds dans le gland, partant du scrotum. Horripilation du *scrotum*, il se crispe. Plusieurs jours de suite, le soir, démangeaison vive au *scrotum*, que le grattement ne peut faire cesser. Sensation de blessure à la partie du scrotum, qui touche à la cuisse. Pression sourde, mêlée d'élancemens dans un testicule, au bout de six heures. *Tiraillemens douloureux dans les testicules, qui s'étendent jusqu'au canal déférent*, les deuxième et troisième jours. Rétraction des testicules vers l'anneau, ils se gonflent et deviennent douloureux.

Érection violente et durable, accompagnée d'une compression dans le bas-ventre. Pollution, deux nuits consécutives, sans rêves voluptueux, les septième et huitième jours. Désir violent du coït, difficulté et presque impossibilité de l'éjaculation, au bout de quarante-huit heures. Diminution des lochies et de la sécrétion du lait dans les seins, chez une nouvelle accouchée. Rétablissement du flux menstruel supprimé depuis trois mois, pendant lequel la face est alternativement rouge et pâle.

Obturation des deux narines, le cinquième jour. Sans enchifrènement, sécrétion augmentée du mucus des narines. Le soir, *éternûmens, précédés du fourmillement de l'intérieur du nez.* Catarrhe nasal fluant, suivi plus tard du catarrhe sec.

Raucité de la voix, engorgement glaireux de la poitrine, on crache beaucoup de phlegmes. Toux d'irritation. Jour et nuit, toux, avec abondante expectoration de matières puriformes, le dix-huitième jour. A la suite de points dans les côtés, on crache des phlegmes sanguinolens. Toux, qui produit des élancemens dans la poitrine, avec un peu de soif, le vingt-deuxième jour. *Douleur lancinante au côté gauche de la poitrine,* le point malade est de la largeur de la main, il semble que cette place soit brisée. Elancemens, tantôt vifs, tantôt sourds, dans diverses régions de la poitrine, et fréquemment autour du cœur. Serrement, gêne et poids dans diverses régions de la poitrine. Douleur rhumatismale à diverses régions de la poitrine. Oppression de la poitrine, montant de la région épigastrique, que l'éructation fait cesser. *Resserrement, oppression de la poitrine,* sept heures après le remède. Le matin, revient périodiquement une crampe dans la poitrine, accompagnée de mal de cœur, le deuxième jour. A la marche en air libre, la poitrine est serrée et comme ligaturée, le deuxième jour. Le troisième jour, facilité, liberté de respirer, plus grande que de coutume. *Deux jours de suite, le soir, resserrement de la poitrine, avec élancemens dans la poitrine; pouls accéléré et petit,* les deuxième et troisième jours. *Battemens de cœur fréquens*, le deuxième jour. Le mouvement aggrave tous les symptômes de la poitrine. *Sensation de brûlure dans la poitrine, à gauche*, le douzième jour. Sensation brûlante à la partie droite de la poitrine, s'étendant jusqu'au dos, le cinquième jour.

Tiraillemens, élancemens, douleur rhumatismale dans diverses régions du dos et de la colonne épinière. Elancemens à l'os *sacrum. Crispation*, telle que pourrait la produire un emplâtre de poix, *au bord interne de l'omoplate droit.* Saccades lancinantes au-dessus et à côté de l'omoplate gauche. Elancemens vifs au-dessus de l'omoplate droit, plus douloureux dans l'éructation. Raideur douloureuse des muscles du dos, surtout dans le mouvement; elle paraît la première nuit, revient quatre nuits de suite et disparaît dans le jour. Violente douleur rhumatismale dans la région des reins et dans les épaules, le huitième jour. Raideur, sorte de crampe dans le côté gauche du cou, le premier jour. Tiraillemens, élancemens dans le côté droit du cou. Douleur au côté droit du cou jusqu'à l'épaule, avec raideur de ces parties, le matin au lit; elle disparaît dans le jour, et revient plusieurs jours de suite.

Tiraillemens, élancemens aux épaules, le deuxième jour. Rhumatisme à l'articulation de l'épaule droite, le quatrième jour. Tiraillemens rhumatismaux depuis le sommet de l'épaule jusqu'aux muscles deltoïdes, dans les deux bras; on ne peut les lever sans une vive douleur, le deuxième jour. Boutons furonculeux sur les deux épaules. Douleur rhumatismale aux deux muscles deltoïdes. Tiraillemens douloureux partant des muscles deltoïdes, s'étendant le long des bras, le premier jour. Tiraillemens à l'articulation du coude. On ne saurait tourner le bras gauche ni en toucher les muscles sans souffrir, ils sont comme brisés, les deuxième, troisième, et cinquième jours. Tiraillemens, élancemens dans les poignets, et les carpes, on y éprouve aussi des picotemens, comme précurseurs d'une éruption. *Tiraillemens, élancemens dans les os du métacarpe.* Au dos et à la paume des mains, élancemens, tiraillemens. *Pesanteur, insensibilité, bleuissement de la main droite; elle semble privée de vie, on y sent à peine le pouls; cet état dure une heure et se renouvelle.* Brûlure au bord externe de la main droite. Tiraillemens, élancemens aux articulations des phalanges. A la deuxième phalange d'un doigt annulaire, démangeaison lancinante, au bout de douze heures; il y paraît après deux jours un bouton rouge et douloureux, qui ne tarde pas à suppurer. Tiraillemens, élancemens dans les doigts.

Tiraillemens dans les muscles des fesses. Les mêmes dans les diverses régions du bassin. *Douleurs rhumatismales dans l'épaisseur des muscles de la cuisse, elles passent de l'une à l'autre*, le neuvième jour. Courbature douloureuse aux muscles fessiers, et aux muscles postérieurs des cuisses.

Tiraillemens rhumatismaux dans l'étendue de la jambe droite. Pesanteur douloureuse des jambes, que l'on peut à peine lever. Sentiment douloureux de pesanteur paralytique de l'extrémité inférieure droite, à la marche, sept heures après le remède. Le soir, vive démangeaison à la cuisse et aux jarrets, le grattement y produit une éruption urticaire, le premier jour. Cinq jours de suite, le soir, démangeaison à la partie externe des cuisses au-dessus du genou, suivie d'une éruption qui souffre le grattement, le troisième jour. Elancemens, tiraillemens dans les genoux le matin au réveil, les genoux sont douloureux, comme après une grande fatigue, plus encore dans le repos que dans le mouvement, le deuxième jour. Tiraillemens sourds dans les gras de jambes, les muscles de cette région ont de la raideur à la marche, le premier jour. Crampe douloureuse aux gras de jambes, la troisième nuit après le remède. Sensation de brûlure aux gras de jambes.

Raideur rhumatismale à l'articulation du pied

avec la jambe, dans le repos, le premier jour. Çà et là sur le dos du pied, et jusque dans les os, élancemens brûlans, le premier jour. *Tiraillemens et raideur, tantôt au bord interne, tantôt au bord externe du pied droit.* Déchirement au bord externe du pied gauche, près du talon, le cinquième jour. Douleur pulsative et tiraillement au tendon d'achylle, insupportable *après avoir bu du vin.* Sensation extraordinaire de raclement à la plante des pieds. Démangeaison à la plante des pieds. Puanteur de la sueur des pieds.

Elancemens, tiraillemens dans les articulations des orteils, le troisième jour. Douleur de luxation à l'articulation des orteils avec le metatarse, le troisième jour. Pulsation, élancement dans le gros orteil, le deuxième jour. Démangeaison aux orteils du pied droit, avec chaleur et rougeur, semblables à celles des engelures, elle se dissipe au bout d'une demi-heure, sans laisser après elle l'engourdissement douloureux que conservent les engelures, trente-six heures après le remède. Les douleurs causées par le zinc semblent être intermédiaires entre la peau et les chairs. Le vin et la noix vomique aggravent les symptômes du zinc, surtout l'agitation nocturne et la constipation. *C'est à midi et le soir que se montrent les symptômes de ce remède.* Oscillations musculaires, soubresauts dans diverses parties du corps. Crampe aux bras et aux jambes. *Battemens vifs par tout le corps. Tiraillemens vifs et très-douloureux dans le milieu de tous les os, on ne peut se soutenir.* Elancemens de part en part dans les articulations, le septième jour. Douleur lancinante et déchirante dans tout le côté droit. Immédiatement après le dîner, malaise dans la totalité du corps, les membres exceptés ; il s'étend et fait effort de dedans en dehors, comme si le tronc devait s'ouvrir ; les tégumens du ventre, par exemple, se dilatent sans qu'il y ait le moindre signe de flatuosités. Cet état est purement nerveux et affecte le côté droit plus vivement que le gauche.

La nuit, violente démangeaison, il semble qu'on soit piqué par des milliers de puces, surtout au dos et au bas-ventre. Eruption boutonneuse à la partie interne des cuisses, au genou et aux gras de jambes, avec une vive démangeaison, que le grattement fait cesser, le deuxième jour. Eruption au front, sur le dos et à un orteil, le dixième jour.

Le matin au réveil, fatigue telle qu'on ne croit pas pouvoir se lever, les deuxième et troisième jours. Commence-t-on à marcher, on se sent une force et une légèreté extraordinaire, cela dure un quart d'heure, après quoi la lassitude commence et dure tout le temps de l'usage du remède. Fatigue, bâillemens fréquens, détente de tout le corps. Envie continuelle de dormir, le premier jour du remède, on bâille toute la journée. La nuit, réveils fréquens, sans motif, le cinquième jour. Sommeil plein de rêves et d'anxiétés. Sommeil profond fatigant, rempli de rêves; au réveil, on est brisé. Rêves dégoûtans, on se voit souillé d'excrémens humains, le deuxième jour. Soubresauts, saccades des membres dans le sommeil, la cinquième nuit après le remède. La nuit, violente douleur des lombes et du ventre, avec élancemens dans le côté gauche et des tiraillemens dans les jambes, quarante jours après le remède. Horripilations fréquentes le long du dos, cinq jours de suite, trois jours après le remède.

Paroxysme fébrile : chaque jour et plusieurs fois, tant avant qu'après midi, frisson, horripilation et chaleur fugitive sur tout le corps, *les membres tremblent*, on se sent mal et près de défaillir, on a le cœur sur les lèvres, un sentiment de vide de l'estomac, *un battement dans tout le corps, la respiration courte et brûlante*, les mains chaudes et sèches.

Paroxysme : deux heures après le dîner, les hypocondres se serrent, l'humeur est mélancolique; on a de la répugnance pour le travail et un malaise général, sans le moindre signe de surcharge de l'estomac ni de flatuosités, le cinquième jour.

Humeur triste, aigre, silencieuse, le soir surtout. Sensibilité excessive pour toute espèce de bruit. La plus légère altération cause du tremblement. Tristesse insurmontable. Irritabilité extrême, disposition prochaine à la colère. Mobilité extrême de l'humeur, à midi, tristesse, mélancolie ; le soir , contentement , gaieté , un rien fait rire , un rien met en colère.

J'invite les hommes de l'art, qui font usage de ce remède, à bien méditer le tableau des symptômes qui lui sont propres. La réflexion et l'expérience feront, des propriétés spéciales de cette substance, ressortir les vérités générales suivantes :

1.° L'heure de midi et le soir sont les époques du jour les plus caractérisées par l'influence de ce métal qui porte son action spécialement sur les côtés de la tête.

2.° Les éruptions du cuir chevelu, comme aussi des autres parties du corps, cèdent homœopathiquement à la faculté qu'il possède de les produire, dans son effet primitif. Par conséquent, il est propre à rappeler à la peau celles dont le refoulement peut avoir compromis un organe noble, ou tout un système d'organes.

3.° Quelques affections de l'organe de l'ouïe, comme les élancemens soutenus, la dureté de l'ouïe, chez les enfans surtout, sont également de son ressort.

4.° Les douleurs, dont la mobilité est telle, qu'on les voit passer alternativement d'un côté du corps à l'autre, comme l'expriment les mutations de lieu par le rhumatisme, ne lui résistent pas.

5.° Quelques affections hypocondriaques et hystériques, caractérisées par des douleurs qui, partant des hypocondres, s'étendent au nombril, puis montent au cou qu'elles resserrent, en gênant la respiration, et se terminent par des convulsions qui renversent à terre, arrachent des hurlemens, font uriner involontairement et vomir des glaires épaisses ; ces douleurs, dis-je, sont maîtrisées par la propriété que le zinc possède, de les donner à l'homme sain qui en ferait usage.

6.° La nature des évacuations alvines signale l'efficacité du zinc dans les affections hémorroïdales. Elles sont tantôt molles et fréquentes, tantôt sèches et rares chez les hémorroïdés, symptômes que nous venons de voir être particuliers à ce métal, et qui lui donnent de l'analogie d'action avec la noix vomique, le mercure noir et le platine, également efficaces contre les évacuations de cette nature.

7.° Les symptômes pectoraux indiquent les espèces d'affections de poitrine dans lesquelles ce métal est spécifique. L'oppression asthmatique, le catarrhe invétéré, l'engorgement glaireux du poumon, auxquels se joignent d'autres accidens de la poitrine et de l'organe digestif, très-souvent sont moins des maladies essentielles, que des affections secondaires, nées de la répercussion de maladies exanthémateuses, que la propriété du zinc décompose, en reportant à la peau l'exanthème qui leur a donné naissance.

8.° Si la médecine énanthiopathique, après de nombreuses épreuves sur l'homme malade, conserve à ce remède peu de confiance, c'est qu'elle n'a pas tardé de s'apercevoir que ses vertus ne sont que palliatives dans les affections convulsives de tout genre. Cette observation est d'accord avec les expériences faites par l'homœopathie sur l'homme sain, dont l'activité musculaire et la susceptibilité nerveuse sont toujours déprimées dans l'effet primitif de ce médicament, tandis que l'action secondaire relève ces deux facultés d'une manière sensible. C'est donc avec raison que l'homœopathie, qui n'emploie les remèdes que lorsque leurs symptômes sont en rapport de similitude avec les symptômes du mal, réserve l'application du zinc pour les affections de faiblesse musculaire, de débilité nerveuse, et d'atonie du système vasculaire. Aussi le voit-on triompher de beaucoup de maladies rhumatismales des membres, de quelques paralysies, d'une espèce d'hémiplégie, de tremblemens des pieds et des mains, ainsi que de certains flux hémorroïdaux dont la faiblesse est le principe.

C'est avec des fractions centièmes, dix-millièmes et millionièmes que s'opèrent ces cures, tandis que l'allopathie n'obtient ses effets palliatifs qu'avec des doses portées jusqu'à vingt-quatre grains par jour, doses dont le résultat, comme l'ont observé les docteurs *Voiglet et Herfeland*, était de déprimer les systèmes sensible et irritable, un peu plus qu'ils ne l'étaient avant la palliation,

9.° L'action du zinc sur le système cutané est clairement exprimée dans les symptômes qui ont rapport à cet organe. Elle est primitive, et d'autant plus vive, que la dose en est plus grande. Telle est la raison des succès obtenus par *Tuffing*, *Sprengel* et *Hufeland*, dans le traitement de la rougeole répercutée.

Son efficacité est plus certaine encore, lorsque la maladie secondaire à la retrocession, présente de l'analogie avec la maladie médicinale du zinc. Mais, dans ce cas, la dose du remède ne saurait être trop petite ; un centième de grain de cette substance a suffi au docteur *Franc à Leipsick*, pour effacer des dartres qui couvraient les cuisses et les jambes, et avaient résisté au soufre, au mercure et à l'antimoine, pendant l'espace de six années. La cure en fut terminée en l'espace d'un mois. On lit dans le journal de *Hufeland*, qu'une fièvre soporeuse, accompagnée de tous les signes de l'hydropisie du cerveau, céda à l'efficacité des fleurs de zinc, dont l'emploi fut suivi de la réapparition d'une rougeole refoulée sur cet organe.

Ici finit la matière médicale anti-psorique du docteur Hahnemann ; il est bien encore quelques médicamens en épreuves, mais le caractère consciencieux de l'auteur et de ses collaborateurs n'a pas permis encore de les classer. Exclusivement dévouée au vrai, l'homœopathie ne sait pas se contenter d'à-peu-près ; elle ne rend hommage qu'à la certitude, que des expériences nombreuses et faites avec fidélité, peuvent seules établir. Elles se continuent avec une louable persévérance, avec une patience infatigable. C'est par ces utiles travaux que la médecine réformée répond aux attaques dont elle est le continuel objet. Ne rougiront-ils pas un jour, les adversaires de la réforme médicale, d'avoir persécuté des hommes qui n'ont voulu venger la justice dont ils les ont abreuvés, qu'en remettant dans leurs mains des armes sûres contre des maux dont l'incurabilité les a souvent fait gémir eux-mêmes? Sans doute ces médicamens, encore sur le métier de l'épreuve, manquent à la médecine homœopathique; car c'est le besoin, et non la curiosité, qui a inspiré et dirige ces épreuves. Toutefois, quelque circonscrit que soit encore le domaine des spécifiques de la *psore*, peut-on déjà, avec cette richesse médiocre, combattre victorieusement des maladies jusqu'ici réputées incurables. Combien il est doux de penser que les temps ne sont pas éloignés, où l'art de guérir possédera des remèdes à tous les maux. Cet espoir consolant est justement fondé sur les nombreux et brillans succès qui couronnent tous les jours l'usage profondément raisonné des médicamens nouvellement découverts. Cependant, quelque grande que soit la gloire attachée à cette importante découverte, près de se réaliser et de s'accomplir, l'humanité devra à son auteur moins de reconnaissance encore pour lui avoir offert un remède certain à tous ses maux, que pour lui avoir enseigné l'art de s'en préserver, révélé le secret de les prévenir. Oui, c'est là qu'est l'éminence du service rendu au genre humain par l'illustre et immortel fondateur de l'homœopathie, et le genre humain ne l'attendra pas vainement de lui.

En effet, si la loi des semblables est la véritable loi de guérison, comme le démontre le raisonnement fondé sur l'expérience, l'homœopathie doit devenir tôt ou tard la médecine unique et universelle de l'humanité. Alors, plus de respect pour l'erreur, quelle que soit l'antiquité qui la consacre; plus de croyance aveugle pour les opinions de certains maîtres, quelle que soit la réputation qui les environne; plus de recherches pour pénétrer ce qui est impénétrable. La conjecture a fait place à la certitude, l'évidence des faits à la vraisemblance des hypothèses. La science est devenue positive. En se soustrayant au domaine de l'imagination, qui toujours l'égara, elle s'est replacée sous l'empire des sens qui seuls pouvaient lui ouvrir le temple de la vérité, et la retenir enchaînée à son culte. Car, *nihil est in intellectu, quod non prius fuerit in sensu.* Or, la cause interne, efficiente de la maladie, ne pouvant pas plus être soumise à l'inspection de nos sens, que la cause efficiente de la santé, il ne reste plus à l'esprit médical que l'observation des phénomènes visibles de l'un et l'autre état de l'organisme. C'est ce que fit Hippocrate, avec une fidélité qui fut si peu imitée par ses successeurs. Mais ce beau travail du père de la médecine laissait l'homme de l'art, si l'on en excepte quelques moyens propres à tempérer l'énergie de la force curative de la nature, sans armes contre un ennemi impétueux, menaçant, sans secours efficace contre des dangers réels et toujours renaissans. Il fonda la loi des contraires, encore aujourd'hui la règle fondamentale de tous les systèmes en honneur. Mais lui furent-ils toujours fidèles, les sectateurs de toutes les théories qui se succédèrent depuis ce grand homme jusqu'à nous? Combien souvent ne fut-elle pas violée, cette règle, dans les suppositions enfantées par l'esprit de parti et par une indiscrète curiosité sur les élémens primordiaux de l'aberration de la nature dans les fonctions de l'économie animale! pouvait-elle recevoir une juste application, avec l'emploi de cette foule de remèdes dont les véritables propriétés demeuraient comme les causes secrètes des maladies contre lesquelles on les dirigeait, pour l'homme de l'art un mystère impénétrable? De là, le retour à la doctrine purement hippocratique, signalé de siècle en siècle par l'abandon des innovations qui n'avaient point satisfait. N'est-ce pas encore ce que nous voyons aujourd'hui? j'en appelle à tous les hommes qui ont vieilli dans la carrière de la médecine. Leur conscience ne pouvant s'accommoder de l'axiome de Celse : *melius est anceps remedium quàm nullum*, que font-ils autre chose, sinon de se borner à la contemplation de la nature combattant seule, et avec plus de succès, les causes de nos maux, qu'ils ne l'ont fait long-temps avec le remède douteux du médecin latin. Ce sont eux que j'exhorte et supplie d'étudier et d'approfondir la loi de guérison entrevue de tous temps par quelques hommes de génie, et produite au grand jour par le fondateur de l'homœopathie. Je serais bien supris si, mécontens de nos théories brillantes, mais fallacieuses, animés du désir de connaître des remèdes certains à des maux inévitables, ils ne trouvaient pas dans la loi des semblables dont l'homœopathie fait une si heureuse application, un aliment substantiel pour leur esprit amant de la vérité, une source de consolation pour leurs cœurs dévoués au soulagement de l'humanité souffrante. Après avoir admiré l'inconcevable célérité avec laquelle le spécifique maîtrise les maladies aiguës, ils ne pourront, ce me semble, se défendre d'un mouvement d'enthousiasme à la lecture de ce beau traité, où les maladies chroniques, innombrables dans leurs variétés, désespérantes par leur incurabilité, sont ramenées sous l'empire de trois miasmes chroniques, comme sources uniques et suffisantes de tant de maux divers. Le même sentiment les accompagnera dans l'examen des tableaux symptômatiques fournis par l'épreuve sur l'homme sain, des substances si merveilleusement propres à reproduire les images fidèles de nos maladies chroniques. La comparaison de ces tableaux avec ceux des symptômes si diversement multipliés, dont la *psore* répercutée est la source intarrissable, ne leur permettra pas de douter de l'identité de désaccord produit par ce miasme et le médicament.

Cette similitude trouvée, il ne reste plus à l'art qu'à faire l'application de la loi des semblables, c'est-à-dire, à opposer la maladie médicinale à la maladie naturelle, en calculant avec une précision rigoureuse la dose du remède, et la mesurant à l'impresionabilité du malade. Il serait bien curieux, sans doute, de connaître ce qui se passe dans l'organisme à la rencontre du médicament avec les organes en souffrance! Un peu plus ou moins d'aggravation des symptômes, c'est tout ce que nous en savons, et tout ce qui, pourrait-on ajouter, nous est permis d'en connaître. Et à quoi nous conduiraient des recherches sur le remède intime d'action de la vie dans l'œuvre du passage de la maladie à l'état de santé? Depuis 2000 ans que nous raisonnons sur l'acte de la digestion, avons-nous pénétré le mystère de la métamorphose de la pulpe alimentaire en sucs animés et vivans? Les conditions du maintien de la santé, celles de la guérison des maladies, voilà notre lot. La nature nous cache soigneusement le reste, et pour de bonnes raisons, sans doute. Mais qu'importe, si ce petit nombre de vérités simples nous mène au but dont nous ont écartés tant d'efforts pour expliquer ce qui est de sa nature inexplicable! A-t-il fallu à *Newton* plus que l'attraction, pour nous faire connaître l'organisation de l'univers? Avec la *psore*, la *syphilis* et la *sycosis*, Hahnemann rend compte de cette multitude de maux chroniques qui font le tourment de l'humanité et le désespoir de la médecine. Avec des médicamens propres à développer sur l'homme sain qui en fait usage, les symptômes multiples et variés dont s'accompagnent ces trois miasmes dans l'organisme dont ils se sont rendus maîtres, il dompte ces fléaux, en faisant disparaître successivement tous les signes de leur présence, (ce qui démontre l'anéantissement de leur cause, prouvé de plus par le retour de sa santé). Il fait plus encore, cet homme illustre et bienfaiteur du genre humain. En nous ouvrant les yeux sur les méthodes vicieuses de traitement de ces trois miasmes, et leur substituant un mode curatif simple, toujours sûr et innocent, il dégrève l'humanité des tributs douloureux qu'elle paye de temps immémorial à une routine meurtrière. C'est là, ai-je dit, qu'est l'éminence du service rendu par ce grand homme à ses semblables.

Je ne priverai pas mon pays d'une communication importante que Hahnemann vient de faire aux sectateurs de sa doctrine, et qu'il a tirée de ses nouvelles observations. Elle est relative à la difficulté de guérison que certaines affections locales très-anciennes offrent au praticien de la médecine homœopathique. Je la dépose ici, dans la crainte qu'elle ne reste long-temps encore inconnue aux médecins français.

Entr'autres maladies topiques, Hahnemann parle d'une ophtalmie chronique, d'une surdité complète, d'une de ces dartres rongeantes qui dévorent la face, dont l'homœopathe le plus habile se trouve souvent obligé de reconnaître l'incurabilité. Il ne doute pas que l'opiniâtreté de ces affections ne soit due aux soins que l'on prend trop souvent de faire disparaître d'autres symptômes psoriques, tels que des ulcères, des éruptions, des sueurs locales, et certaines douleurs, tous symptômes qui occupaient des organes moins essentiels, et qu'on a fait céder à l'application des remèdes purement internes, sous la forme de frictions, de fomentations et de fumigations, ayant des propriétés résolutives, astringentes et dessicatives, ou bien encore à l'extirpation, comme celle des verrues et des loupes.

Faute de savoir que ces affections locales relevaient

d'une *psore* cachée dans les profondeurs de l'organisme, et ne pouvaient admettre une véritable guérison qu'avec celle de leur cause secrète, on privait ainsi, par l'enlèvement des symptômes qui lui servaient d'aboutissant et d'exutoire, ce vice interne du procédé vital et palliatif à l'aide duquel il épargnait des organes nobles, pour s'exercer sur d'autres organes d'une moindre importance dans l'économie animale. Car, il est bien rare, dit Hahnemann, que l'on voie la nature former de ces dépôts ailleurs que sur les sphères inférieures de l'organisme.

Que l'on compare, ajoute-t-il, leur structure éminemment nerveuse, et la place circonscrite qu'ils occupent dans l'organisme, avec la contexture matérielle et spacieuse de leur ancien siége : que l'on considère surtout combien les mêmes traitemens répétés sur ces organes, devenus psoriquement malades, sont propres à en amener la détérioration et même la désorganisation, ce que doivent opérer insensiblement les fomentations, applications humides, les onguens, les huiles, et qu'accélère encore l'emploi des remèdes stimulans, et surtout des sangsues placées dans le voisinage de la maladie, dont l'effet immédiat est d'y établir des congestions sanguines, on ne sera plus étonné de voir ces organes délicats succomber sous le poids de ces méthodes curatives accablantes. A toutes les difficultés de curation dont elles sont la source, vient se joindre encore la complication des diverses maladies médicinales introduites dans l'organisme par des traitemens longs et opiniâtres, qui, après avoir ébranlé toute l'économie animale, y laissent des traces profondes de désaccord. Mais comment ne rendre pas hommage à la méthode curative de tel ou tel célèbre auteur sur la parole desquels on a coutume de jurer!

Ainsi donc rien d'étonnant de voir ces organes délicats

occupant une capacité trop étroite pour recevoir la décharge du vice interne, et martyrisés par des traitemens aussi actifs que vicieux, résister aux efforts de l'art les mieux dirigés. Car, ce n'est pas immédiatement que l'homme de l'art peut s'occuper de leur rétablissement. Il doit songer avant tout à réparer le désordre causé par les traitemens antipathiques et allopathiques qui ont été accumulés les uns sur les autres; en d'autres termes, effacer les maladies médicinales que l'ignorance a jointes à la maladie primitive. C'est alors seulement qu'il peut attaquer la *psore*, dont il triomphera d'autant plus difficilement, qu'elle a été envenimée et en quelque sorte défigurée par ces traitemens. Toutefois la voit-on céder à l'exact choix du médicament, et à la double patience du malade et de son médecin. Le premier se rétablit, mais hélas! il ne renaît pas tout entier. Le second n'a pu lui restituer un organe privé de toute énergie, incapable de cette réaction médiatrice contre l'impression médicinale, unique agent de la guérison.

Néanmoins, dans ces cas désespérans, Hahnemann ose espérer encore. Il conseille d'unir au traitement intérieur les deux dispositions suivantes, comme les plus propres à en seconder l'efficacité.

Comme c'est toujours par des éruptions cutanées, accompagnées de démangeaison, que la nature cherche à se délivrer du vice psorique intérieur, l'art n'a rien de mieux à faire que de l'imiter. J'ai coutume de faire choix de la région dorsale, comme l'instrument de dérivation le plus spacieux, et sur laquelle il est commun de voir se rendre les excrétions dont la force vitale aime à se délivrer à la faveur d'un emplâtre composé de six parties de poix de Bourgogne et d'une autre de thérébenthine que j'applique chaud sur cette région dont tous les points doivent être parfaitement couverts; je provoque une éruption et une vive démangeaison, que je calme, si elle devient intolérable, en enlevant pour quelques jours l'emplâtre, pour le replacer de nouveau et entretenir cette dérivation, dont le traitement interne anti-psorique est si énergiquement secondé, qu'on ne tarde pas à voir s'amender l'organe siége du vice local.

A ce puissant moyen de dérivation, j'en joins un autre non moins salutaire, c'est le magnétisme de l'organe affaibli. Il se pratique en approchant très-près de l'organe l'extrémité du pouce d'une main bien fermée, ou mieux encore l'extrémité de tous les doigts fortement réunis pendant l'espace de deux minutes, apportant ou faisant apporter à cette opération les conditions physiques et morales qui en assurent le succès, qui se caractérise ordinairement par la sensation d'un vent frais agréable. On peut encore aider cette application d'une forte exhalation sur la partie souffrante. Ces deux moyens, secondés d'un traitement interne bien approprié, et d'un genre de vie en parfait accord avec le principe homœopathique, ont triomphé sous mes yeux des vices locaux les plus invétérés.

Une autre communication d'un intérêt non moins grand, faite par ce grand observateur, est celle relative à la phtysie ulcérée du poumon, presque toujours incurable.

Je la regarde, dit-il, comme un composé d'une série non interrompue de paroxysmes spéciaux et très-courts d'un catarrhe aigu de nature psorique. C'est pourquoi on voit les remèdes anti-psoriques les plus spécifiquement choisis, dont l'action se prolonge jusqu'à quarante et même cinquante jours, perdre promptement leur activité dans le cas précité. Leur sphère d'action est égale à la durée d'un accès de catarrhe aigu, durée au-delà de laquelle le remède doit être changé ou renouvelé.

Ainsi donc, dès qu'on remarquera que le spécifique anti-psorique le mieux choisi a cessé de faire du bien, ce qui arrive au bout de quelques jours, à ce degré avancé de la phtysie pulmonaire, il est instant d'en administrer un autre, également en parfaite similitude avec l'essence de la maladie. On fera bien de se contenter de faire respirer au malade l'odeur de ce médicament, en lui plaçant sous la narine une seule des petites boulettes de sucre de lait dont j'ai parlé, humectée avec la fraction décillionième du remède.

Ainsi donc, point de doute que l'insuffisance de la cure anti-psorique dans cette succession de catarrhes aigus dont l'affection chronique est composée, n'ait sa cause dans l'attente de la cessation de la durée ordinaire du remède, dont la sphère d'action se trouve abrégée par le caractère d'acuité de chacune des affections spéciales qui la forment.

Qu'on ne craigne pas, dans cette obligation de changer ou de renouveler le médicament, que la matière médicale anti-psorique devienne insuffisante à remplir ces indications diversement multipliées. La lecture des tableaux symptômatiques doit rassurer contre cette appréhension. Les remèdes anti-psoriques propres à produire les catarrhes aigus, sont nombreux. Puis, avec l'attention de placer un médicament intermédiaire, on répète le même remède avec un égal succès.

Je recommande expressément, dans les difficultés de cette nature, une nourriture dégagée de tout acide végétal et du sel de cuisine. C'est le lieu de l'application de l'emplâtre ci-dessus décrit sur la surface du dos. Que le malade apporte à son médecin une confiance de conviction, qu'il oppose à son mal un caractère ferme, une ame remplie d'espoir, un cœur inaccessible à la tristesse et au chagrin, il peut ressortir de la tombe, où il est à moitié descendu.

Je termine ces réflexions par la recommandation aux médecins qui ont embrassé la réforme médicale, de demeurer fidèles à l'intime conviction que les principes de l'homœopathie sont les seuls conformes aux lois médicatrices de la nature. La preuve la plus sûre qu'ils puissent en offrir, est de pratiquer l'homœopathie dans toute sa pureté, c'est-à-dire de ne lui associer jamais aucun procédé allopathique. Qu'ils demeurent invariablement attachés à la règle rigoureuse de n'administrer dans les maladies chroniques les remèdes qu'à la plus faible partie de la fraction décillionième. Ce serait en vain qu'ils s'efforceraient d'accélérer la guérison, en accroissant leur force ou les renouvelant trop fréquemment. De pareils procédés ne pourraient que nuire au malade et à son médecin, en déconsidérant l'un, et décidant l'incurabilité de l'autre.

De tels disciples feront toujours la joie de mon cœur. C'est ainsi que l'on s'honore dans l'exercice de son art. Il est si doux d'être bien avec sa conscience!

FÈVE DE ST-IGNACE, IGNATIA AMARA.[1]

Après avoir pulvérisé cette substance dans un mortier échauffé, on en forme une teinture spiritueuse, en se conduisant comme on l'a fait avec la noix vomique. Ainsi cinquante grains de la poudre avec mille gouttes d'esprit de vin, donneront des vingtièmes de grains. Vingt de ces fractions et quatre-vingt gouttes d'esprit de vin, fourniront les centièmes. On continuera, suivant le procédé connu, l'atténuation jusqu'à la fraction trillionième ou quadrillionième la dernière mesure du remède.

La courte durée d'action de ce remède, qui n'est guères que de cinq jours, ne la rend propre qu'à la guérison des maladies aiguës. Il est cependant des constitutions où j'ai vu ses effets se prolonger jusques à neuf jours, ce qui est familier aux personnes que ce remède ne purge pas. La lecture attentive de ses symptômes indiquera combien est grand le nombre de ses applications. La vie sociale est féconde en accidens, qui sont directement de son ressort. En lui donnant l'exclusion du traitement des maladies chroniques, il est possible néanmoins de l'y employer avec utilité, mais comme remède intermédiaire à d'autres, dont l'action est plus durable.

[1] On pourra s'étonner de rencontrer ici la fève de St-Ignace. Elle ne s'y trouve que comme réparation d'un oubli commis dans ma traduction de la Matière médicale pure de Hahnemann. Le lecteur voudra bien la regarder comme étrangère à la série des remèdes anti-psoriques.
(Note du traducteur.)

Je préviens le lecteur que ce remède est sujet à une alternative d'effets, qui quelquefois met son action consécutive à la place de son effet primitif, de manière que le malade, auquel il est administré homœopathiquement, ressent immédiatement, au lieu d'une aggravation de son mal, un soulagement sensible, mais d'une courte durée. Alors, sans songer à prescrire un autre remède, il faut passer à une seconde dose du même remède, qui produira la guérison. Néanmoins, ce phénomène est assez rare, et il est dû à des causes qu'il est impossible de reconnaître. Ce remède partage cette singularité avec la bryone.

Ce médicament est singulièrement propre aux constitutions douées d'une irritabilité exagérée. Si donc on l'avait administré à une dose trop vive, et qu'il eût produit de l'exaltation dans la sensibilité, de l'angoisse, une agitation extrême, on y remédierait avec une fraction millionième de la teinture de café, si propre à engendrer les mêmes phénomènes. Administré hors de la loi des semblables, il produit des accidens, qui seront du ressort de la pulsatille, ou de la camomille, quelquefois aussi du coq levant, de l'arnica, du camphre et du vinaigre, suivant la similitude des symptômes.

Quelle que soit la ressemblance que présente dans ses effets, cette substance avec ceux de la noix vomique, ressemblance qui se retrouve dans les formes botaniques communes à ces deux végétaux, ils diffèrent néanmoins beaucoup dans leurs propriétés médicinales. C'est surtout dans les affections de l'ame, effets de l'une et l'autre substance, que cette différence est bien marquée. La fève de St-Ignace ne lui donne ni feu ni violence ni colère, comme le fait la noix vomique. Son trait caractéristique est la mobilité nerveuse, qui fait passer rapidement de la joie aux larmes, et *vice versâ*.

Elle est d'une efficacité souveraine dans les affections aiguës qui proviennent d'une affliction vive concentrée. La tristesse, le chagrin, le désespoir que l'ame nourrit secrètement, dont un mot réveille toute l'amertume, sont de son ressort. Lorsque l'épilepsie est l'effet de ces causes morales, on peut en prévenir les accès, et opérer sa guérison. L'école ancienne a vanté ce remède dans la cure de cette maladie. Sans doute elle ne lui a cédé que dans les cas dont je viens de parler. Il faut ajouter encore que l'on ne peut compter sur le succès, que lorsque la maladie est récente, attendu l'extrême briéveté de l'action de ce remède, qui par cela même, ne convient point au traitement des maladies chroniques.

On administrera toujours la teinture d'Ignace, le matin de bonne heure, quand on en sera le maître, eu égard à sa propriété d'opérer dans la nuit ses effets. La fraction trillionième est presque toujours suffisante.

Chaleur dans la tête, faiblesse de la mémoire, espèce de vertiges, pesanteur de la tête, quatre heures après le remède ; il semble que la tête est remplie de sang, on ressent du froid dans les narines, comme si une hémorragie nasale était instante. Pesanteur de la tête, comme après s'être long-temps baissé, la tête paraît gorgée de sang, et l'on ressent en même temps des tiraillemens douloureux à l'occiput; ces accidens se calment, en se couchant sur le dos, et s'exaspèrent dès qu'on se lève. Douleur de tête qui s'accroît lorsque l'on se baisse, une heure après le remède. D'autres fois, la douleur est soulagée, en se baissant, symptôme alternatif. Le matin au lit, mal de tête qui commence au réveil, dès que l'on ouvre les yeux ; il se dissipe après le lever. Douleur de tête, qui commence aussitôt après le sommeil de l'après-dîner. Le cerveau est comprimé, comme s'il était trop plein de sang ; la lecture, l'écriture l'aggravent, vingt heures après le remède. Tiraillemens douloureux au front et derrière une oreille : supportables lorsque l'on est couché sur le dos, qui augmentent dès qu'on se lève ; il s'y joint la chaleur, la rougeur des joues, et du froid aux mains, cinq heures après le remède. Après minuit, tiraillemens à la tête, lorsque l'on est couché sur le côté, qui cesse dès que l'on se place sur le dos. Douleur de tête pulsative, qui s'aggrave par l'ouverture des yeux, une heure après le remède. Douleur comprimante au front, vers la racine du nez, qui force de se baisser ; elle est accompagnée de nausées. Douleur de tête ; il semble que quelque chose de dur comprime la surface du cerveau ; elle revient par paroxysmes, six heures après le remède. Le matin au lit, couché sur l'un ou l'autre côté, on est saisi d'un mal de tête qui semble ouvrir les tempes ; il s'apaise, dès qu'on se place sur le dos. Douleur de tête, comprimante dans une moitié latérale de la tête, que la conversation, la réflexion augmentent, deux heures après le remède. La lecture, l'écriture, la conversation à haute voix, l'attention que l'on met à écouter, donnent et aggravent le mal de tête. Mal de tête, avec pulsations d'accord avec le pouls. Battemens dans la tête, au-dessus d'un sourcil. Mal de tête extérieur, que le toucher augmente ; il s'étend depuis les tempes jusques au fond supérieur des orbites. Le matin au réveil, la tête est comme brisée, le lever dissipe la douleur qui passe aux nerf dentaires, puis à l'épine du dos ; la contention d'esprit la renouvelle.

Douleur d'ulcération aux angles des yeux, dès qu'on les ferme. Collement des paupières par une matière puriforme ; dès qu'on les ouvre, la lumière éblouit. Elancemens aux angles externes des yeux ; ils suppurent le matin et larmoient dans le jour. Collement des paupières, douleur à l'intérieur de l'œil, comme de la présence d'un grain de sable ; élancemens dès qu'on l'ouvre. Eruption de taches rouges autour des yeux, démangeaison à l'intérieur de l'œil, avec élancemens. On ne peut supporter l'éclat de la lumière, dix heures après le remède. Le point visuel est entouré d'un cercle de feu en forme serpentine. On ne peut reconnaître les lettres que l'on fixe, tandis que tout le voisinage est éblouissant de lumière, seize heures après le remède. Rétrécissement et dilatation alternatifs des pupilles se succédant rapidement, le premier appartenant à l'effet primitif.

Battemens dans les oreilles. Douleur dans une oreille. Elancemens dans l'interieur des oreilles. Tintemens d'oreilles. Elles sont extraordinairement et agréablement sensibles à l'harmonie. L'alternative est prompte.

Gerçures, crevasses, saignement des lèvres. Elancemens dans les lèvres, lorsqu'on les remue, demi-heure après le remède. Sensation, à la surface interne de la lèvre inférieure, comme si elle était blessée, huit heures après le remède. Ulcération des glandes labiales à la surface de la lèvre inférieure, quatre heures après le remède. Ulcération de la commissure des lèvres, deux heures après le remède. Le soir, fourmillement douloureux dans les dents incisives, une demi-heure après le remède. Douleur des dents, immédiatement après le repas, elle augmente jusques au soir. Le matin au lit, douleur aux articulations de la mâchoire inférieure.

La moitié antérieure de la langue est, en parlant, comme engourdie; en mangeant, comme brûlée, blessée. Le matin au réveil, la pointe de la langue est douloureuse, comme si elle était brûlée ou blessée. Acrimonie au bout de la langue, deux heures après le remède. Elancemens à la pointe de la langue. En parlant, en mangeant, on se mord facilement un des côtés de la langue, cinq, huit, vingt heures après le remède. Enflure douloureuse de l'orifice du conduit salivaire, quatre heures après le remède. On se mord facilement l'intérieur des joues, près de l'orifice du canal salivaire. Sensation douloureuse au palais, comme s'il était blessé. Sensation de gonflement au palais, on y éprouve des élancemens qui se rendent dans l'intérieur de l'oreille, une heure et demie après le remède.

Elancemens dans le gosier, hors de la déglutition. En avalant, on y sent comme un nœud et la déglutition opère un bruit, trois heures après le remède. Piqûre d'épingles, se succédant de très-près, dans le gosier, hors de la déglutition. Mal de gorge; on y éprouve des élancemens, hors de la déglutition. On en éprouve même en avalant; mais plus on continue à avaler, plus les élancemens se dissipent, et l'on cesse entièrement de les ressentir, lorsque l'on avale quelque chose de ferme, de dur; ils reparaissent dès que l'on cesse de boire ou de manger. Sensation d'un nœud à la gorge, que l'on n'aperçoit que hors de la déglutition.

(L'angine causée par l'Ignace est caractérisée par le sentiment de ce corps étranger dans la gorge, que l'on n'éprouve que hors de la déglutition. Seulement le gosier souffre, en avalant, comme de la présence d'une blessure. Il faut la corrélation des autres symptômes de la maladie avec ceux de cette substance pour en faire un remède homœopathique contre cette espèce d'angine.)

Fourmillement dans le gosier, une, deux heures après le remède. Mal de gorge, douleur déchirante au cou, qui s'aggrave en avalant, en respirant et dans la toux, une heure et demie après le remède. Compression douloureuse aux glandes du cou, dans le mouvement et dans le repos.

La bouche est pleine de phlegmes, le matin surtout. Sentiment de faiblesse, de dérangement de l'estomac. On trouve de l'amertume aux alimens et aux boissons. Goût acide à la bouche, une heure après le remède. Alternative de goût et de répugnance pour les acides. Dégoût pour le vin. Alternative de goût et de répugnance pour les fruits. On ne peut supporter de sentir ni de fumer le tabac. Répugnance pour le lait qu'on aimait beaucoup. Défaut d'appétit, quelques heures après le remède. Renvois amers, abord d'une salive amère abondante à la bouche. Sorte de rumination, les alimens remontent. Le soir, la nuit, et le matin encore, on a des renvois alimentaires, quinze heures après le remède. On se réveille au milieu de la nuit, tout brûlant, pour vomir ce que l'on a mangé le soir. Nausées, fausse envie de vomir, que les alimens font passer. Tension du ventre, après le repas; la bouche devient sèche, amère, sans soif; une joue rougit le soir. Plénitude du ventre, avec anxiétés, après le souper. Grattement à la gorge, comme du soda, huit heures après le remède. Renvois fréquens d'air pur. Le matin au lit, renvois comprimés, qui rendent l'estomac douloureux; on ressent une espèce d'étouffement. Salivation fréquente, même pendant le sommeil. Tout le jour, crachement d'une salive écumeuse. Après le boire et le manger, hoquet, sensation de brûlure à l'estomac, une heure après le remède. Avec de l'appétit, trouvant du goût aux alimens et aux boissons, on se sent du malaise, du vide à l'estomac et de l'affaiblissement général. Relâchement de l'estomac qui semble, ainsi que les intestins, être sans soutien, et tomber, vingt-quatre heures après le remède. Un sentiment étrange de faiblesse de l'épigastre, forme le trait le plus caractéristique de ce remède.

Picotemens, se suivant avec lenteur, dans le haut-ventre et le creux de l'estomac, une demi-heure après le remède. Poids à l'estomac. Douleur à l'épigastre, quand on y touche, il semble être blessé. Pression aux hypocondres. Douleur de colique dans le haut-ventre; il semble que les entrailles vont éclater, on la ressent jusqu'à la gorge; cela arrive le matin au lit, lorsque l'on est couché sur le côté, et, pour la faire disparaître, il suffit de se coucher sur le dos, quarante heures après le remède. Crampes venteuses à l'épigastre, le soir au coucher, le matin au réveil, huit heures après le remède. Mal de ventre, brisure des entrailles, le matin au lit. Autour du nombril, sensation comme de quelque chose de vivant, huit heures après le remède. Emission facile des flatuosités, une demi-heure après le remède. Le matin, colique venteuse, qui occasionne des points dans la poitrine et dans les côtés. Colique venteuse à la région du nombril, alternant avec une abondante salivation, une heure après le remède. Emission abondante de vents pendant la nuit, même dans le sommeil; il s'en reproduit de nouveaux, et il semble que tout dans le ventre se convertit en air. Sensation de resserrement dans les hypocondres, comme dans la constipation, accompagné d'un mal de tête latéral, qui donne la sensation d'un clou qui serait enfoncé dans le cerveau, le matin, et vingt heures après le remède. Clou hystérique des anciens, trait presque exclusif à la fève de St-Ignace.

Après le repas, borborygmes sonores. Grouillemens dans le ventre, comme lorsque l'on est à jeun, une heure après le remède. Pulsations dans le bas-ventre. Démangeaison au nombril, deux heures après le remède. Tranchées du ventre, deux heures après le remède. Pincemens continus au côté droit du bas-ventre, région du foie, surtout dans le mouvement, quatre heures après le remède. Immédiatement après avoir mangé, ballonnement avec pincemens au bas-ventre, dans la station; marche-t-on, la douleur devient insupportable; cette douleur disparaît peu à peu, si l'on s'assied, et sans émission de vents, quatre heures après le remède. Pincemens, colique générale, dès que l'on marche à l'air libre. Picotemens au-dessous du nombril, une heure après le remède. Mal de ventre; d'abord pincemens, puis élancemens dans un des côtés du bas-ventre, deux heures après le remède. Tiraillemens, pincemens dans le bas-ventre, qui portent sur le rectum, avec malaise, faiblesse à l'épigastre et pâleur de la face, quarante-huit heures après le remède, deux jours avant la menstruation.

Selle, qui commence par des matières dures et finit par des excrémens mous. Selle qui fuit involontairement avec les vents, cinquante heures après le remède. Selle molle, immédiatement après le repas. Selle d'un jaune blanc, trois heures après le remède. Selles acrimonieuses. Chute du rectum, sans faire de grands efforts à la garde-robe, accompagnée de colique, de ténesme, quarante-huit heures après le remède. Selle dure, d'un jaune blanc, qui fatigue le rectum et l'anus, douze heures après le remède. Le soir, besoin violent d'aller à la garde-robe; il se fait sentir au milieu du bas-ventre; on ne peut rien rendre, le rectum fait effort pour sortir. Besoin pressant d'aller à la garde-robe, qui se fait sentir davantage dans les intestins supérieurs; on rend un peu d'excrémens mous, et le ténesme continue long-temps encore après l'évacuation, vingt heures après le remède. Ce n'est qu'avec peine que l'on rend quelques matières glaireuses, et ressemblant à de la colle, comme si le mouvement vermiforme manquait aux intestins, trois jours après le remède.

Crampes du rectum, tout le jour. Après la selle, pression douloureuse au rectum, comme si les vents y étaient incarcérés; espèce de protalgie, deux heures après le remède. Le soir après s'être couché, pression douloureuse sur le rectum; protalgie, qui dure deux heures, qu'aucune position ne soulage, et qui se dissipe sans qu'on ait rendu des vents, trente-six heures après le remède. Constriction indolente de l'anus, qui dure plusieurs jours, deux heures après le remède. Le soir, constriction de l'anus, qui le lendemain revient à la même heure; elle n'est douloureuse qu'en marchant, surtout dans la station, et cesse de l'être dès que l'on s'assied; il s'y joint une salivation fade, quatre, douze, trente-six heures après le remède.

Elancemens profonds de l'anus à l'intestin rectum. Démangeaison violente au rectum, le soir au lit. Fourmillement à l'anus, comme de la présence des ascarides. Tumeurs avec démangeaison à l'anus, sans douleur en allant à la selle, qui causent de la pesanteur dans la station. Après la selle, douleur au rectum, comme on l'éprouve dans les hémorroïdes internes ; il s'y joint du resserrement et une sensation de blessure dans cette région, deux heures après le remède. Gonflement du pourtour de l'anus, comme dans l'enflure des tumeurs hémorroïdales. Hémorragie du rectum, démangeaison à l'anus et au périnée. Sortie des ascarides par l'anus.

Sentiment de pression sur la vessie, qui semble causé par les vents, après le souper. Douleur de pression au cou de la vessie, dans la marche et après le repas, sans avoir envie d'uriner. Emission fréquente d'urines limpides comme de l'eau, deux, six heures après le remède. Urines d'un jaune de citron, qui forment un dépôt blanc, seize heures après le remède. Erection du pénis, demi-heure après le remède. Erection, chaque fois que l'on va à la garde-robe. Pollution abondante, dans la nuit qui a suivi la prise du remède, chez un jeune homme qui n'y était point sujet. Démangeaison dans le canal de l'urèthre, deux heures après le remède. Démangeaison aux organes de la génération, le soir après s'être couché, que le grattement fait cesser, trois heures après le remède. Excoriation avec démangeaison au bord du prépuce, quatre heures après le remède. Démangeaison lancinante au scrotum, comme s'il était piqué par des milliers de puces, surtout dans le repos. Le soir enflure du scrotum, cinq heures après le remède. Le soir après s'être couché, on ressent une dilacération dans le scrotum.

Songes lascifs, voluptueux, excitation des désirs vénériens, accompagnés du relâchement de l'organe de la génération et de l'impuissance; il s'y joint une chaleur générale de tout le corps, extérieure et incommode. Désir insupportable d'éjaculer la semence, en même temps mollesse du membre viril. Lascivité, ensemble impuissance, dix heures après le remède. Lascivité, érection forte du clitoris, ensemble faiblesse, relâchement du reste de l'organe génital, et fraîcheur du reste du corps. Impuissance virile, avec sentiment de faiblesse aux hanches, vingt-quatre heures après le remède. Pression violente, en manière de crampe, à la matrice; on éprouve des douleurs semblables à celles de l'enfantement, et des fleurs blanches puriformes et acrimonieuses. Ecoulement des règles en forme de caillots. Menstruation abondante, d'un sang noir, d'une odeur fétide et corrompue.

Enchifrènement. Fourmillement dans les narines. Catarrhe nasal, tantôt sec, tantôt humide. Catarrhe de la poitrine, qui semble engorgée de glaires, trois quarts d'heure après le remède. Toux creuse, sonore, le matin au réveil. Le soir après le coucher, au moment de s'endormir, toux d'irritation. Toux courte et sèche, dont l'excitation est à la gorge, comme de la présence d'un duvet que l'on aurait respiré, elle s'aggrave le soir, cinq heures après le remède. Constriction à la gorge, qui provoque la toux; elle est de la nature de celle que cause la vapeur du soufre. Le soir, suspension momentanée de la respiration, dont l'obstacle est à la fossette du cou, elle provoque une toux courte et violente, une heure après le remède. Resserrement de la poitrine après minuit, gêne de la respiration, douze heures après le remède. Poids au sternum. Pression dans les côtés de la poitrine, mêlée d'élancemens. En marchant la respiration manque ; s'arrête-t-on, la toux commence. Plénitude de la poitrine. L'inspiration est gênée comme par un poids, et l'expiration précipitée, trois heures après le remède. On est forcé d'inspirer profondément, pour alléger un instant le poids qu'on ressent à la poitrine.

Raideur de la nuque. Tiraillemens, élancemens à la nuque, quand on remue la tête, douze heures après le remède. Le matin, au réveil, douleur comprimante aux vertèbres du cou. Le matin, au lit, élancemens dans le dos, douleur au bas des reins, lorsque l'on est couché sur le dos, raideur de la colonne épinière, lorsque l'on veut se lever.

Douleur à l'articulation de l'épaule, comme si elle était luxée, dix heures après le remède. Douleur rhumatisante à l'articulation de l'épaule ; elle est comme brisée, lorsque l'on marche à l'air libre, et devient lancinante, dans le mouvement. Lorsque l'on porte le bras en arrière, on souffre à l'articulation de l'épaule, comme après un travail forcé. Douleur aux muscles du bras, brisure de ces parties, lorsqu'on lève les bras, ou qu'on les laisse tomber. Engourdissement du bras sur lequel on est couché, huit heures après le remède. Douleur insupportable dans le canal médulaire de l'os du bras, ainsi que dans son articulation, du côté où l'on n'est point couché, le soir au lit; elle se dissipe aussitôt que l'on se couche sur la partie souffrante, douze heures après le remède. La même douleur, à la même région, lorsque l'on est couché sur elle, le matin, au lit, et que l'on fait passer en se couchant sur le côté opposé, vingt heures après le remède. (Alternatives propres à ce remède, qui probablement dépendent de l'époque du jour où il exerce son action.)

Tiraillemens douloureux dans les bras, qui descendent jusque dans les poignets et les doigts. L'air froid cause des déchiremens dans un bras, et le côté de la tête, douze heures après le remède. Raideur, engourdissement d'un poignet. Le matin, au réveil, douleur de luxation dans les articulations des doigts. Elancemens, Démangeaison à l'articulation d'un pouce, qui force à gratter. Le soir, après le coucher, mouvement de crampes, espèce de convulsion du doigt indicateur. Sueur des mains qui passent alternativement du blanc au jaune, du jaune au blanc. Crampe des doigts, au moindre effort qu'on leur fait faire.

Elancemens dans les hanches, dans les genoux, dans le mouvement. Le matin, au lever, raideur des genoux et de l'articulation des pieds, lassitude des cuisses, douleur à l'épine du dos. Fourmillement dans les pieds. Elancemens, fourmillement aux pieds et aux jambes, on ne peut être un instant en place, après minuit. Le soir, assis, on éprouve de l'engourdissement dans les extrémités inférieures, six heures après le remède. Pesanteur des cuisses et des jambes. Crampe dans les gras de jambes, dès qu'on les étend, et que l'on veut marcher. Le matin, au lit, crampe aux jambes, dès qu'on veut les fléchir. Douleur au talon, comme s'il était blessé. Tiraillemens brûlans au talon. Sur le coude-pied, une place brûlante, avec vive démangeaison. Douleur brûlante aux cors des pieds. La chaussure cause une douleur brûlante à des cors auparavant insensibles. Chaleur brûlante des pieds. Craquement des genoux, trois heures après le remède. Le soir, fatigue des pieds et des jambes, comme si l'on avait beaucoup marché; l'esprit est calme, l'humeur douce. Les genoux sont brûlans, on y éprouve du chatouillement, et le nez est froid, trois heures après le remède.

Sensation de fatigue et de faiblesse dans les quatre extrémités. Fourmillement intérieur et profond dans tous les os, avec engourdissement des membres, quatre heures après le remède. Est-on couché sur un des côtés, l'on ressent au périoste, et dans l'intérieur des os, non dans les articulations, une douleur de contusion, une pression comme par un corps dur, que l'on fait cesser en se couchant sur le dos, vingt heures après le remède. La nuit, on ne saurait être couché sur l'un des côtés, sans éprouver un sentiment de brisure dans les articulations du cou, du dos et des épaules, qui disparaît dès que l'on se place sur le dos, douze heures après le remède. Douleur de luxation aux articulations de l'épaule, de la hanche et des genoux, huit heures après le remède.

Le soir, au moment de s'endormir, secousses, saccades de tout le corps. Saccades des membres, comme un commencement de convulsions, dix heures après le remède. Après le coucher, oscillations dans quelques fibres musculaires. Des milliers de piqûres, ça et là, dès qu'on s'échauffe en marchant en plein air. La nuit, démangeaison ça et là, que le grattement fait cesser. Douleur légère, que le toucher augmente, dans une place très-circonscrite. Le café, la fumée de tabac aggravent les symptômes du remède. Renouvellement des douleurs aussitôt après le dîner, le matin au réveil, le soir en se couchant.

Lassitude, que l'on rapporte à une faiblesse de l'épigastre, où l'on éprouve du malaise qui oblige de se coucher. Horreur du mouvement, de l'air libre et frais, qui aggravent les symptômes.

Insomnie. On ne peut s'endormir, et si l'on dort, on s'éveille souvent, quatorze heures après le remède. Sommeil si léger, qu'on entend tout ce qui se dit, se passe autour de soi. Agitation nocturne, on ne fait que se mouvoir dans son lit. Le soir au lit, coliques venteuses, qui se renouvellent chaque fois que l'on se réveille. Dans le sommeil, mouvement convulsif, contorsion des muscles de la face, renversement des mains, deux heures après le remède. On soupire, on se plaint, on gémit dans le sommeil, quatre heures après le remède. Variations continuelles de la respiration pendant le sommeil. Ronflement sonore dans le sommeil. Le soir au lit, fermentation dans le sang, qui empêche de s'endormir. Frayeurs dans le sommeil, la figure se décompose, on bat des pieds et des mains, la figure et les mains sont pâles et glacées. Songes effrayans. Le matin au réveil, pesanteur générale ; plénitude de la tête et de la poitrine, comme par congestion sanguine. L'humeur est triste, mélancolique.

Idée fixe, dans le sommeil, on ne rêve toute la nuit que d'un seul objet. Songes réfléchis et suivis. La nuit, sueur générale, avec anxiétés; les pieds, les mains sont mouillés, et l'on n'ose les découvrir, tandis que les cuisses sont froides et que le cœur bat, que la respiration est courte, les songes sont voluptueux; cet état est plus commun lorsque l'on est couché sur un des côtés. Dans le second sommeil, le matin, sueur générale; au lever, le corps est faible, courbature.

Raideur tonique de tous les membres. Bâillemens fréquens, convulsifs, le soir avant de se coucher; le matin, après le lever, les yeux se remplissent d'eau. Après midi, le soir, soif. Soif, dans le frisson de la fièvre. A l'air frais, frisson vif; mal de tête latéral. Frisson dans toute la partie postérieure du corps, qui se dissipe dès que l'on se chauffe, six heures après le remède.

Horripilations à la face et aux bras, avec claquement des dents et chair de poule, qu'un appartement chaud dissipe, (trait caractéristique de ce remède.) Chaleur à la face; froid des pieds et des mains. Chaleur des mains, le reste du corps est glacé, le caractère est inquiet, et les larmes coulent. Le soir, frisson secouant, la face est rouge. Une joue, une oreille seulement sont rouges et brûlantes. Accès subits de chaleur fugitive par tout le corps. Augmentation de chaleur et de rougeur à l'extérieur, tandis que la température interne est modérée. Le matin au lit, sentiment de chaleur générale, sans soif, on n'ose se découvrir. Après dîner, chaleur générale sans soif; sentiment de sécheresse à la peau, il y a un peu de sueur à la face, huit heures après le remède. Bouffées de chaleur à la tête, sans soif.

La chaleur extérieure est insupportable, la respiration en est raccourcie. La sueur semble vouloir éclater, sensation de chaleur fugitive, une heure et demie après le remède. Tremblement qui dure plusieurs heures. Palpitations de cœur, dans la contention d'esprit, en dînant, après le sommeil de l'après-dînée, cinq heures après le remède. Le matin au lit, chaleur, palpitations de cœur, angoisses, comme si l'on s'attendait à un malheur, ou qu'on eût fait une mauvaise action.

Frayeur extrême. Irrésolution, impatience,

inconstance, humeur querelleuse, dont les accès reviennent toutes les trois ou quatre heures. Mobilité extraordinaire de l'humeur ; on passe successivement de la joie, du rire, aux larmes ; ces paroxysmes se répètent fréquemment. Pleurs, cris, gémissemens, on est hors de soi, pour une vétille; une heure après le remède. Sensibilité extrême, au moindre bruit. Faiblesse de la voix, on ne peut parler haut. Mélancolie calme, sérieuse. Tendresse du cœur, conscience vive. Sens exquis. [1]

[1] On ne saurait tracer un portrait plus ressemblant d'un grand nombre des maladies familières à l'état actuel de la société. Les maux des nerfs ont-ils jamais été plus communs? L'hystérie, surtout, ne se rencontre-t-elle pas là où l'on ne devrait jamais la trouver? Les boudoirs ne sont-ils pas tous les jours témoins des larmes involontaires et des ris forcés qu'arrache aux petites maîtresses l'extrême mobilité de leurs nerfs? Quel médecin n'a pas été quelquefois à tâtons chercher dans le fond d'une obscure alcôve une jolie femme qu'incommode le plus petit jour, le plus léger bruit, pour lui arracher le clou hystérique implanté dans son cerveau? et les convulsions de même nature, et celles qui simulent l'épilepsie, ne sont-elles pas répandues partout? La peur n'est-elle pas de tous les temps, de tous les lieux, dans toutes les classes? Si nous passons du système nerveux aux systèmes réproductif et musculaire, ne voyons-nous pas la fève de St-Ignace les affecter à la manière de beaucoup de nos maladies naturelles? Le sentiment particulier de faiblesse à l'épigastre est surtout très-remarquable. Puis cette propriété de faire souffrir les membres et leurs articulations, après midi, le matin et le soir, lorsque l'on est couché sur les côtés; cette répugnance pour le mouvement, l'air frais; cette sensibilité extrême au froid ; la soif qui n'accompagne

point la chaleur, mais bien le frisson. Quel remède peut offrir de plus nombreuses applications dans la forme actuelle de beaucoup de nos maladies? La fève de St-Ignace est à juste titre nommée par Hahnemann remède polychreste. Elle est la digne émule de la noix vomique. Son rôle n'est pas moins étendu dans les affections aiguës, que ne l'est celui de la noix vomique dans les maladies chroniques.

INSTRUCTION

AUSSI NÉCESSAIRE AU MALADE POUR CONSULTER LE MÉDECIN, QU'UTILE A CELUI-CI POUR DIRIGER LE TRAITEMENT.

Les nombreux détails qu'on va lire paraîtront minutieux à plus d'un de nos lecteurs, et nous serions probablement du même avis qu'eux à cet égard, si l'expérience ne nous rappelait tous les jours combien de faits, souvent décisifs pour un traitement homœopathique, sont négligés ou inaperçus par le malade le plus éclairé, sont tenus pour indifférens par le médecin qui n'est pas encore très au fait de la nouvelle doctrine. La raison en est toute naturelle; l'ancienne médecine à laquelle nous sommes tous façonnés par les siècles, traitait des *espèces*, des *généralités* : une douleur de dents plus ou moins vive, quels que fussent la plupart de ses caractères, térébrante, exprimante, lancinante, fouillante, le matin, à minuit, ou le soir, etc., on la combattait presque toujours par des doses plus ou moins fortes d'opium ou d'un autre calmant, par des bains de pieds, des saignées.

Une inflammation était généralement traitée par plus ou moins de saignées ou de sangsues; les nuances du traitement suivant l'âge, le sexe, la constitution, étaient bien rarement essentielles, décisives, fondamentales. Qu'importait dans une intermittence bien caractérisée, que le frisson fût avec ou sans soif, avec ou sans tel ou tel fugitif malaise, à telle ou telle autre époque du jour? Qu'importait, au fonds, que des douleurs rhumatismales fussent ou ne fussent pas augmentées par le repos ou le mouvement, l'isolement ou le contact? Le praticien sage tenait sans doute plus ou moins compte de toutes ces nuances; mais ce n'était, le plus souvent, que pour apprécier l'intensité du mal, et cela imprimait bien rarement au procédé curateur quelque modification profonde. En homœopathie, la chose est bien différente, et c'est cette différence, à laquelle on n'est point encore accoutumé, qui cause si souvent les omissions que ce petit écrit est destiné à prévenir. En homœopathie, une douleur venant à midi, ne reculera pas devant la substance qui donne à l'homme sain une douleur toute semblable, mais à une autre heure de la journée : la bryone arrêtera souvent le mal qui se calme par le repos et que le mouvement exaspère : le Rhus toxicodendron pourra convenir précisément dans le cas opposé.

Que cela n'étonne pas : l'allopathie, dans ce qu'elle a de plus franchement, de plus incontestablement salutaire, l'emploi de son grand spécifique, le *quinquina,* ne met-elle pas avec raison la même importance à des signes regardés, d'ailleurs et ordinairement, comme très-secondaires ? Dans telle maladie formidable, ataxique, maligne ou de tout autre nom, au milieu du bouleversement énorme de toutes les fonctions, du désaccord complet de tous les organes, ne voit-on pas le praticien le plus habile et le plus sage, compter les pulsations de l'artère à chaque heure du jour et de la nuit, chercher attentivement la moindre différence de soif, de malaise, de chaleur, d'inquiétude, et tâcher, en un mot, de découvrir la moindre rémission périodique, ne fût-elle signalée que par quelques pulsations de moins; et s'écrier, s'il a le bonheur d'y parvenir : Je l'ai trouvé! c'est du quinquina qu'il nous faut? Dans d'autres cas, n'est-ce pas une douleur nocturne ou la couleur d'un bouton qui, seules, attesteront la nature cachée d'une affection syphilitique, et en rendront le traitement assuré?

Eh bien, nous ne le redirons jamais assez, ce que fait l'allopathie dans l'heureux emploi de quelques spécifiques, l'homœopathie le fait pour chacun de ses médicamens; chacun d'eux est aussi un *quinquina* dont une circonstance souvent bien légère, d'ailleurs, décidera l'application.

Ces réflexions étaient peut-être nécessaires pour faire accueillir avec bienveillance le travail ingrat que nous allons présenter, et à qui son utilité doit à quelques égards tenir lieu de mérite aux yeux de nos lecteurs.

L'ordre que nous suivrons peut nous conduire à quelques redites; mais nous avons surtout en vue de ne rien omettre d'essentiel, et ce serait donner par trop d'importance à un travail de la nature de celui-ci, que de réclamer de l'indulgence pour sa distribution générale et sa rédaction.

Le malade fera bien de rendre d'abord compte de ses souffrances, à sa manière, et comme s'il n'avait pas connaissance de la présente instruction, en rappelant les causes réelles ou présumées de sa maladie, bien entendu que le sexe, l'âge, l'état, la position sociale, la condition de célibat ou de mariage, etc., ne seront pas oubliées; après quoi il faudra se conformer autant que possible au tableau suivant, pour tout ce que l'on n'aurait pas mentionné dans ce premier jet.

Etat physique. Grand ou petit, gras ou maigre, fluet, carré, faible, fort, impressionable, sujet à s'enrhumer, à prendre des coups de froid; pâle ou diversement coloré; couleur et caractère des cheveux, des yeux.

Défauts corporels, comme hernies, chute de matrice, etc., comme si le malade est contrefait, louche, bègue, sourd, boiteux, etc.

Etat moral et intellectuel. Caractère doux ou violent, opiniâtre, ferme, prompt à céder, communicatif, réservé, dissimulé; inquiet, irascible, facile à s'effrayer, etc. Patient, vaporeux, soucieux, colère, pusillanime, peureux, etc. Les vertiges auxquels on peut être sujet, les tournemens de tête, écarts d'imagination, seront mentionnés avec soin. Mémoire, jugement, imagination, force de tête, aptitude aux travaux du corps et de l'esprit, tenacité, succès dans ces travaux. La maladie change-t-elle quelque chose à de telles dispositions? les genres de rêves et les illusions phantastiques ne doivent pas être négligées.

TABLEAU DU MAL, SON CARACTÈRE, SON SIÉGE, SA DURÉE, SON ÉTENDUE, SES PÉRIODES.

Caractères des douleurs : Compressives, piquantes, déchirantes, battantes; pulsatives lancinantes, incisives, tranchantes, pointillantes, brûlantes, mordicantes, etc. Y a-t-il démangeaison, pincement, engourdissement, sensation de fatigue, de foulure, de meurtrissure, de plaie, d'écorchure? Sent-on un composé de plusieurs de ces souffrances à la fois?

Durée, périodes. Le mal est-il de longue durée, continu, intermittent, plus faible par intervalles? ces variations répondent-elles à certains actes, à certains jours, à certaines heures du jour?

Circonstances influentes. Voir si les douleurs s'accroissent, se modèrent ou s'éteignent par le mouvement, le repos, quand on est assis, couché, étendu, blotti, debout, marchant dans une chambre, une chambre chaude, en plein air; par la lumière, le bruit, la conversation, la méditation, la lecture; en mangeant, buvant, avalant, ou d'abord après; par l'attouchement, le mouvement, la pression de la partie souffrante; par l'effroi, la colère, le travail, etc.

Effets du mal plus ou moins éloignés. Est-il accompagné d'anxiété, d'angoisses? suspend-il momentanément les opérations intellectuelles? l'exercice de la vue, de l'ouïe, des autres sens et des membres en est-il affecté? Le mal gêne-t-il ou paralyse-t-il les facultés de la partie souffrante? quelle influence a-t-il sur les parties saines du corps?

Etat physique de la partie souffrante. Est-elle rouge, enflée; l'enflure dure, molle, douloureuse ou non? la pression du doigt y laisse-t-elle une empreinte, et de quelle durée?

Affections mentales. Les maladies d'esprit, les écarts d'imagination devront être complètement décrits, et leurs manifestations extérieures soigneusement relatées.

Quelques minutieux que nous puissions paraître dans cette pénible énumération, elle laisse encore à la sagacité du lecteur bien des lacunes à remplir, et nous sommes loin de croire y avoir mis un seul mot de superflu; mais c'est surtout dans le traitement des maladies mentales qu'il faut redoubler d'attention et ne dédaigner aucun de leurs moindres caractères; les nombreux succès de l'école de Hahnemann contre ces déplorables affections, attestent à chaque pas cette vérité, aussi avons-nous donné encore plus de soin, s'il est possible, à cette partie de notre travail. Nous avons même à dessein, multiplié les alinéas, pour permettre aux jeunes médecins d'ajouter au crayon quelques notes thérapeutiques à côté des symptômes.

Il faut savoir si le malade a l'esprit abattu, s'il est triste, hypocondriaque, mélancolique?

Tranquille?

Aimant la solitude?

Fuyant la société?

Plein d'aversion pour l'isolement?

Soucieux?

Chagrin?

Inquiet?

Plein d'anxiétés, d'angoisses?

Affligé, inconsolable, avec ou sans motif d'affliction?

S'épanchant en gémissemens, en soupirs?

Se plaignant d'une voix rauque?

Se livrant à des vociférations ou à des cris?

Dégoûté de tout?

Désireux de tout, ou de beaucoup de choses, impossible à contenter?

Regrettant son ancienne demeure, son pays?

Inconstant?

Irrésolu, indécis?

Impoli, grossier dans ses manières?

Incertain, défiant, dans l'appréhension, toujours sur ses gardes?

Enfoncé dans des réflexions profondes?

Sérieux?

Timide, pusillanime, découragé, plein de terreurs?

Ayant perdu toute confiance en lui-même?

Soupçonneux, méfiant?

Ayant des craintes frivoles, comme de pourrir vif, et autres chimères?

Craignant de mourir?

Perdu dans le vague, dans le doute?

Dans le désespoir?

Ennuyé de vivre, porté au suicide?

S'irritant avec une sensibilité extrême et un cœur tendre?

D'une sensibilité exquise pour les impressions sensuelles?

Dans l'épouvante?

Impatient?

Mécontent?

Fainéant et taciturne?

De mauvaise humeur?

Bourru?

Ennuyé?

Colère, courroucé, dépité?

Disposé à faire de continuels reproches?

Disputant, querelleur, trépignant?

Outrageant, injuriant?

Arrogant, obstiné, revêche?

D'une humeur méprisante?

Misanthrope?

Envieux, cupide, avare?

Jaloux?

Dans l'impossibilité de penser et de travailler?

Indifférent, sans prendre aucune part à rien?

Ayant perdu toute faculté de penser?

Oublieux?

Se trompant quand il parle, quand il écrit ?

Sa mémoire est-elle faible ou perdue ?

Son imagination paresseuse, le cours de ses idées lent ?

Son intelligence faible, ainsi que sa faculté de penser ?

Est-il hébêté, stupide ?

A-t-il l'esprit bouché ?

L'imagination émue, occupée par une foule d'idées ?

Est-il babillard et affable ?

Pensant, parlant, agissant avec précipitation, avec une activité extraordinaire ?

A-t-il des idées fixes ?

Des illusions, des idées fantastiques à l'égard de lui-même ?

Des illusions, aberrations des sens ?

A-t-il du délire ?

A-t-il perdu l'intelligence, la connaissance et les sens ?

Son intelligence est-elle confuse, perdue, délirante ?

Se livre-t-il à des actes absurdes, insensés ?

Est-il disposé à chanter ?

A danser ?

Se livre-t-il à ces actes ?

Est-il furieux ?

Furieux avec violence ?

A-t-il l'esprit élevé, gai, vif, enjoué ?

Avec extases ?

Avec vigueur, courage, intrépidité?

Y a-t-il des symptômes de magnétisme animal?

Y a-t-il des alternatives de cœur et de tête?

La rage, la fureur, l'emportement auront aussi une place étendue dans le tableau que le médecin ou les amis du malade seront appelés à faire : on y mentionnera les violences, le désir de manger, le besoin de déchirer ses vêtemens, de vociférer, de dévorer des ordures, le refus obstiné de boire, etc.

Les yeux. Quelle est la force de la vue? Voit-on comme à travers une gaze, un brouillard? Aperçoit-on des points noirs, des bluettes, des étincelles, des cercles, des serpens? Voit-on les couleurs autres qu'elles ne sont, ou confuses? les objets doubles, tremblans? Vue courte ou longue. Prunelle rétrécie, dilatée, mobile. Les yeux sont-ils larmoyans, rouges, enflammés? craignent-ils la lumière? Les paupières sont-elles sujettes à se coller? S'ouvrent-elles, se ferment-elles régulièrement? Tremblement, palpitation, orgelet des paupières.

L'oreille. Bourdonnement, tintement, bruit d'eau courante, de cloche, de voiture, d'horloge qu'on monte, etc. La sécrétion auriculaire est-elle sèche ou liquide, abondante, avec odeur? y a-t-il écoulement purulent, sanguinolent, etc.?

Le nez. Bouché. Rhume sec ou humide. Eternûment, quand, comment? Etat de l'odorat, fort, faible, dépravé. Ulcères, odeur des narines, saignement de nez.

Les dents. Douloureuses (voyez Douleur), saines, gâtées, vacillantes? Tombées, lesquelles? Saignantes par la carie? [1]

Les gencives. Pâles, rouges, fermes, molles, fongueuses, enflées? Saignent-elles facilement? tiennent-elles aux dents ou en sont-elles détachées?

La bouche. Sèche ou inondée de sucs, de salive? Glaireuse, puante, pleine de sang? Les parois de la bouche, la langue, les amygdales, le palais, les lèvres sont-ils affectés d'enflure, aphtes, ulcères, etc.? Le malade se mord-il la langue ou la joue en mâchant?

La langue. Sèche, humide, rouge, sensible à la douleur? Sale, propre, gercée, facile à se blesser? Est-elle couverte d'un enduit blanc, jaune, brun? Eprouve-t-elle une contraction quand on parle ou qu'on avale?

Déglutition. Le malade a-t-il de la peine à avaler? Eprouve-t-il des nausées en avalant des substances grasses, liquides, solides, ou sa propre salive?

L'haleine. Est-elle courte, laborieuse, exhale-t-elle une mauvaise odeur?

Le goût des alimens est-il naturel ou glaireux, salé, fade, amer, putride?

[1] Les nombreux symptômes qui appartiennent aux maladies des dents seront l'objet d'une publication particulière dont nous nous occupons actuellement.

Soif et appétit. Quel est leur rapport ? Sur quelles substances se portent-ils de préférence ?

Suites de l'ingestion. Y a-t-il quelque sensation pénible ou douloureuse, après avoir bu ou mangé, et de quelle nature? Dégoûts, nausées, renvois, simplement d'air ou des vapeurs d'une mauvaise digestion? Les liquides de l'estomac sont-ils refoulés vers la gorge et à la bouche, et avec quel goût ? Vomissemens? Leur nature : alimens solides, liquides, plus ou moins altérés ; eau, salive, glaires, bile verte, jaune ; sang noir, rouge, caillé ; matières diverses, acides, amères, putrides, etc. Le ventre est-il enflé, dur, farci, vide, contracté ? (Quand le malade éprouve des douleurs ou des incommodités à l'estomac ou dans les entrailles, il en désignera soigneusement la place et l'étendue.) Borborygmes, flatuosités. Passent-elles aisément par le haut ou par le bas ? Quels sont leurs effets ?

Les selles sont-elles naturelles, régulières ? Leur nombre dans les vingt-quatre heures, dures, molles, en diarrhées glaireuses, sanguinolentes, diversement colorées ; malaises avant, pendant et après, et quels malaises ? Le malade est-il sujet aux vers, et s'en trouve-t-il dans les évacuations ?

Fondement. Le rectum et l'anus ont-ils des écorchures, des fissures, des tubercules, des verrues ? Ces parties saignent-elles ou non ? Offrent-elles d'autres écoulemens ?

Urines. Y a-t-il des douleurs avant, pendant,

après ; quelles douleurs et dans quel point précis ? L'urine est-elle abondante, fréquente ? Est-elle claire comme de l'eau, ou couleur de vin, brune, rouge, jaune, trouble, sanguinolente, glaireuse, sablonneuse ? Change-t-elle promptement ? Le dépôt qu'elle forme est-il blanc, rouge, etc. ?

Respiration. Courte, difficile, gênée, tourmentée, de quelle façon ? Le malade monte-t-il avec peine les escaliers ? Est-il forcé d'avoir au lit la tête haute ? Sifflement, râle de poitrine ? La voix est-elle rauque, enrouée, profonde, creuse, etc. ? Toux légère ou grave, sèche ou humide, courte, longue, profonde ; avec quel son particulier, si elle en a un ? Le visage est-il sujet à se gonfler pendant la toux ? Cette toux suspend-elle momentanément la respiration ?

Expectoration facile ou non, abondante ou non, mêlée de glaires, de mucus puriforme, de salive, striée ou mêlée de sang, rouge, noir, fluide, coagulé ? Est-elle blanche, jaune, verte, grise, en laissant au passage un goût fade, glaireux, aigre, doux, amer, salé, de bois pourri, etc. ? Y a-t-il des glaires au larynx ? La poitrine en semble-t-elle remplie ? Dans quel point distingue-t-on surtout le besoin de tousser ? De quel point semble partir l'expectoration ?

Palpitations et battemens de cœur. Les éprouve-t-on dans d'autres régions ? Le malade est-il sujet à ce qu'on nomme des ébullitions de sang ? Peut-il rendre compte jusqu'à un certain point de l'état de son pouls ? [1]

Les glandes sont-elles enflées, enflammées, suppurantes, au-dessous des oreilles et de la mâchoire, aux aines, aux aisselles[1], autour du cou, etc.? le malade a-t-il le goêtre ?

Gonflement des os, des articulations, dans quelles parties ? avec ou sans dureté, rougeur, douleur ?

Paralysie, avec quels caractères, dans quelles parties ?

Crampes, tiraillemens, tremblement, palpitations, engourdissement des muscles, dans quelle partie ?

La peau est-elle jaune, rosée, aride ou sujette à transpiration ? Les qualités de celle-ci, selon les diverses régions, tête, aisselles, mains, pieds, ne sont pas à négliger. Démangeaison, chaleur à la peau, picotement, fourmillement ; cuisson, chair de poule ? Ces sensations forcent-elles à se gratter ? en sont-elles soulagées ? changent-elles de place ?

Ulcères, enflures, furoncles, engelures, cors aux pieds, quelle est la nature des sensations ?

Maladies de peau, ébullitions, chaleurs, taches, boutons ; leur grandeur, leur nombre et leur cou-

[1] Ce n'est pas le cas de mentionner dans un tableau de la nature de celui-ci les signes précieux que fourniront à l'homœopathie la percussion, la succussion, le stétoscope, lorsqu'ils auront été appliqués à l'étude de la matière médicale pure ; signes dont les médecins homœopathistes peuvent au reste déjà tirer de grands avantages.

leur sont à désigner; si ces boutons sont remplis d'eau ou de pus, s'ils se couvrent de croûtes; combien de temps durent-ils, et dans quelle partie du corps sont-ils placés; la moindre blessure difficile à guérir?

Les fistules, les teignes, les dartres, les taches brunes ou bleues, les taches hépathiques, les vessies, les verrues, l'état de la peau en général est à désigner. Les ongles sont-ils bien ou mal faits? les cheveux tombent-ils facilement ou non? S'il y a des ulcères, il faut désigner leur grandeur et leur caractère : sont-ils enflammés ou non, ont-ils de la chair vive, leur bord est-il franc? saignent-ils, le fond de l'ulcère est-il rouge ou noir, puant ou non? la suppuration est-elle forte, est-elle légère, épaisse, mêlée de sang, blanchâtre, jaune, noire, de mauvaise odeur?

A-t-on des frissons ou bien des alternatives de chaleur et de froid? de la chaleur ou de la transpiration dans telle ou telle partie du corps?

L'accès de fièvre commence-t-il par le frisson, chaleur, transpiration, ou ces états alternent-ils ou se succèdent-ils, et dans quel ordre de succession? de quelle durée, et de quel degré chacune de ces sensations? ont-elles lieu pour tout le corps en général, ou seulement pour une partie quelconque, avec ou sans soif, avec rougeur ou pâleur du visage et de la peau?

A l'apparition de la fièvre (frisson, chaleur ou transpiration) le malade éprouve-t-il encore d'autres incommodités?

Il faut aussi que le médecin prenne connaissance des accès extraordinaires qui surviennent dans le cours de la maladie, par exemple, des accès de défaillance, de crampes, d'épilepsie, crampes d'estomac, d'oppression de poitrine; le principe, le cours et la fin de tous ces accès; et il faut dire à quelle occasion ils ont eu lieu, à quelle occasion ils ont fini. Sont-ils venus à certaine heure du jour, ou à de certaines saisons de l'année? A-t-on obtenu un changement dans ces accès par telle ou telle position du corps, etc.?

Sommeil. Le malade dort-il long-temps? le sommeil est-il inquiet, interrompu par des réveils fréquens, par de l'effroi? parle-t-il en dormant? Est-il sujet à des cauchemars? est-il sujet aux rêves, et de quelle nature? Ronfle-t-il, dort-il la bouche ouverte? quelle est la position qu'il prend en dormant?

Quel est l'état des forces physiques du malade? faut-il qu'il se couche, ou peut-il rester levé? est-il faible, fatigué? a-t-il un sentiment de lassitude?

Le malade doit déclarer les maladies graves qu'il peut avoir eues dans le cours de sa vie, surtout les maladies éruptives, telles que la gale, la teigne, des érysipèles, petite vérole, fièvre pourprée, rougeole, humeur à la peau, boutons au visage, dartres, ulcères, etc.

Les maladies scrophuleuses, maladies des glandes, maladie de Pott, goutte, rhumatisme, hémorroïdes, dentition difficile, vers, coqueluche, inflammation des poumons ou autre viscère. Fièvres diverses, jaunisse, flux de sang, paralysie, maux de dents, transpiration des pieds, fistule, maladies vénériennes, etc.

Le malade doit faire connaître autant que possible quand, pendant et combien de temps, et de quelle manière il a été traité dans ses précédentes maladies. A-t-il eu recours à des bains? ces bains ont-ils été d'eaux minérales? y a-t-on mêlé des aromates ou du mercure? a-t-il employé des bains de vapeur, et de quelle nature? L'a-t-on soumis au traitement des saignées, des vomitifs ou des purgations? lui a-t-on conseillé des sudorifiques, des bouillons d'herbes, des élixirs stomachiques, du quina? est-il accoutumé à un régime quelconque?

Fait-il ou non usage de liqueurs fermentées, vin, thé, café et mets très-gras, aigres ou épicés? mange-t-il et boit-il beaucoup? et sur quels objets se portent essentiellement son appétit et sa soif?

Il faut que le malade fasse connaître toute sa manière de vivre, et sa nourriture habituelle, et s'il est accoutumé à porter des vêtemens chauds? Occupe-t-il un appartement sain, un site salubre?

Il ne doit pas dissimuler les passions ou les chagrins qui pourraient entraver sa guérison, alimenter ou augmenter sa maladie : des amours malheureux, des espérances déçues, des humiliations éprouvées, des chagrins domestiques, des besoins impérieux, etc.

Le malade doit avouer franchement tous les excès auxquels il se serait livré, et qui peuvent avoir exercé une grande influence sur son état.

Il doit particulièrement faire connaître s'il a été valétudinaire ou non depuis son enfance, si la maladie dont il souffre est héréditaire dans sa famille, s'il a été nourri au sein ou artificiellement?

Si l'homœopathie s'est interdit la recherche des causes internes de nos maux, elle est d'autant plus curieuse d'en connaître les causes occasionnelles.

Les femmes ont en outre à répondre aux questions suivantes :

A quel âge ont-elles été réglées? l'ont-elles toujours été convenablement?

Quel est l'état des pertes dans la maladie actuelle? les règles sont-elles fortes ou faibles?

Quelle est leur durée en bonne santé, en état de maladie?

Quelles sont les incommodités avant, pendant et après les règles?

Quelle est l'influence des règles sur le mouvement, le repos, et sur l'état moral de la malade?

Les pertes de sang sont-elles rouges, foncées, caillées, de mauvaise odeur?

Ces pertes sont-elles glaireuses? y a-t-il des fleurs blanches?

De quelle nature sont celles-ci?

La malade a-t-elle des maladies de matrice? dans

ce cas, il faut en désigner le caractère autant que possible.

La malade a-t-elle du tempérament ou non ?

Est-elle ou a-t-elle été mariée ?

A-t-elle des enfans ?

Combien de fois est-elle accouchée ?

A-t-elle fait des fausses couches, et à quelle cause peut-elle les attribuer ?

A-t-elle éprouvé quelque malaise particulier pendant sa grossesse, et qu'étaient-ils ?

Ces couches ont-elles été faciles ou difficiles ?

A-t-elle été blessée ou non par le fer de l'accouchement, lui en est-il resté un mal quelconque ?

A-t-elle nourri, combien de fois, et quelle durée ?

A-t-elle eu mal au sein en nourrissant, et lui en est-il resté des duretés ou autres suites ?

Dans quelle année de sa vie a-t-elle perdu ses règles, et quel a été le résultat de cette révolution sur sa santé ?

SOMMAIRE

DU RÉGIME HOMŒOPATHIQUE.

On prend ordinairement les remèdes le matin à jeun. Chaque dose doit être avalée tout à la fois, sèche et sans être délayée. On ne doit pas boire dessus ; il faut éviter autant que possible de cracher pendant quelque temps après. Environ deux heures après avoir pris le remède, on boit un bouillon, et deux heures après ce bouillon, on peut manger si le besoin s'en fait sentir.

Dans le bouillon qui doit être de bœuf, de mouton ou de grosse volaille, on ne mettra jamais ni porreaux, ni carottes, ni herbages, ni légumes d'aucune espèce. Il doit être pur et sans aucun mélange.

Les bouillons de veau et de poulet sont défendus.

On pourra manger les soupes de pain, de panure, de semoule, de ris, d'orge, d'avoine, de millet grué, de sagou, de salep et de pâte de Gènes (sans safran), mais toujours sans aucun mélange d'herbages ni de légumes. Les bouillis et rôtis de bœuf, de mouton, de gibier (pas trop fait), volailles, dindons et pigeons (pas trop jeunes). On peut aussi permettre le veau rôti quelquefois, mais rarement, et seulement aux malades qui ne souffrent pas dans les organes de la digestion. Les truites, les brochets, les carpes préparées au beurre, au lait ou au bouillon sans huile, ni vinaigre, ni aromates, herbes ou racines quelconques, sont permis, ainsi que quelques espèces de poissons de mer, toujours très-frais, mais seulement quelquefois et pas souvent.

On peut encore manger le beurre frais, le lait, le laitage, le fromage frais non salé, les œufs frais, pas durs, et quelques mets farineux pas trop gras dans leurs apprêts, mais toujours sans aucun mélange d'épices, eau de fleur d'orange, citron et autres parfums quelconques.

Quelques jours après avoir pris le remède, selon l'avis du médecin, et si le malade peut les digérer, on permettra les épinards, les haricots verts, les choux-fleurs, les choux-raves, les raves blanches, les petits navets doux, les pommes de terre, pois verts, courge, bette, etc. Selon la saison, on pourra permettre encore quelques fruits, tels que quelques espèces de prunes bien douces, cerises douces, pommes et poires douces et bien fondantes, raisins, fraises, framboises et abricots bien mûrs et en petite quantité, et toujours au dessert, jamais à jeun ni hors des repas. Les confitures sèches de ces fruits seulement, au sucre et sans aucun parfum, ainsi que les glaces de ces mêmes fruits, et sans autre parfum, seront permises par le médecin lorsqu'il le jugera convenable.

Il faut éviter soigneusement les viandes de cochon, d'oie et de canard, anguilles, écrevisses, huîtres, etc., et s'abstenir rigoureusement de café, de thé et autres boissons fortes et spiritueuses. Ceux qui ont l'habitude de prendre le café, pourront le remplacer par une décoction d'orge ou de seigle brûlé. Les décoctions de cacao et de ris peuvent être prises sans nuire au remède homœopathique.

Pour la boisson ordinaire, on se servira de l'eau pure ou panée, modérément sucrée, quelquefois même mêlée avec du jus de framboise, si le médecin l'approuve.

Dans quelques maladies chroniques, et le quatrième jour après avoir pris le remède, on permettra l'eau rougie avec un dixième de vin. On peut toujours boire du lait pur ou mêlé avec de l'eau froide sucrée ou non. Si le malade veut boire chaud, il faudra faire bouillir l'eau. On peut toujours boire le bouillon chaud ou froid, pur ou coupé avec de l'eau.

Tous les alimens, boissons, décoctions, infusions, eaux minérales ou médicinales quelconques, qui ne sont point spécifiés ci-dessus, doivent être évités avec grand soin. Il en est de même de toutes espèces d'applications, frictions, etc. Les clystères et les bains ne sont permis que par le médecin.

Les remèdes étant donnés à très-petites doses, et pouvant facilement être absorbés par des odeurs fortes, il faut absolument éloigner et bannir toute espèce d'essence, musc, ambre, huiles parfumées, pommades, savon parfumé, pâte d'amandes amères, eau de Cologne, éther, opiat, sel de vinaigre, poudre ou fumée odoriférante, celle du soufre, du tabac même, pour ceux qui n'y sont point habitués; l'odeur des cantharides, de la cire à cacheter, de l'encens; enfin, et pour généraliser, on doit éviter avec soin tout ce qui peut avoir une odeur forte, agréable ou non, même celle des fleurs. Les personnes qui, par état, se trouvent placées au milieu des odeurs, doivent momentanément, et tant qu'elles seront soumises au régime homœopathique, changer d'habitation si elles veulent être plus certaines de profiter avec avantage des effets des remèdes homœopathiques; car ces remèdes sont susceptibles de perdre toute leur efficacité si l'excipient qui les contient s'imprègne d'odeurs, ou s'ils sont exposés aux rayons directs du soleil. On ne dit rien sur l'usage du tabac si on le prend par habitude, mais il en faut fuir l'abus, et le priser le plus gros possible; quand aux fumeurs, ils doivent s'abstenir de cigarres, et surtout n'en jamais toucher avec les lèvres.

Les malades qui ont l'habitude de se laver la bouche et les dents, devant éviter soigneusement toutes les choses fortes, devront se servir pour cet usage de l'eau pure ou du lait, de la poudre de pain brûlé, du sucre ou du sel dans un petit linge, ou d'une brosse bien douce.

Si le malade est assez fort, il convient qu'il se promène tous les jours au moins une heure à l'air libre, et autant que possible dans les lieux où il n'y a point d'odeur bonne ou mauvaise, et point d'humidité.

La chaleur trop forte dans un appartement fermé est nuisible, ainsi que la vie trop sédentaire.

Il faut éviter de se balancer à l'escarpolette; ne pas veiller trop tard, ne pas trop dormir ni trop rester au lit, ne pas mener une vie trop bruyante ou trop joyeuse, ne pas allaiter les enfans trop long-temps, ne pas lire des ouvrages qui puissent remuer trop fortement les passions, ni trop agiter l'imagination; il faut éviter la colère, les chagrins, le jeu, le ressentiment et toutes les passions trop vives.

Enfin, il faut habiter, si on le peut, des appartemens éclairés par le soleil, bien secs, extrêmement propres, et sans aucune odeur ni bonne ni mauvaise.

FIN.

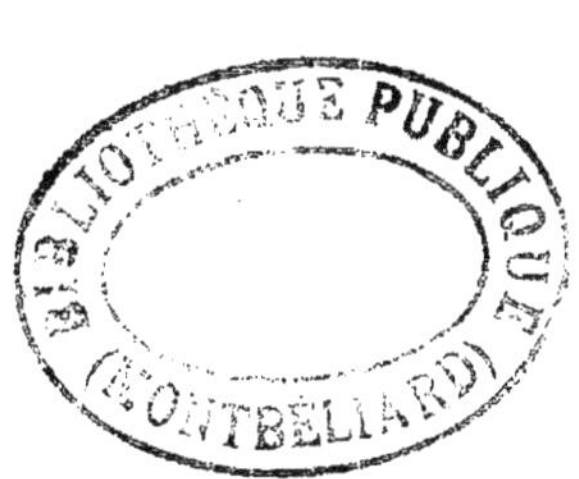

TABLE DES MATIÈRES.

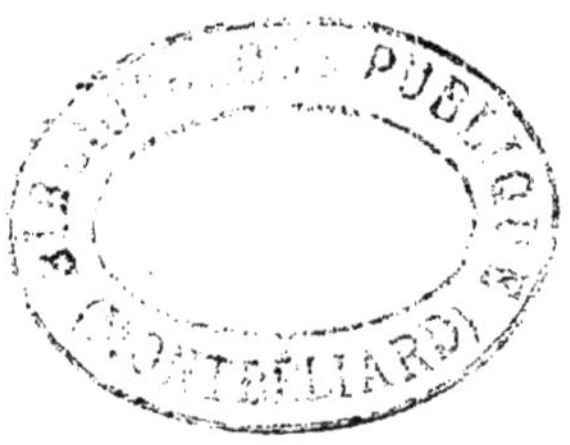
PUBLIQUE
(MONTBÉLIARD)

ERRATA.

Page	lig.		lisez	
55	27	donc l'observation	*lisez* :	donc par l'observation.
87	23	qui causent	—	qu'ils ne causent.
98	28	ces rganes	—	ces organes.
108	14	glancone	—	glaucome.
160	24	demandait	—	demandât.
179	21	*molhyque*	—	*mollusque.*
215	4	au-dessus	—	au-dessous.
220	22	penil	—	penis.
244	30	région	—	à la région.
250	9	penil	—	penis.
260	6	à celle	—	sur celle.
275	18	papière	—	paupières.
387	29	rongueur	—	rougeur.
408	16	contenue	—	continue.
417	29	apanévrose	—	aponévrose.
422	1	urines	—	narines.
422	10	trisence	—	trismus.
426	3	bignets	—	poignets.
429	15	acide	—	aride.
438	15	clignure	—	liqueur.
441	9	repas	—	repos.
443	13	angle	—	ongle.
449	7	tout	—	tant.
486	5	urines	—	narines.

EN VENTE

CHEZ LES MÊMES LIBRAIRES.

Examen théorique et pratique de la Méthode curative du docteur Hahnemann, nommée *Homœopathie*, par le docteur Bigel, Médecin de l'École de Strasbourg, de l'Académie de St-Pétersbourg, Professeur d'accouchemens, Assesseur de collége de l'empire de Russie, et Médecin de Son A. I. Monseigneur le Grand-Duc Constantin Césaréwitsch ; 3 vol. in-8° . . . . 21 fr.

Organon de l'art de guérir, traduit de l'original allemand, du docteur Samuel Hahnemann, Conseiller de Son Alt. Sérénis. le Duc d'Anhalt-Kôthen, par Ernest George de Brunnow, 1 vol. in-8° . . . . 6 fr.

Lettre aux médecins Français sur l'homoeopathie, suivie de moyens homœopathiques de guérir le Choléra et de s'en préserver, par le Comte Des Guidi, Docteur en médecine et ès-sciences, ancien Professeur de mathématiques à l'école centrale de l'Ardèche, Officier de l'Université de France, Inspecteur de l'Académie de Lyon ; Membre de l'Académie royale des sciences et belles-lettres de Naples ; de celle de Turin ; de l'Académie Pontanienne des Deux-Siciles, etc., 1 volume in-8° . 2 fr.

Traitement homoeopathique du choléra-morbus, d'après plusieurs médecins du Nord, brochure in-8° . 60 cent.

Instruction homoeopathique aussi nécessaire au malade pour consulter le médecin, qu'utile au médecin pour diriger le traitement, suivie d'un Sommaire du régime homœopathique, par M. le Comte des Guidi, brochure in-8° . . . . 1 fr.

Mémoire du docteur Quin sur les guérisons du Choléra, opérées à Paris et ailleurs par le traitement homœopathique, in- . . . 2 fr.

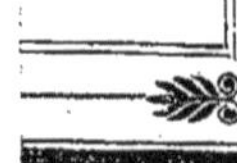

www.ingramcontent.com/pod-product-compliance
Ingram Content Group UK Ltd.
Pitfield, Milton Keynes, MK11 3LW, UK
UKHW022318190726
13856UKWH00001B/84